치매와의 공존

고령화 시대, 치매와의 공존을 위한 종합 안내서

# 치매와의 공존

최신 치료, 진단, 예방, 관리에서 경제적 준비까지

특별 취재팀 취재
의료평론가 윤승천 편저

건강신문사
www.kksm.co.kr

이책의 독자들을 위하여

## 고령화의 불청객, 치매의 역습!
## 준비 안 된 치매는 본인과 가족은 물론 국가적으로도 재앙
## 현재로서는 가장 효율적인 공존만이 최선책

의술의 발달로 평균수명이 늘어 100세 시대가 현실화됐지만 마냥 좋아할 수만은 없는 입장이다. 암보다 더 무섭다는 치매의 역습이 시작됐기 때문이다. 100세 시대가 현실화되면서 '노망', '망령'으로 우리에게 더 잘 알려진 치매는 이제 암과 함께 인간이 가장 두려워하는 질병이 되었다. 짧게는 2~3년, 길게는 20여년의 장기간병을 요구하는 치매는 환자에게도, 치매가족들에게도 너무도 큰 짐을 지우기 때문이다. 사회 국가적으로도 엄청난 손실이자 재정적으로 큰 부담이다. 이런 이유로 정부는 2008년 '치매와의 전쟁'을 선포했다. 이어 2017년 6월에는 '치매 국가책임제'를 선언하고 9월부터 전국에 '치매 안심센터'를 설치하는등 시행에 들어갔다. 치매를 더 이상 개인의 문제가 아닌, 반드시 물리치거나 이겨야 할 국가, 사회의 위험요인으로 간주하여 전쟁에 임하듯 국가가 책임을 지겠다는 것이다. 그만큼 치매를 위협적으로 인식하게 됐다.

이 책은 이러한 치매를 가장 효율적으로 극복하면서 공존하기 위한 구체적 방법들을 설명하고 있다. 아직까지 완벽한 예방법이나 치료법이 없기 때문에 현재로서는 예방과 관리를 통한 공존만이 최선책이다.

그러기위해서는 치매를 제대로 알아서 사전에 예방하고 조기진단으로 치료하고, 그럼에도 가족중 치매환자가 발생되면 어떻게 환자를 도와주고 가족들 스스로는 국가로부터 어떤 도움을 받을 것인지도 알아야 한다. 치매에 대해 잘 알지 못하면 실제 상황이 닥치게 되면 모르는 만큼 고통스럽게 공존해야 된다.

이런 맥락에서 이 책은 치매에 관한 종합안내서로, 치매예방부터 치매로 진단받았을 때의 대처법과 치료와 관리에 따르는 경제적 부담까지 해결할 수 있는 방법들을 현실적으로 설명했다.
이 책의 또 다른 특징은 독자들이 필요한 부분만 골라서 읽어도 전혀 문제되지 않도록 분야별로 구성한 것이다. 따라서 내용 전체를 처음부터 끝까지 다 읽을 필요는 없다. 목차를 통해 필요한 부분만 찾아도 원하는 정보들을 얻을 수 있도록 세분화하여 정리했다.

1부는 치매의 개론적 내용으로 치매가 왜 무섭고 재앙으로 불리우는지에 대한 내용이다. 환자본인과 가족의 고통, 점점 증가하는 치매환자의 현황을 알아봄과 동시에 100세 시대를 맞이하는 고령화의 현실이 어떤지 냉정하게 살펴보았다.
2부와 3부는 현대의학적으로 치매에 관해 명확히 살펴보는 장이다. 치매와 비슷한 증상을 알아 불필요한 불안감을 해소하고, 치매의 종류, 원인, 증상, 치매유발 생활습관 등을 비교적 상세히 안내했다. 나아가 현재까지의 최신 치료법을 일반인이 이해하기 쉽도록 설명하여 진단과 치료에 도움을 주고자 했다.

4부는 일상 생활속에서 치매를 예방할 수 있는 실행 가능한 방법들이다. 치매는 좋은 식사와 생활습관으로 예방 할 수 있으며 초기에 알면 치료도 가능한 질환이다. 그동안 임상과 경험을 통해 많이 알려진, 일상에서 쉽게 실천할 수 있는 다양한 예방법이 소개되어 있다.

5부는 치매환자와 보호자가 알아야 될 간병에 관한 내용을 정리했다. 치매환자가 발생했을 때 보호자와 가족들이 어떻게 대처해야 하는지, 환자를 어떻게 도와주어야 하는지를 알아봤고, 국가가 책임지는 공적서비스를 지원받는 방법까지 안내하여 환자와 보호자 그리고 가족들이 현실적으로 도움받을 수 있도록 구성했다.

6부는 치매 치료와 관리를 위한 비용문제에 대한 해결책을 설명했다. 치매가 가족의 해체를 불러올 정도로 무서운 질병인 것은 막대한 비용이 원인이기도 하다. 가족들의 갈등도 여기서부터 시작된다. 장기간병이 필요한 치매치료와 관리는 결국 돈의 문제로 귀결된다. 〈치매국가 책임제〉가 도입돼도 이런 점을 냉정하게 직시해야 치매라는 재앙을 극복할 수가 있는 것이다.

부록은 치매에 관한 궁금증을 문답으로 정리한 내용이다. 대부분 증상, 진단, 치료와 관리, 간병, 돈에 관한 부분이 누구에게나 공통적으로 절실하고 궁금한 문제일 것이다. 가급적 쉽게 찾아볼 수 있도록 분야별로 정리했다.

저학력, 저소득층 사람들이 고학력, 고소득층 사람들에 비해 치매에 더 잘 걸린다는 통계가 있는데 가슴 아프지만 사실이다. 치매뿐만 아니라 암, 뇌졸중을 비롯한 다른 질병들도 소득이 낮거나 학력이 떨어질

수록 유병율이 높아진다. 정보와 경제력이 건강과 비례하는 시대가 됐기 때문이다. 고학력, 고소득 계층의 유병율이 낮은것은 그만큼 많은 정보를 알고 미리 예방하고 실천할 수 있다는 뜻이다.

최근 이런 사회적 흐름을 반영하듯 각종 매체나 인터넷 등을 통해 쏟아져 나오는, 치매를 비롯한 수많은 건강정보들은 빠르고 엄청나지만 대부분 단편적이거나 정확성, 객관성, 신뢰성에 있어서는 오히려 더 혼란스러울 정도로 아쉬운 부분이 많다.

이런 현실을 감안, 이 책은 한국의 100세 시대를 견인한 건강신문사의 전문기자들이 취재와 자료정리를 맡았다. 그만큼 나름대로 치우치거나 편견없이 객관적으로 정리했다는 뜻이다.

아무쪼록 이 책이 치매로 고통받는 환자, 가족, 보호자들에게 조금이나마 위로와 안내가 되고 희망이 될 수 있기를 기대한다. 또한 누구도 치매로부터 예외가 될 수 없다는 경각심과 함께 예방차원의 참고서가 될 수 있었으면 하는 바램이다.

2016년 3월 초판 발행후 부족하고 미흡한 부분들을 보완한다고 했지만 여전히 아쉬운 점이 많다. 그런 부분들은 지속적인 취재와 독자제현의 충고, 조언을 겸허히 반영하여 계속 보정해 나가겠다, 2017년 9월부터 시행되고 있는 〈치매 국가 책임제〉가 실제로 환자와 가족들의 고통과 부담을 덜어줄 수 있는 좋은 제도가 되기를 진심으로 바란다. 치매환자들도 우리의 소중한 가족이고 국가 구성원이기 때문이다.

이 책을 만나게 된 귀하에게도 행운이 함께하기를...

2019년 1월
의료평론가 윤승천

## 차례

이책의 독자들을 위하여  100세시대 치매의 역습  4

# 1부 | 100세 시대, 두려운 불청객 치매 현황

### Part 1  치매가 두렵고 무서운 이유

1) 현재로서는 완벽한 예방법도 치료법도 없다. 19
2) 알츠하이머성 치매의 유래 23
3) 치매 가족이 말하는 '치매는 암보다 무섭다.' 24

### Part 2  국내 치매 현황

1) 세계 최고 속도로 늙어가는 대한민국 28
2) 고령화 시대가 도래한 우리의 현실 34
3) 양가 부모 4명중 1명은 치매발병 가능성 높아 37

| Part 3 | 〈치매국가책임제〉는 과연 치매를 책임질 수 있을까 | |
|---|---|---|
| | 1) 내가 '나' 아니게 되는 병, 치매 | 40 |
| | 2) 나의 치매 수발은 누가? | 42 |
| | 3) 나의 치매 비용은 어떻게? | 45 |
| | 4) 혼자 남게 되는 나를 치료해줄 시설은? | 47 |
| | 5) 국가는 과연 치매를 책임질 수 있을까? | 54 |

| Part 4 | 치매의 사례 | 57 |
|---|---|---|

## 2부 ㅣ 치매란 무엇인가?

| Part 1 | 치매는 질병이다. | |
|---|---|---|
| | 1) 치매(dementia)의 정의 | 67 |
| | 2) 치매와 헷갈리는 질환들 | 68 |
| | 3) 치매인가 노화현상인가? | 73 |

| Part 2 | 치매의 종류 | |
|---|---|---|
| | 1) 알츠하이머성 치매(alzheimer's disease) | 76 |
| | 2) 혈관성 치매(vascurar dementia) | 77 |
| | 3) 외상성 치매(traumatic dementia) | 77 |
| | 4) 알콜성 치매(alcohol related dementia) | 78 |
| | 5) 기타 | 79 |

Part 3    치매의 주요 증상과 진행별 증상

　　1) 치매의 주요 증상　　　　　　　　　　81
　　2) 치매의 진행별 증상　　　　　　　　　86

Part 4    치매 종류별 원인과 증상

　　1) 알츠하이머성 치매의 원인과 증상　　　92
　　2) 뇌혈관성 치매의 원인과 증상　　　　　97
　　3) 외상성 치매의 원인과 증상　　　　　101
　　4) 알콜성 치매의 원인과 증상　　　　　101

Part 5    치매를 유발하는 요인들

　　1) 질병　　　　　　　　　　　　　　　105
　　2) 나쁜 습관들　　　　　　　　　　　　109
　　3) 활성산소와 유전자　　　　　　　　　110
　　4) 기타　　　　　　　　　　　　　　　112


# 3부 | 치매 최신 진단과 치료

Part 1    치매의 진단과 검사

　　1) 치매 진단을 위한 검사　　　　　　　115
　　2) 치매의 진단　　　　　　　　　　　　119

## Part 2 치매의 다양한 최신 치료방법

1) 현대의학적 치료법     126
2) 한의학적·자연의학적(대체의학) 치료법     134
3) 치매 종류별 치료법     136

# 4부 | 생활속 치매 예방법

## Part 1 조기진단으로 치매를 극복하자

1) 정기검진의 중요성     143
2) 치매증상, "자가 진단"을 통해 알아보자     146
3) 치매예방 빠를수록 좋다, 40대부터 시작하라     149

## Part 2 치매를 예방하는 뇌 건강법

1) 뇌는 쓸수록 좋아진다     153
2) 잘듣고, 많이 읽고, 외우는 뇌 운동하라     155
3) 모든 질병의 원인, 스트레스를 피하라     156

## Part 3 좋은 식단으로 치매를 예방하자

1) 치매 예방에 좋은 음식들     161
2) 뇌활동의 에너지, 탄수화물     164
3) 뇌 노화를 방지하는 야채 및 채소     165

|  | 4) 뇌혈관을 튼튼하게 하는 음식 | 167 |
|---|---|---|
|  | 5) 치매예방에 나쁜 음식 피하기 | 174 |

### Part 4  운동으로 치매를 거부하자

| | 1) 실내에서 쉽게 할 수 있는 운동 | 180 |
|---|---|---|
| | 2) 브레인 워킹 | 183 |
| | 3) 7330 운동법만 실천해도 9년 회춘 | 184 |

### Part 5  좋은 생활습관으로 치매를 피해가자

| | 1) 치매 발생률을 낮추는 생활습관 | 185 |
|---|---|---|
| | 2) 일도 취미처럼, 취미도 일처럼 | 190 |
| | 3) 기타 뇌노화를 늦추는 건강식품 | 193 |

## 5부 | 치매환자 효율적 관리법 - 이렇게 돌보자

### Part 1  보호자와 가족들의 역할이 가장 중요하다

| | 1) 치매를 극복하는 첫걸음: 치매알기, 받아들이기, | |
|---|---|---|
| | 　　가장 효율적인 대처법 | 199 |
| | 2) 치매를 알아야 환자도 잘 돌 볼 수 있고 보호자도 편하다. | 200 |
| | 3) 치매를 모르면 환자는 천국, 보호자는 지옥이다. | 207 |

| Part 2 | **상황별 치매환자 돌보기** | |
|---|---|---|
| | 1) 기억력 상실에 대처하고 의사소통을 돕는법 | 214 |
| | 2) 치매환자의 이상 행동에 대처하는 요령 | 216 |
| | 3) 치매환자의 심리적, 정서적 안정을 돕는 요령 | 221 |
| | 4) 치매 환자의 일상생활을 돕는 요령 | 228 |

| Part 3 | **치매에 도움이 되는 적극적인 관리** | |
|---|---|---|
| | 1) 가능하면 안전한 격리치료가 우선 | 233 |
| | 2) 치매 환자를 위한 시설 | 237 |

| Part 4 | **치매 치료에 도움이 되는 운동과 섭생** | |
|---|---|---|
| | 1) 치매 환자 삶의 질을 향상시키는 운동법 | 240 |
| | 2) 치매환자의 증상을 호전시키는 식탁 치료 | 244 |

| Part 5 | **전국 치매환자 전문기관 및 요양기관** | |
|---|---|---|
| | 1) 국가 지원 체계 및 지원기관 | 249 |
| | 2) 비영리 민간 단체 | 250 |

| Part 6 | **외국 치매 환자 관리 사례** | |
|---|---|---|
| | 1) 네델란드 치매마을 운영 사례 | 253 |
| | 2) 일본 치매 환자 관리 사례 | 255 |

# 6부 | 치매 관리 결국은 돈이다.

### Part 1    치매 치료를 위한 공적 서비스를 알아보자

1) [치매 관리법]과 [치매관리 종합계획]이란    270
2) 환자 및 보호자 중심 [3차 치매종합관리 계획] 주요내용    271
3) 치매가족 경제적 부담을 줄여주는 [노인 장기요양보험 제도]    275
4) [치매 국가책임제]의 주요내용    291

### Part 2    장기간병 필요한 치매 치료비 어떻게 부담할 것인가?

1) 일반 치료비의 3~4배가 넘는 치매 치료비    298
2) 치매치료 경제적 비용 해결방법    303

### Part 3    치매대책, 결국은 돈이다.

1) 치매로 인한 사회적 비용이 급증하고 있다.    316
2) 보건복지부 실태조사를 통해 알아본 치매 치료비용    317
3) 경제적으로 준비안된 치매는 가정을 파괴한다.    320
4) 부족한 간병비, 사보험으로 대비하라    322
5) 민영보험사의 〈실버케어서비스〉를 잘 알고 활용하자    335
6) 공동 재산관리를 통하여 제2, 제3의 피해를 방지하자.    337

## 부록 Ⅰ 치매, 무엇이든지 물어보세요

| | |
|---|---|
| 1장 치매란 무엇인가_정의/원인/진단/진행/사망 | 344 |
| 2장 치매의 증상은 어떻게 나타나는가? | 356 |
| 3장 알츠하이머성 치매란_정의/원인/유형과 치료 | 361 |
| 4장 혈관성 치매란_정의/원인/ 치료등 | 366 |
| 5장 장기요양보험에 대한 이해_등급기준/판정/절차 | 371 |
| 6장 요양원, 요양병원등 치료기관 이용방법 | 374 |
| 7장 기타 치매가족이 알아두면 좋은 상식_경제준비등 | 377 |

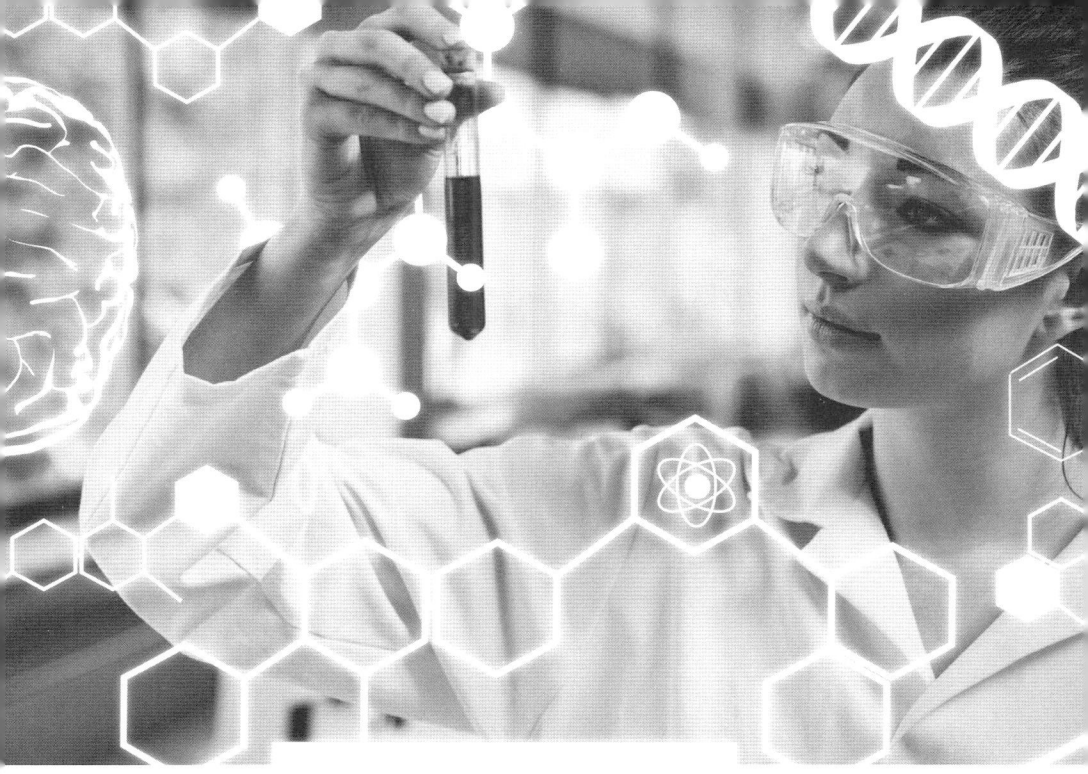

1부

# 100세 시대, 두려운 불청객 치매 현황

Part 1
# 치매가 두렵고 무서운 이유

## 1) 현재로서는 완벽한 예방법도 치료법도 없다

정부는 2008년 9월 '치매와의 전쟁'을 선포했다. 전쟁이란 표현을 쓸 만큼 치매를 우리 사회, 국가를 위협하는 위험요인으로 간주한 것이다. 전쟁은 직접 겪어보지 않으면 그 비참함과 무서움을 잘 모르듯, 치매도 겪어보지 않으면 얼마나 무섭고 비참한지 잘 알지 못한다. 그러나 이처럼 정부가 나서서 전쟁이라고 선포할 정도로 심각해도 대부분의 사람들은 여전히 치매를 강 건너 불 보듯 생각한다. 특히 준비가 안 된 치매는 환자 본인뿐만 아니라 가족의 삶까지 황폐하게 만드는 재앙임에도 자신과는 무관한 것으로 생각하고 있다.

치매와의 전쟁이 시작된 지 올해로 10년째가 된다. 인간의 생물학적 수명이 100세 시대에 들면서 치매환자는 점점 늘어 이제는 누구도 쉽게 피해갈 수 없는 불청객이 되었다. 그럼에도 현재로서는 완벽한 예방법도 치료법도 없다. 치매에 걸렸다고 당장, 또는 이른 시간내에 죽는 것도 아니기 때문에 효율적인 공존을 통한 관리만이 최선일뿐이다. 이처럼 치매의 역습에 속수무책인 시대가 되면서 치매와의 전쟁이 앞으로 10년이 될지 100년이 될지 누구도 장담할 수 없게 된 것이다. 급기야 정부는 허겁지겁 2017년 6월 〈치매 국가 책임제〉를 선언하고 9월부터 시행에 들어갔다. 그러나 〈치매국가 책임제〉가 시행된지 1년이 지났지만 현실적으로 이 제도가 얼마나 많은 치매 환자나 가족들에게 도움이 되고 있는지는 의문이다.

중앙치매센터에 따르면 우리나라 치매환자 수는 2018년 11월 현재 72만명을 넘어섰고, 법적, 사회적으로 노인으로 분류되는 65세 이상만 살펴보면 10명 중 1명은 치매 환자다. 80세 이상은 4명중 1명이 치매 환자이다. 85세 이상은 거의 2명중 1명이 치매환자로 나타났다. 그러나 이는 통계로 확인된 숫자이기 때문에 실제로는 이보다 훨씬 많을 것으로 추정되고 있다.

남녀별로는 여성이 71.3%로 남성 28.7%보다 무려 2.5배나 많고, 연령별로는 70대 이상이 87%로 대부분을 차지했다. 이 같은 통계는 바꾸어 말하면 사실상 70대 이상의 여성이 치매환자의 대부분인 것을 의미한다. 치매환자가 노년의 남성보다 여성에게 많은 것은 치매의 원인이 되는 뇌졸중과 갑상선질환이 여성들에게 특히 많이 나타나기 때문인 것으로 풀이된다.

반면 사회적으로 큰 문제가 될 수 있는 50대 이하의 젊은 치매환자는 전체 치매환자에서 차지하는 비율은 아직까지는 높지 않지만, 우려되는 것은 최근 식생활 및 생활환경등의 변화에 따라 지속적으로 늘고 있으며 증가하는 속도가 예상보다 빠르다는 것이다. 국민건강보험공단 자료에 따르면 30~50대 치매환자는 2006년 4,055명에서 2011년 7,768명, 2017년 8,521명으로 최근 10여년 사이 거의 두배 가까이나 늘어났다.

30대~50대의 젊은 치매를 '초로기 치매'라고 한다. 초로기 치매도 유전과 후천적 환경요인이 원인이겠지만 어쨌든 치매 환자들 연령대가 점점 낮아지고 있어 이제 치매는 나이든 특별한 사람이 걸리는 것이 아닌 평범한 남녀노소 누구라도 걸릴 수 있는 흔한 질병이 된 것이다.

보건복지부는 우리나라 치매환자가 2030년에는 127만명, 2050년에는 271만명이 될 것으로 추정하고 있지만 30~40년 사이 의·과학의 발달로 100세 인생이 보편화되면 역설적이게도 치매환자는 수명에 비례하여 훨씬 더 많아질 것으로 전망되고 있다.

2014년 4월에 개봉된 미국영화 '스틸 앨리스'를 보면 똑똑하고 유능한 언어학박사이자 교수인 앨리스가 50대에 알츠하이머 치매에 걸린다. 언어학 교수가 치매로 말을 잃어버린다는 설정은, 치매는 이제 직업이나 빈부, 귀천에 관계없이 누구에게도 예외가 없음을 뜻한다. '읽고 계산하며, 머리를 쓰면 치매에 걸리지 않는다'는 속설은 실제로 의·과학적으로도 확인되지 않고 있다. 영화에서 앨리스는 치매 환자들을 상대로 연설하면서 "우스꽝스러운 건 우리가 아니라 우리의 병(病)이다. 우리는 모두 존엄을 받아야만 할 존재"라고 말하지만 치매환자와 가족들이 받아들여야 할 현실은 너무도 가혹하기만 하다.

인간의 뇌는 수많은 신경세포로 구성돼 있다. 그러나 우리 몸의 다른 장기와 체세포와는 달리 뇌의 신경세포는 일단 손상되면 회복이나 재생이 쉽게 되지 않는다. 따라서 이미 치매의 단계로 들어섰다면 이전의 온전한 상태로 되돌리기는 쉽지 않다. 최첨단 의술로도 더 이상 진행되지 않게 하거나 최대한 천천히 치매가 진행될 수 있도록 하는 것일 뿐 근본적으로는 고치지 못한다.

과거에는 나이가 들면 누구나 기억력 감퇴와 함께 치매증상이 나타나는 것으로 알고 있었으나, 의학이 발달하면서 치매는 정상적인 노화과정에서 오는 기억력과 정신기능의 감퇴와는 다른 사고능력, 이해력, 계산능력, 학습능력, 판단력 등의 인지기능 장애로 일상생활을 제대로 하지 못하는 질병(疾病)으로 분류되고 있다.

이러한 치매는 어느 한 가지 원인으로 인한 병이 아니다. 전반적인 뇌기능의 손상을 일으킬 수 있는 모든 질환이 전부 치매의 원인이 될 수 있는데 대개 알츠하이머성 치매라고 하는 원인 미상의 신경 퇴행성 질환이 약 50~60%를 차지하고, 그 다음으로는 뇌의 혈액순환 장애에 의한 혈관성 치매가 20~30%를 차지한다. 나머지 10~30%는 기타 원인에 의한 치매라고 볼 수 있다.

그중에서도 특히 혈관성 치매는 노인뿐만 아니라 젊은 층에도 주의가 요구되는데, 현대 사회를 살아가는 생활양식이 급격히 변하여, 일회용 음식물섭취 및 운동부족으로 인한 비만관리는 물론이고 인터넷 또는 스마트폰의 보편화에 따라 점점 약해져가는 인지기능 활용에 대한 세심한 주의가 필요하다.

## 2) 알츠하이머성 치매의 유래

알츠하이머성 치매의 병명은 독일 정신과 의사인 알로이스 알츠하이머(Alois Alzheimer, 1864~1915년)박사의 이름을 따서 붙인 병명이다.

최초의 알츠하이머 환자는 독일인 아우구스테 데터(Auguste Deter)이다. 아우구스테 데터(Auguste Deter, 1850~1906년)는 평범한 주부로 살다가 40대에 불면증세와 함께 집으로 가는 길을 잃고 헤매는 기억장애, 한밤중에 소리를 지르고 물건을 집어던지는 이상행동, 남편의 행동을 의심하는 망상증세 등을 보였다. 그녀의 남편은 1901년 11월 독일 프랑크푸르트의 한 정신병원에 입원시켰고 거기서 만난 의사가 알로이스 알츠하이머였다.

알츠하이머는 그녀를 치료하면서 정신분열증 환자가 아니라 인지 기능에 상당한 문제가 있는 뇌신경질환이 있다고 판단했다. 아우구스테 데터는 시간이 흐를수록 사람도 알아보지 못하였고, 시간과 장소에 대한 개념조차도 이해 못하는 증세를 보였다. 결국 병세가 더욱 악화되어 대소변도 가리지 못하면서 1906년 4월 8일 사망했다.

알츠하이머 박사는 일반질병이나 정신질환으로 사망한 사람 뇌의 조직을 얇게 잘라 조직 검사를 마친 뒤 슬라이드들을 정리해 두는 일을 수년동안 계속하였지만 특별한 변화를 찾지 못했다. 그러나 아우구스테 데터의 사망 후 그녀의 뇌 조직에서 뚜렷한 병리현상을 발견한 것이다. 그 후 인지기능의 저하가 뚜렷한 환자를 부검해 뇌 조직을 볼 때마다 이와 유사한 소견을 발견할 수 있었다.

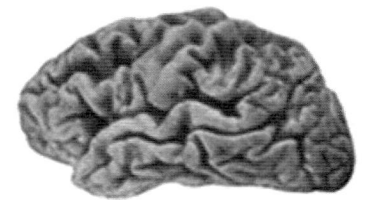
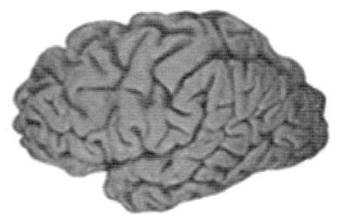

알츠하이머병 환자의 뇌      정상 노인의 뇌

1910년 독일의 정신과 의사이자 유명한 정신병리학자 에밀 크레펠린은 처음 발견한 의사 알츠하이머의 이름을 따서 '알츠하이머 치매'라 명명했다.


### 3) 치매가족이 말하는 "치매는 암보다 무섭다!!"

인간수명이 아무리 100세, 200세가 되더라도 건강하지 못하다면 아무런 의미가 없다. 평균수명이 80세를 넘으면서 단순히 오래 사는 것보다 '건강하게 오래 사는 것'에 대한 관심이 많다. 그런데 흔히 노인이라고 하는 만 65세가 되면 누구든지 치매에 걸릴 위험성이 10% 내외에 이른다. 85세가 되면 위험도는 50%에 육박한다. 85세 이상 2명 중 1명은 치매가 된다는 얘기다.

치매로 판정되면 첫 증상 후 평균 생존기간은 12.6년, 첫 진단 후 생존기간은 평균 9.3년으로 조사됐다. 이같은 치매환자의 생존기간은 앞으로 의료기술의 발달로 더욱 길어질 것으로 예상된다. 이처럼 치매는 발병 후 오랜 기간 환자 당사자 인격의 황폐화는 물론 육체적 장애를 동반하여 환자와 보호자들의 삶의 질을 송두리째 나락으로 떨어뜨리기 때문에 누구나 몸서리칠 정도로 두려워하는 것이다.

주부 서모(48, 서울 동작동)씨의 시어머니는 치매환자다. 서씨는 작년 초부터 20여년간을 모셔온 시어머니를 남이라고 생각하기로 했다. 시어머니를 볼 때 마다 "남이다. 남에게 자원봉사를 하는 것이다"고 스스로 다짐한다.

시어머니는 서씨가 남편과 결혼을 결심한 후 첫 인사를 갔을 때부터 '함께 살자'고 할 정도로 며느리 서씨에 대한 애정이 각별했다. 그러나 2년전 치매가 찾아온 뒤 시어머니는 완전히 다른 사람이 되었다. 가족도 못 알아보고, 반지나 시계를 몰래 숨겨두고 서씨에게 찾아내라고 호통을 치기도 했다. 쓰레기통에 볼일을 보고 이불로 닦기도 했다. 서씨는 '그렇게 아껴주고 사랑했던 며느리에게 어떻게 이렇게 대할 수 있을까'하는 원망에 '가슴이 너무 아팠다'며 "차라리 남이라는 생각으로 모시니까 마음이 편해지고 더 잘 모실 수 있게 됐다"고 말했다.

24시간 잠시도 눈을 뗄 수 없는 치매환자, 길어지는 병수발 기간, 밑 빠진 독에 물붓기식의 경제적 부담, 점점 나빠지는 증상들…. 치매환자를 둔 가족들이 마주쳐야하는 고통이다. 그래서 암보다 무서운 것이 치매라고 한다. 치매환자의 경우, 본인에게는 천국, 가족에게는 지옥이라는 말이 있을 정도이다.

치매는 뇌의 노화에 따른 결과로 21세기의 인류가 당면한 가장 중요한 문제이며 해결해야 할 과제이기도 하다. 인간은 역사적으로 죽음을 피하거나 늦추기 위해 끊임없이 시간과 재화를 쏟아 부어왔다. 그리고 그러한 노력은 지금도 현재 진행형이다. 그런데 치매는 인간이 그렇게도 마주하고 싶지 않은 죽음을 오히려 스스로 선택할 정도로 비참한 질병이다. 치매 환자의 보호자가 신변을 비관하여 스스로 극단적인 선택을 하거나 치매환자와 동반 자살하는 현상이 끊이지 않고 일어나는 것이 이를 증명하고 있다.

얼마 전 치매에 걸린 아내를 살해하고 자신도 목숨을 끊은 비극적 사건도 발생했다. 또한 서울 수유동의 한 빌라에서는 치매에 걸린 언니(87세)와 살던 최모 할머니(83세)가 숨진 채 발견됐다. 숨진 지 오래돼 부패가 진행됐지만, 최 할머니의 언니는 치매 증상이 있어 신고를 못했다. 치매 증상이 있는 언니는 전신이 쇠약해진 상태였고, 자칫 목숨을 잃을 수도 있는 안타까운 상황이었다.

이렇듯 환자 당사자는 전혀 모르지만 가족들은 긴 고통의 시간을 보내야 하는 질병이 바로 치매다. 더우기 평균수명이 길어지면서 타인에게 수발을 받아야 하는 의존수명기간이 늘어나고, 장기간 이어지는 간병으로 가족간의 불화 또는 고통이 더욱 커질 것은 누구나 예상할 수 있다. 이제 자신이나 가족중 혹시 발생할지 모르는 치매간병을 위한 경제적인 준비는 선택이 아닌 필수가 되었다.

그러나 우리나라 중장년 상당수가 노후은퇴생활에 대한 준비조차 제대로 하고 있지 못한 현실에서 장기요양이 필요한 치매관리 및 치료에 대한 비용을 마련하기란 사실상 힘들다.

결국 국가지원의 공적서비스를 기대 할 수 밖에 없는데 정부와 지자체도 해마다 점점 늘어만 가는 재원 확보가 힘든 것이 사실이다. 현재

제도적으로 노인장기간병보험법을 통한 치매관리 및 치료에 일정부분의 비용을 지원해주고 있으나 갈수록 늘어나는 치매환자와 그 가족들이 만족스러운 치료활동을 하지는 못하는 실정이다. 그러다 보니 결국 환자 개인 재산이나 가족들이 갹출하여 치료비용을 충당하거나 민영보험을 가입하여 치매여생을 위한 장기요양비용을 마련할 수 밖에 없는 현실이다. 이런 상황이다보니 정부가 2017년 9월부터 〈치매국가 책임제〉를 도입, 시행하고 있다. 치매는 더 이상 개인의 문제가 아니라 국가가 나서야할 문제라는 인식에서이다.

Part 2

# 국내 치매 현황

1) 세계 최고 속도로 늙어가는 대한민국

우리나라의 65세 이상 고령 인구는 갈수록 늘어나고 있다. UN은 인구수의 7% 이상이 노인이면 고령화 사회, 14% 이상이면 고령사회, 20% 이상이면 초고령 사회로 규정하고 있다. 한국은 2000년 노인인구 비율이 전체 인구의 7%를 넘어서 고령화 사회가 되었으며 2018년에는 14%가 되어 고령사회, 2026년이 되면 초고령 사회가 될 전망이다. 이러한 노령화의 속도는 그동안 전 세계에서 그 유례를 찾아볼 수 없을 정도로 빠른 속도다.

이웃나라 일본은 1970년에 고령화 사회, 1994년에 고령사회, 2009년에 이미 65세 이상 노인 인구가 전체 인구의 22%를 넘어 초고령 사회에 들어섰다. 그리고 2017년 일본은 65세 고령인구도 약 4천만명으로 전체 인구의 30%를 차지하는 등 역대 최고 수치를 기록하면서 계속 그 비율이 증가하고 있다. 인구 4명중 1명이 고령자인 셈이다. 더욱이 2015년 이미 80대 이상의 고령인구가 천만명을 넘어서 전체 인구의 7.9%를 차지했다. 여기에 출생률까지 떨어져 노동인구의 지속적인 감소를 초래했고 이에 따른 대안으로 일본은 현재 로봇산업이 급성장 하고 있다.

주요 선진국의 고령사회 진입속도

| 구분 | 도달연도 | | | 증가소요연수 | |
|---|---|---|---|---|---|
| | 고령화사회 (7%이상) | 고령사회 (14%이상) | 초고령사회 (20%이상) | 7%→14% | 14%→20% |
| 일본 | 1970 | 1994 | 2006 | 24 | 12 |
| 프랑스 | 1864 | 1979 | 2018 | 115 | 39 |
| 독일 | 1932 | 1972 | 2009 | 40 | 37 |
| 이탈리아 | 1927 | 1988 | 2006 | 61 | 18 |
| 미국 | 1942 | 2015 | 2036 | 73 | 21 |
| 한국 | 2000 | 2018 | 2026 | 18 | 8 |

### (1) 베이비부머에 대한 이해

베이비부머는 2차 세계대전 후 세계 대부분 나라에서 발생한 거대한 인구집단이다. 전쟁 이후 인구가 급증하는 이유는 여러 원인이 복합되어 나타난다. 군인들이 돌아온 사회는 역동적으로 성장하며 이는 출산에 긍정적인 영향을 미친다. 전쟁으로 줄어든 인구로 인해 '맬더스 트랩'(기술의 진보를 통한 소득 증가는 인구 증가로 인해 그 효력이 상쇄된다는 뜻)에서 벗어난 지역이나 국가는 자녀 양육에 필요한 경제적 부담이 줄어들고 정부도 부족한 노동력을 채우기 위해 출산을 적극 장려한다.

이러한 원인들이 중첩되어 출산율은 가파르게 올라가고 전쟁을 통한 의료기술의 발달은 유아사망률을 크게 감소시킨다. 그리하여 짧은 시일 내에 베이비부머라는 거대한 인구집단이 세계적으로 발생하게 되는 것이다.

미국의 베이비부머는 1946년에서 1964년에 태어난 사람들을 일컫는다. 이 시기에는 매년 약 400만명이 태어났고 1957년에는 430만명까지 태어났다. 이 시기 미국의 신생아 수는 총 7,700만명에 달하며, 베이비부머 마지막해인 1964년에는 20세 미만 인구비중이 전체의 40%에 달할 만큼 커다란 비중을 차지하게 된다. 현재 이 세대는 전체 미국 자산의 67%를 점유하고 있으며 1인당 평균 자산이 86만 달러에 근접한다. 또한 이들은 경제적인 지위뿐만 아니라 정치, 사회, 문화에서도 현재 중추적인 역할을 수행하고 있다.

일본의 베이비부머는 2차에 걸쳐 나타났다. 1931년 만주사변을 통한 대륙침략의 성공과 경제성장에 고무되어 사회 전반적으로 출생률이 급증한다. 1930년대에만 1년 평균 200만명 이상으로 총 2,148만 명의 신생아가 태어났고 이들이 바로 1차 베이비부머. 이 세대가 1990년부터 60세가 넘어가면서 본격적인 정년퇴직으로 이어졌다. 이 세대의 정년퇴직과 더불어 본격적으로 시작된 일본의 고령화는 오늘날 일본 경제에서 나타난 '잃어버린 20년'의 출발선이 된다.

두 번째 베이비부머는 단카이 세대라 불리는 1947년~1949년생으로 연평균 270만명으로 총 800만명이 태어났다. 일본은 다른 나라에 비해 2차 세계대전 이후에 생긴 베이비부머의 출현기간이 짧은데 이유는 1950년부터 출생하는 신생아가 급격하게 줄었기 때문이다.

우리나라는 6·25전쟁 직후인 1955년부터 1963년 사이에 출생한 사람들을 베이비부머세대라고 한다. 통계청에 따르면 우리나라 베이비부머는 총 737만명으로 전체인구의 14.4%를 차지하고 있다. 적지 않은 수다.

한국의 베이비부머들은 산업화, 민주화의 주역인 세대이다. 우리나라의 경제성장에 이바지했고 아울러 1970년대와 80년대 다양한 사회·문화운동을 주도하면서 우리나라 발전을 위해 기여해왔다.

### (2) 우리나라 베이비부머 세대의 노후준비

현재 한국에 사는 대부분 노인들의 경제 상황은 새로운 수입을 통해 생활비를 충당하는 구조가 아니다. 지금껏 모아놓은 재산을 헐어 쓰거나, 자녀의 지원을 통해 생활하고 있다.

약 737만명의 한국 베이비부머세대는 자신들을 부양해 줄 자녀수는 과거에 비해 상당히 줄어들었고, 노년에 지급받을 수 있는 연금도 충분하지 않다. 이러한 상황에서 베이비부머가 현재 노인들의 생활방식을 따른다면 경제활동기에 상당한 자산을 준비해야 할 것이다.

그러나 현실에서 나타난 베이비부머 소유의 자산은 그렇게 많지 않다. 베이비부머가 노년의 경제준비로 대비한 가장 대표적인 재원이 국민연금이다. 국민연금을 제외하면 베이비부머가 노년의 경제 준비로 이용할 수 있는 연금은 퇴직연금과 개인연금이다. 보험개발원에 따르면 2013년 기준 국내 개인연금가입률은 17%에 불과하다. 선진국인 미국 25%, 독일 30%에 비하면 상당히 낮은 수준이다. 특히 직장 퇴직 연령인 60대의 경우 개인연금 가입률이 5.7%에 불과해 연금을 이용한 노후준비가 부족한 것으로 나타나고 있다.

한 연구결과에 의하면 베이비부머 세대들은 국민연금, 퇴직연금 등을 받아도 소득대체율이 40%에 불과하다고 한다. 이는 경제협력개발기구(OECD) 회원국의 연금 소득대체율 평균인 65.9%에 크게 부족한 수준이다

최근 국민연금공단 자료를 분석한 결과, 2015년 8월 현재 베이비부머 세대 737만명의 65.8%인 약 486만명이 국민연금에 가입 중이며, 가입자 중 약 269만 명인 36.5%만이 10년 이상 국민연금을 납부하여 연금수급권을 확보하고 있는 것으로 나타나 이들의 노후빈곤이 현실화될 가능성이 적지 않은 것으로 확인되었다. 베이비부머 세대 전체의 평균 국민연금 보험료 납부기간은 132개월에 불과했다.

또한 향후 노령연금 수급율도 35.9%(1955년생)~46.1%(1960년생)로 낮고, 여기에 국민연금 소득대체율도 2028년까지 단계적으로 낮아지도록 되어있어, 공적연금을 통한 베이비부머 세대의 노후소득보장이 불투명할 것으로 예상된다.

반면 건강보험심사평가원의 '2014년 노인진료비 증가 분석'에 의하면, 노인 진료비 증가율이 높은 상황에서 베이비부머 세대가 노인인구에 편입(2020년)될 경우, 진료비 증가폭은 더욱 커질 것으로 예상되는 등 향후 베이비부머 세대는 노후소득 감소에 더해 진료비 부담까지 커질 것으로 우려된다.

2016년 들어 500인 이상 사업장의 경우 60세로 정년이 연장되었다고는 하나 중소기업이 80~90%를 차지함을 감안할 때 우리나라의 베이비부머 세대들은 이미 현직에서 퇴직했거나 퇴직을 맞이하고 있는게 현실이다.

우리나라 베이비부머세대가 처한 상황을 요약해 보면 다음과 같다.

첫째, 퇴직을 했거나 또는 조만간 앞두고 있다.
둘째, 대부분 주택, 특히 아파트를 가지고 있으나 주택대출을 안고 있다.
셋째, 자녀가 대학교 재학 또는 취업 준비중으로 교육비, 생활비 부담이 높다.
넷째, 대부분 저축을 하지 못하고, 소비성향은 높다.
다섯째, 부분적으로나마 부모를 부양하고 있다.
여섯째, 평균수명 증가로 유병률이 높다.

한편, 보험개발원은 2014~2015년 은퇴준비자 1,266명 대상으로 은퇴준비 실태를 분석한 결과를 2016년 1월 발표했다. 이에 따르면 전체 은퇴준비자의 84.0%가 은퇴 뒤 최소생활비인 월평균 196만원을 마련하는 것도 어렵다고 답했다.

적정생활비 마련이 가능할 것으로 기대되는 인원은 100명(7.9%)에 불과했다. 반면 적정생활비 마련은 어려우나 최소생활비 마련은 가능할 것으로 기대되는 인원은 102명(8.1%)으로 나타났다.

은퇴준비 수준은 성별, 연령, 직업, 은퇴예상연령 등에 따라 차이를 보였는데 집안의 가장이 남성, 연령이 낮을수록, 직업이 안정적일수록, 은퇴예상연령이 늦을수록, 준비하는 연금층이 두터울수록, 저축금액·

금융자산 수입이 많을수록 수준이 양호한 것으로 나타났다.

경제측면(생활비) 은퇴준비실태 평가결과

| 구분 | 미흡[1] | 보통[2] | 충분[3] | 계 |
|---|---|---|---|---|
| 인원(명) | 1,064 | 102 | 100 | 1,266 |
| 구성비 | 84.0% | 8.1% | 7.9% | 100% |

1) 준비금액으로 최소생활비(부부기준) 충당이 불가능한 경우
2) 준비금액으로 최소생활비(부부기준) 충당은 가능하나, 적정생활비 충당은 불가능한 경우
3) 준비금액으로 적정생활비(부부기준) 충당이 가능한 경우

보험개발원은 이번 조사를 토대로 은퇴준비자들에게 "본인의 은퇴준비 수준을 객관적으로 정확히 평가하고, 현재 보유 중인 연금계약이나 민영의료보험계약의 내용변경과 신계약체결을 통해 은퇴준비와 노후보장의 공백기간이 발생하지 않게 해야 한다"고 조언했다.

## 2) 고령화 시대가 도래한 우리의 현실

### (1) 치매, 세계적으로 확산일로 ; 우리나라는 더욱 빠르다

전 세계적으로 급속하게 진행되는 고령화 추세의 역효과로 알츠하이머성 치매가 유행병처럼 빠르게 확산되고 있고, 2050년에는 환자 수가 1억명을 넘어설 것이라는 전망도 나오고 있다. 2016년 1월 미국 로스앤젤레스 캘리포니아대의 론 브룩마이어 교수는 '알츠하이머 치매가 앞

으로 전 세계 공중보건에 커다란 위험으로 작용할 것'이라고 예견했다.

단순히 지난 10년간의 추이만 보더라도 2005년 알츠하이머 환자는 2천573만명에서 2015년 3천526만명으로 1천만명 가까이 증가했다. 현재 치매 환자는 전 세계에서 4초마다 한 명씩 발생하고 있다. 미국에서는 67초, 우리나라에서는 12분마다 새로운 치매 환자가 생겨난다. 향후에는 평균수명이 늘어남에 따라 증가 속도는 더욱 빨라져 2030년에는 5천655만명, 2050년이 되면 지금의 3배 가량인 1억600만명에 이를 것으로 추산했다.

브룩마이어 교수는 "알츠하이머가 전염성 있는 유행병은 아니지만, 한 번 걸리면 10년 이상 투병하기 때문에 인구 고령화와 맞물려 환자 수가 폭발적으로 증가할 것이 분명하다"며 "이들을 돌보는 데 드는 비용과 가족들의 감정적인 부담까지 고려하면 엄청난 문제"라고 말했다.

우리나라는 세계적 추세보다 더 빠르게 치매환자가 늘어나고 있다. 이러한 현상은 한국의 베이비부머 세대들이 경제성장과 더불어 의료기술의 발달로 세계 유래가 없는 속도로 빠르게 초고령화 사회로 진입하고 있기 때문이다. 분당서울대병원의 발표에 따르면 2018년 70만명을 넘어선 치매환자가 2024년에는 100만명을 넘어설 것으로 예상되고 있다.

### (2) 수명연장으로 발현 가능성이 높아진 치매 유전자
―2050년 노인 7명중 1명이 치매환자

불과 몇 십 년 전만 해도 환갑잔치가 큰 행사였듯이 60세를 넘기는 것만으로도 축복을 받을 일이었다. 그러나 지금은 급속한 노령화 진행이 오히려 사회 문제가 될 정도로 평균수명이 높아졌고, 신체적으로 건강한 노인의 수가 늘어났다.

진화론적으로 보면 치매 유전자가 발현하기 전 사고나 감염 등으로 중장년기에 죽는 이들이 많았기에 치매 유전자는 수백만 년 동안 인류의 몸 안에서 나타나지 않고 숨어 있었다는 것을 추정해 볼 수 있다.

인간의 생존에 부적합한 대부분의 유전자들은 생존경쟁과 진화론적 선택과정에서 도태된 개체와 함께 사라져 버렸다. 그러나 이 치매 유전자는 치명적인 뇌변성을 가져오는 정보를 갖고 있었음에도 불구하고 본격적으로 발현될 기회가 없었기 때문에 그동안 우리 몸 안에 잠복해 있었던 것이다.

그러다가 20세기 이후 노인 인구가 급증하면서 치매와 관련한 유전자가 발현돼 인지기능의 빠른 퇴화를 가져오는 치매라는 병을 만들어 낸 것이었다. 평균수명의 증가가 꼭 좋은 것만은 아닐 수 있다는 아이러니한 사실이다. 실제로 2010년 미국에서는 20세기 초반 주요 사망원인이던 감염질환은 순위권 밖으로 밀려난 데 비해 치매가 6번째 사망원인으로 등장됐다.

의사 알츠하이머가 1906년 처음 치매 환자를 찾아내고 진단할 때만 해도 이 병이 인간에게 재앙이 되는 무서운 질환이 될 줄은 상상도 하지 못했을 것이다. 겨우 백여년 사이에 평균수명이 두 배가 되었고 인구의 10퍼센트 정도가 60세 이상인 국가들이 늘어나면서, 살아가는 동안 치매를 만날 가능성이 크게 늘어난 것이다.

국민건강보험공단 자료에 따르면 최근 9년(2006~2014)간 의료기관에서 진료받은 치매 환자는 사망자를 제외하고 67만6,000명에 이르고, 이 중 65세 이상 노인 치매 환자는 63만1,000명으로, 전체 노인의 9.9%

를 차지했다.

노인 인구는 2010년 542만5,000명에서 2050년 1,799만1,000명으로 3.3배 증가하는 반면, 치매 노인은 같은 기간 47만4,000명에서 271만명으로 5.7배 늘어난다는 분석이다.

분당서울대학교병원이 예측한 바에 따르면, 노인치매 유병율은 2013년 9.4%에서 2030년 10.0%, 2050년 15.1%로 증가하며, 노인치매환자 인구도 2013년 57만 6천명에서 2030년 127만 2천명, 2050년 271만명으로 노인 7명중 1명이 치매환자가 될 것이라는 걱정스런 전망을 내놓기도 하였다.


### 3) 양가 부모 4명중 1명은 치매 발병 가능성 높아

현재 노인 10명 중 1명은 치매환자라고 한다. 치매로 발전할 수 있는 경도인지장애를 가진 사람까지 포함하면 65세 이상 노인 중 20%가 치매환자라는 것이다. 10명중 2명은 치매라는 통계다. 이는 곧 결혼을 하게 되어 가정을 이루게 되면 노인층인 양가부모중 적어도 1명은 치매에 걸릴 위험에 노출되어 있다는 의미이다. 결국 치매는 예외가 있긴 하지만 장수병의 일종으로 봐야 하는 이유이기도 하다.

일반적으로 가장 많은 치매의 원인인 알츠하이머는 65세 이상 인구의 약 4%에서 나타나며 매년 1%씩 또는 매 5년마다 2배씩 증가하여 80세에 이르면 발생 위험률이 약 20~48%가량 되므로 부부가 80세까지 해로할 경우 한 명은 치매환자가 될 수 있다는 분석이다. 특히 혈관치

노인치매 유병률

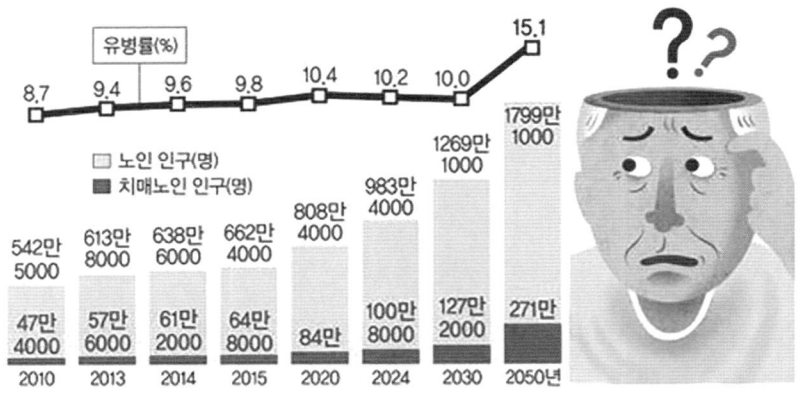

자료: 분당서울대학교병원

매는 뇌졸중(뇌출혈 또는 뇌경색)때문에 뇌가 손상되어 발생하는 치매로 알츠하이머 다음으로 흔하며 북미나 유럽보다 우리나라와 같은 동양권에서 더 많이 발생한다.

앞서 밝혔듯이 우리나라는 베이비부머들의 고령화 진입과 맞물려 평균수명 연장, 초 핵가족화 등으로 고령자들이 고령자를 모시는 시대를 맞이했다.

서울 은평구 중산동에 살고 있는 50대 중반인 정모씨는 얼마전 시골에 계신 어머니를 가족이 살고 있는 아파트로 모셔왔다. 그동안 시골에 계신 큰형님이 어머니를 모셔왔지만 최근 큰형님 부부가 70세를 넘어서면서 거동이 불편해지고 또 연로하신 어머니의 몸이 쇠약해지며 병원을 찾을 일이 많아지자, 시골에서는 더 이상 모실 수 없는 형편이 되었기 때문이다.

결국 지난 명절에 형제들이 모인 자리에서 큰형님의 '이제 더 이상 책임지고 어머니를 모실 수 있는 입장이 못된다'는 하소연을 듣고 자신이 모시기로 한 것이다.

하지만 정씨 자신도 거주하는 아파트가 방이 3개로 장성한 두 아들과 더불어 다섯 식구가 함께 거주하기에는 불편할 수 밖에 없어 결국 집근처에 위치한 요양원에 모시고 매일 들리는 선택을 할 수 밖에 없었다.

정씨의 경우에는 그나마 여러 형제들이 있어 어머니를 모시는 경제적인 부담을 서로 나눌 수 있었지만, 자녀가 2명인 자신 부부의 경우에는 향후 누구에게도 의탁할 데가 없겠다는 생각에 절로 한숨이 나온다고 한다.

정씨는 최근 친구들과 만나는 모임에서도 대화는 늘 '늙어 홀로서기'에 대한 것으로 시작되고 끝난다며 그러다보면 자연스럽게 초점은 '노년을 위한 경제적 자립도가 얼마나 준비되었느냐' 하는 것이라고 말했다. 결국 경제적 자립이 지금까지 인생을 잘 살았는지 못 살았는지의 척도가 되는 것 같아 늘 뒷맛이 씁쓸하다고 했다.

Part 3

# 〈치매 국가 책임제〉는 과연 치매를 책임질수 있을까?

## 1) 내가 '나' 아니게 되는 병, 치매

인간의 뇌는 3층 구조로 되어 있다. 3층(대뇌피질/신피질)은 이성의 뇌로 지(知)와 창조를 담당한다. 2층은 동물도 가진 뇌(고피질)인데 변연계로 본능과 감정을 주관한다. 제일 밑에 있는 1층은 생명의 뇌로 파충류의 뇌라고 한다.

치매는 3층 지혜의 뇌(신피질)가 다 망가지고 2층(변연피질)과 1층(생명관장)이 남는 상태 즉, 감정과 본능만 남게 되는 것과 같다. 간단히 말해서 치매는 사람이 동물이 되는 병이다. 암환자는 죽을 때 자신이 누군지 알고 자기 통장이 어디에 있는지 알지만 치매 환자는 자신이 누군지 모르고 생을 마감한다.

우리 몸은 모두 뇌의 지시를 받아 움직인다. 뇌가 사령탑이고 모든 걸 컨트롤한다. 뇌가 2층까지 망가져서 1층만 남으면 파충류의 지능이 된다.

　프란츠 카프카의 소설 〈변신〉은 은퇴한 아버지와 천식으로 몸이 약한 어머니, 바이올린 연주를 좋아하는 여동생을 부양하는 그레고르와 그의 가족이 겪게 되는—영업사원으로 가족의 생계를 책임지는 그레고르가 어느 날 갑자기 벌레로 변해 그의 집 방에 살며 겪는—이야기이다.
　어느 날 아침에 일어난 그레고르의 변신은 가족들의 삶에 큰 변화를 가져온다.
　우선 그레고르는 자신의 방 안에 감금 아닌 감금을 당한 채 오직 그의 방에 접근할 용기가 있는 여동생이 넣어 주는 식사만으로 생을 유지해 나간다. 하지만 대부분 식사도 거른 채 그레고르는 벌레로서의 자신에 대한 고민보다는 오히려 가장으로서 역할을 수행했던 자신이 직장에 나갈 수 없게 되어 가족들이 겪게 되는 고통에 대해 더 걱정한다.
　아버지는 다시 사환으로 일하게 되며, 몸이 아픈 어머니도 바느질을 시작하게 되는 등 그레고르가 벌레가 된 이후 가족들은 생업의 현장에 내몰린다.
　처음에는 그레고르를 위해 신경을 많이 써주던 가족들은 시간이 지나감에 따라 점점 지쳐가게 되고, 그레고르에 무관심해 진다.
　결국 비참함과 소외감에 내몰린 그레고르는 방에서 나와 가족들에게 자신을 어필하기 위해 노력하지만, 아버지가 던진 사과에 등에 큰 상처를 입고 이것이 악화되어 문이 닫혀버린 깜깜한 제 방 속에서 생의 끝을 맞이하게 된다.
　그러나 아들의 죽음을 알게 된 가족들은 울지도, 절망에 빠지지도 않았으며 오히려 독충으로서의 아들이 살아있었을 때보다 더욱 낙관을 가지게 되고, 남은 셋이서 앞으로 살아갈 행복한 전망에 대해 얘기하게 된다.

그레고르의 시각으로 본다면, 이 이야기는 비극에 비극을 거듭한 극단적인 불행한 결말을 말하고 있다고 얘기할 수 있겠지만 그들 가족에게는 미묘한 해피엔딩이었다고 말할 수도 있다는 것이다. 모순된 감정 속에서도 결과적으로 덧없이 미물이 되어버린 그레고르에 대한 가족들의 대처를 옳지 못하다고 단정지을 수 있을까?

늙어감에 대한 공포 중에서도 가장 두려운 것은 치매에 대한 두려움일 것이다. 멀게는 알츠하이머로 고생하다 타계한 유명 인사들 이야기부터 가까이는 인터넷 게시판에 심심치 않게 올라오는 주변 치매 환자에 대한 사연들은 제아무리 창창한 젊은이라도 웃어넘길 수만은 없을 것이다. 자기 자신을 잃어버리고 벌레(?)로 변신한다는 것이 얼마나 슬픈 일이겠는가?

우리 주변을 돌아보면 친가, 처가, 외가 어느 쪽이든 누군가는 치매로 고통받다 돌아가신 분들이 있을 것이다. 이렇듯 이제 치매는 다른 이의 이야기가 아니라 나의 이야기, 노인이 될 우리의 이야기임을 실감해야 한다.

## 2) 나의 치매 수발은 누가?

28년간 중풍(뇌졸중)으로 누운 어머니와 7년간 치매를 앓은 아버지를 병수발하고 치매노인들을 위한 봉사 활동을 한 공로로 효행상을 받은 바 있는 가수 현숙(본명 정현숙)은 1996년 치매를 앓다 돌아가신 아버지와 2007년 중풍으로 오랜 투병생활 끝에 생을 마감한 어머니를 극진히 보살핀 것으로 유명하다.

평소 현숙은 치매환자와 그 가족을 돕는데 열심이다. 2008년부터 대한치매학회 홍보대사로 활동중인 그는 '치매 바로 알리기 캠페인'에 앞장서 오면서 치매가족에게 자신의 경험을 바탕으로 한 격려와 조언도 아끼지 않았다.

"아버지기 살아 계실땐 밤마다 속옷에 이름과 전화번호를 새겨 넣는 게 일이었어요. 아버지가 말없이 집을 나가거나 제 머리채를 잡고 흔들어도 큰 아이를 돌본다는 생각으로 보살폈어요. 치매 환자는 누군가가 계속 지키지 않으면 무슨 일을 일으킬지 모르기 때문에 가족의 애정과 도움이 절실히 필요하거든요. 하지만 일을 하지 않으면 생계유지가 힘든 가정에서는 온종일 지키기가 쉽지 않죠. 그럴땐 환자 속옷에다 이름과 연락처를 새겨두는게 좋아요. 또 자꾸 말을 걸어 상태가 더 악화되지 않도록 도와야 하고요."

현숙은 전북 김제의 농가에서 12남매중 열한번째로 태어났다.

"어머니는 제가 가수로 데뷔한 이듬해에 중풍으로 쓰러지셨는데 아버지가 돌아가시자 그 충격으로 의식을 잃고 입을 다무셨어요. 게다가 물 한모금도 삼키지 못할 정도로 증세가 악화되어 11년 동안 병상에 누워 호스로 영양액을 공급받아 연명하셨죠. 혹여 어머니가 잘못되실까 봐 저뿐아니라 가족 모두 한시도 마음을 놓을 수 없었어요. 그래서 오빠 내외는 평일에, 언니 내외는 주말에, 저는 밤마다 병석을 지켰죠."

그 때문에 현숙은 오랜 세월을 매일 서너시간씩 새우잠을 자며 버텨야 했다. 평범한 직장인이라면 감당하기 힘든 병원비도 도맡다시피 했다. 무엇보다 여자로서 가장 화려한 시절을 쳇바퀴처럼 방송국과 병원을 오가며 지내다 보니 결혼은 커녕 연애조차 엄두를 낼 겨를이 없었다.

"지금까지 한 번도 부모를 원망해 본적이 없어요. 자식이 아픈 부모를 봉양하는 건 당연한 일이잖아요. 건강하게 나아주신 부모에게 늘 감사하며 기쁘게 모셨어요. 다만 좀 더 잘 해드리지 못한 게 후회돼요. 좋은 음식 먹어도 목에 걸리고, 좋은 곳에 가도 편치 않아요. 몸이 불편한 노인을 봐도 부모님이 생각나고....."

〈스포츠 한국, 동아 등 신문에서 옮김〉

기사에서 보듯 많은 부모들은 현숙과 같은 자녀의 보살핌을 부러워하지만 현실은 자신들과는 거리가 먼 이야기임을 안다. 자식보다는 돈이 효자라는 말이 공공연히 나돌 정도이다.

부모가 경제적 능력을 갖추면 자식들도 자주 찾아오게 된다는 웃지 못 할 이야기도 있다. 자식들이나 손주들이 찾아 올 때마다 용돈을 주면, 오라고 말하지 않아도 때만 되면 알아서 찾아온다는 이야기다. 그래서 요즘 부모들은 재산을 자식에게 물려주지 않고 평생 마르지 않는 샘물처럼 매월 지급되는 연금형 저축을 선호한다. 그래야 자식들이 부모들이 건강하게 오래오래 살기를 기원한다는 것이다..

  부모가 치매에 걸리게 되면 자녀들이 생업을 포기하면서 그 긴 시간 동안 곁에서 돌볼 것을 기대하는 것은 현실적으로 불가능한 일이다. 부모와 자식들과의 원만한 관계 유지를 위해 내 치매에 대한 수발자는 결국 돈이 될 수밖에 없음을 이제 누구도 쉽게 부인할 수 없다.


### 3) 나의 치매비용은 어떻게?

  건강보험심사평가원이 발표한 '2015년도 진료비심사실적통계'에 따르면 건강보험에서 지급된 진료비는 58조원으로 지난해보다 6.4% 증가했다. 이 같은 진료비 증가는 고령층의 진료비가 다른 연령층에 비해 상대적으로 늘어난 데 따른 것이다. 65세 이상 노인 인구의 진료비는 전체 진료비의 36.8%나 차지했다. 노인 인구가 건강보험 적용인구의 12.3%에 불과한 것에 비하면 평균보다 약 3배 정도 진료비를 더 쓴다는 의미다.

  전문가들은 특히 노인 진료비 가운데서도 치매와 같이 비용부담이 큰 질병군에 대한 관리가 필요하다고 조언한다. 지난해 65세 이상 노인의 입원비 가운데 가장 큰 비중을 차지한 것은 '알츠하이머성 치매'로, 치매로 인한 입원 진료비는 매년 20~30%씩 급증하고 있다.

  미국의 경우, 치매치료비용이 2040년에는 현재의 2배 수준으로 증가할 것으로 예상하고 있다. 랜드코퍼레이션에 의하면 미국 내 71세 이상 노인 중 약 15%(약 380만명)가 치매환자로 추정되며, 2040년에는 약 910만명으로 급증할 것이라고 한다. 미국 국립 노인연구소의 리차드 호드 박사는 "다른 어떤 질병도 이와 같이 큰 규모의 증가 예측율을 보인 적이 없다"며, "베이비부머 세대가 고령화됨에 따라 노인의 수는 증가하지만 노인을 돌볼 비공식적 조호자가 될 아동의 수는 줄어들 것이다. 이는 치매환자의 관리 문제를 더 심각하게 만들 것."이라고 지적했다

해당 연구소에 의하면 요양 시설 비용을 포함한 치매치료에 대한 직접비용은 2010년 1,090억 달러였다. 이는 심장 질환에 소요된 1,020억 달러 및 암 치료관련 770억 달러를 상회하는 규모이다.

연구책임자인 랜드코퍼레이션의 허드 박사는 "우리 팀의 연구가 치매치료에 관련된 모든 비용을 포함하는 것은 아니다. 우리가 연구결과에서 언급하지 않았고, 보고서에 명시되어 있지 않은 부분은 바로 치매관리에 소요될 엄청난 감정적 비용이다." 고 언급하였다.

"치매에 걸리게 되면 무서운 건 죽는 것이 아니라, 가족에게 남겨질 아픔과 고통입니다. 무서운건 병이 아니라 가족에게 돌아갈 치료비와 간병비입니다"

한 치매환자의 절규이다. 치매에 따른 치료비는 정도의 차이는 있지만 연간 약 2,000만원 정도 소요된다. 10년정도로 계산해도 2억원이다.

약 10년간의 장기 간병이 필요한 치매, 우리는 치매비용을 얼마나 알고, 얼마나 잘 준비하고 있는가?

## 4) 혼자 남게 되는 나를 치료해 줄 시설은?

치매환자가 발생하면 처음에는 대부분 가벼운 증상이어서 배우자나 자녀들이 돌보기 시작하지만 일정의 시간이 지나면 환자의 증상이 심해지고, 거동을 못해 대소변을 가리지 못하게 된다. 우울증이 심해지면 과격하고 위험한 행동으로 자해를 할 수 있어 전문적인 치료와 관리를 해줄 수 있는 시설인 요양병원, 요양원을 찾게 된다.

시설로 환자를 보내는 과정에서 환자와 보호자, 간혹 가족들 간의 갈등이 첨예하게 대립되기도 한다. 환자가 보호자와 떨어지기 싫어서 화를 내기도 울기도 한다. 평상시 환자는 보호자에게 화를 내기도 하지만 그래도 가장 의지하는 사람은 발병 후 자기를 돌보아 온 보호자를 가장 크게 신뢰하기 때문이다.

가족들간의 문제는 비용부담도 있지만 또 하나의 요인은 요양병원과 요양원을 방문하여 여러 환자가 함께 있는 병실을 둘러보고 심적 갈등을 느끼기 때문이다. 사실 치매환자가 함께 쓰는 다인실(4,6,8인실)에서 보여주는 환자들의 모습은 안쓰럽고 마음을 무겁게 만든다. 그리고 대부분 부모나 자식, 배우자를 그런 곳에 두고 온다는 일종의 죄책감이 불필요한 감정싸움으로까지 확대되기 때문이다.

### (1) 요양병원과 요양원의 차이점

요양병원은 의료시설이며 의료법을 주된 법령으로 적용 받는다. 개설도 의사와 의료법인만 할 수 있다. 의사가 항시 대기하고 있어 응급상황 대처 및 진료가 가능하다. 반면, 요양원은 사회복지시설이며 주된 법령은 사회복지법의 적용을 받는다. 개설도 사회복지사나 간호사 등이 할 수 있으며 예전의 양로원에서 좀 더 법과 시설을 강화한 것이라 보면 된다. 의사는 촉탁계약을 맺어 왕진을 한다.

요양병원은 병원이기 때문에 그 병원의 시설 및 인력에 따라 의료행위를 할 수 있다. 쉽게 말하면 아프면 주사를 맞을 수 있다. 하지만 요양원은 사회복지시설이기 때문에 아프면 왕진의사 또는 의료기관의 외래진료 후 먹는 약을 원외처방으로 받고 먹는 약으로만 치료가 가능하다. 즉 가정에서 하는 요양, 관리를 사회복지사나 간호사가 전문적으로 해준다고 보면 된다. 요양보호사에 의해 돌봄서비스를 제공하고 별도의 돌봄 비용이 추가되지 않는 반면 치료가 필요한 경우 보호자가 환자를 병원에 모시고 가야하는 번거로움이 있다.

또한 요양병원과 요양원의 경우 치매등급, 장애등급등에 따라 국가에서 지원해주는 금전적 지원을 받을 수 있는 경우가 서로 다르므로, 치매가 심하면 요양병원에서 치료하고 호전되면 요양원에서 모시는 경우가 많다.

요양병원과 요양원 모두 시내에도 있고 시외에도 있다. 요양병원은 건강보험심사평가원 사이트에서 조회가 가능하며, 요양원은 국민건강보험공단 사이트에서 조회하면 된다.

요양병원 입원 기준은 65세 이상자 또는 65미만자로서 노인성질환이 있을 경우 입원할 수 있으며, 국민건강보험에 의한 보장을 받으므로 별도 장기요양등급 여부는 상관이 없다. 반면 요양원 입소 기준은 노인장기요양보험법에 의해 등급 판정 및 시설급여를 받으면 입소가 가능하다.

요양병원과 요양시설의 차이점

| 구분 | 요양병원(의료기관) | 요양시설(노유자시설) |
|---|---|---|
| 법적 근거 | 의료법 | 노인복지법 |
| 적용 보험 | 국민건강보험 | 노인장기요양보험 |
| 개념 정의 | 30인 이상 수용시설, 장기요양을 요하는 입원환자에게 의료목적 | 치매, 뇌졸중 등 노인성질환으로 심신의 상당한 장애로 도움, 일상생활 편의 제공 |
| 서비스 내용 | 노인성 질병을 치료하거나 예방 운동(재활)치료, 물리치료 가능 | 노화현상에 의한 신체, 정신기능의 쇠퇴로 인해 거동이 불편한 자에게 세면, 배설, 목욕들의 생체활동 지원과 조리, 세탁 등 일상 가사 지원 |
| 서비스 대상자 | 노인장기요양보험 등급 중 노인요양시설 입소가 가능한 시설등급을 받은 경우 | |
| 목적 | 노인성질병치료 | 돌봄서비스 |
| 서비스 한도 | 의학적으로 질병, 부상의 치료 종결시 | 노인장기요양보험의 한정된 자원을 효율적으로 집행하기 위해서 월한도액 범위내에서 제공 |
| 제공 인력 | 의사(40인당 1인), 간호사(입원 6명당 1인), 물리치료사(병원당 1인, 입원환자 100인 초과시 1인 추가), 사회복지사(병원당 1인) | 요양보호사(입소자 2,5일 인당 1인), 간호사(입소자 25인당 1인), 사회복지사(시설 1인, 100인초과시 1인 추가), 물리치료사 또는 직업치료사(입소자 100인당 1인) |
| 월 입원비용 | 80만~250만(간병비 포함) | 50만~70만 |
| 기초생활 수급자 | 입원비 등 건강보험적용 (간병비 별도) | 무료 |

(2) 치매 상담(지원)센터

　치매관리법 제17조 시행에 따라 시·군·구의 관할보건소에 치매예방 및 치매환자 관리를 위한 〈치매상담센터〉를 설치·운영중에 있다. 관할구역에 거주하는 만60세 이상 치매노인과 그 가족을 대상으로 치매상담전문요원이 직접 상담 및 지원을 하고 있으며(예: 치매노인간호, 가족상담, 치매노인 가족모임 활성화, 치매 치료관리비 지원사업, 배회가능 어르신 인식표 보급 등), 치매노인 간병요령 등의 교육, 재가치매노인에 대한 방문 및 관리, 치매노인의 사회적 지원(장기요양보험 등) 안내 등의 다양한 지원사업을 하고 있다. 또한 각 지자체에서 운영하고 있는 치매상담(지원)센터에서는 대부분 주간보호센터를 운영하고 있는데 주로 장기요양등급이 있는 중증 노인성 질환자만 이용할 수 있다.

　따라서 일부 지자체에서는 자체적으로 또는 생명보험사회공헌재단과 협약을 체결하여 경증 치매노인 주간 보호센터(기억키움학교 등)를 운영하기도 하는데, 여기서는 등급을 받지 못해 상대적으로 혜택에서 소외됐던 경증 치매노인들을 대상으로 치매증상을 완화하고 진행을 억제하는 프로그램을 운영하는 동시에 낮 시간에 치매노인 가족의 부양 부담을 덜어주는 역할을 하게 된다. 2017년 9월부터는 〈치매 국가 책임제〉 시행에 따라 전국 시.구.군 보건소에 치매 안심센터가 설치돼 도움을 받을 수 있게 됐다.

**참고 : 생명보험사회공헌재단 지원 '저소득 치매노인 지원사업' 내용**

― 지원대상 : 노인장기요양보험제도 지원대상에서 소외된 경증 치매노인('등급외' 및 '특별등급')

— 운영목적 : 주간보호 프로그램 운영을 지원하여 치매노인 및 그 가족의 삶의 질 향상 도모
— 사업내용
① 기억키움학교 및 주간보호 프로그램 전용공간 기능 보강
　※ 기억키움학교 : 재단이 지원하는 서울지역 경증 주간보호 프로그램 운영시설
② 인지기능 강화 프로그램 운영
- 심리기능 강화 프로그램 : 미술, 음악, 원예, 웃음치료 등
- 기능회복 프로그램 : 실버가베, 종이접기 등
- 운동치료 프로그램 : 치매예방 건강체조, 탁구교실 등
- 정서지원 프로그램 : 레크레이션, 생신잔치, 가족나들이 등
③ 부양가족 스트레스 해소 및 치매관련 교육 지원
④ 주간보호센터 운영 기관 : 전국 12개 복지시설 및 치매지원센터

### (3) 치매노인 전용 주간보호센터의 어느 하루

도봉구에 위치한 경증 치매노인 전용 주간보호센터는 그림책과 장난감 블록, 각자 재주를 뽐낸 그림과 수공예작품 전시, 창에 오려 붙인 이름표 달린 종이 물고기, 건물 밖 샛노란 스쿨버스까지. 빈 공간을 채운 잡동사니들은 누구라도 어린이집을 떠올리게 한다.

그러나 오전 10시 무렵 이 아기자기한 공간에 나타난 주인공들은 허리 굽은 할아버지, 백발이 성성한 할머니들이다. 이들은 어린이집 원생들이 그렇듯 집 앞까지 찾아간 버스를 타고 사회복지사의 부축을 받으며 등원했다. 혈압 및 피부상태 점검 등 간단한 건강검진이 출석 확인

을 대신한다.

오전 10시30분 시작된 수업(생활체조)은 '늙으면 아이가 된다'는 속담이 딱 들어맞는다. 아이들 마냥 몸은 마음처럼 따라주지 않고, 헷갈리기 투성이다. 재잘재잘 흥겨운 수업 분위기도 그렇다.

예컨대 강사와 노인들의 대화는 이렇다.

"허리 굽히기 3번 해볼까요."

"저 할멈 4번 했어, 3번인데. 하하하."

"엄지와 중지를 이렇게 해보세요."

"뭐가 중지여? 잘 안보여."

"몸을 오른쪽으로 틀어보세요."

절반 가까이가 왼쪽으로 틀다가 얼른 바꾼다.

미술치료 시간엔 화가의 지시에 따라 도화지에 노란 해를 칠하고 산봉우리와 땅, 나무, 사람도 그려 넣는다. 그때마다 강사의 질문이 이어진다.

"싸이 아세요."

"몰라 그런 거."

"손주들이 좋아합니다. 우리나라를 빛냈어요."

"사람이야?"

그림을 그려도 놀이를 해도 한참이 걸린다. 다들 거동이 불편하기도 하지만 내달려온 세월의 속도를 줄이듯 여유롭다. 설령 동료가 뒤처지더라도 타박하지 않고 느긋하게 기다린다. 그래도 남보다 잘한다는 칭찬을 받으면 기분은 좋다. 관계자는 "동년배 집단에서 서로 위안을 얻고 약간의 경쟁을 통해 긴장과 자극을 받으니 치매 증상이 악화하지 않는다"고 했다.

점심식사 이후 오후 3시까지 이어지는 자유시간엔 각자가 원하는 활동을 할 수 있다. 물리치료를 받기도 하고, 목욕을 하기도 하고, 오순도순 모여 화투나 마작을 하기도 한다. 일부는 민요를 들으며 그림책을 읽는다(혹은 본다).

"집에 있으면 그냥 누워있지. 뭐 할일 있나."

"TV는 시끄러워 못 봐. 여기오면 사람이 많으니까 할게 많지."

노인들이 소곤거리는 과거는 앞뒤가 맞지 않기 일쑤다. 보통의 합리와 논리는 통용되지 않는다. 그래도 대화는 자연스레 이어진다.

배모(91세) 할머니: "아빠 엄마가 공부도 안 시키고 죽었어. 혼자 살아. 여기서 한글 배워서 이제 신참 오면 가르친다니까. 저 이도 나한테 배웠어. 내가 장해. 고맙고."

지명 당한 무명 할머니: "냉장고? 내 손이 냉장고야. 만져봐, 차지. 귀가 먹어서 안 들려. 그래서 난 말만 해."

다들 기억하고 싶은 것만 간직하고 있지만 사실 각자 아픈 사연 탓에 치매라는 상실의 늪에 빠졌다. 국가유공자임을 자부하는 장모(80세) 할아버지는 딸 쌍둥이가 죽고, 막내 딸 사위마저 재산을 날리고 잠적하자 치매 증상이 심해졌다. 하지만 치매 심사를 받는 날이면 이상하게도 상태가 좋아져 매번 등급외 판정을 받았다. 그나마 센터에 다니면서 한결 나아졌다. 센터에 다니는 15명은 모두 저소득층이면서 경증 치매를 앓고 있다. 정부의 치매 등급판정 기준이 신체기능 중심으로 이루어지다 보니 거동을 하거나 간헐적으로 문제를 일으키는 경증 치매 노인 대부분은 등급외자 판정을 받을 수밖에 없다. 등급 인정점수를 낮추고 심사 기준을 완화한다고는 하지만 여전히 사각지대에서 방치되고 고통

받는 노인들이 많다.

그러니 센터의 어르신 15명은 운이 좋다고 할 수 있다. 현직의 한 노인복지관장은 "등급자의 상태가 호전→등급 탈락해 등급외자로 방치→증상이 다시 심각해지는 악순환을 끊으려면 일본처럼 국가 차원의 등급외자 주간보호도 서둘러야 한다"고 지적했다. 센터장은 "치매는 관리와 치료만 꾸준히 이뤄지면 분명히 상태가 좋아진다"며 "표정 없던 얼굴이 조금씩 밝아지는 게 신호"라고 했다.

현재 생명보험사회공헌재단은 전국 10곳의 어르신집, 150명에게 지원을 하고 있다. 올해 등급외자가 15만명 가량인 걸 감안하면 1,000명 중 한 명만 혜택을 누리는 셈이다.

오후 3시 웃음치료 시간이 되자 노인들이 모두 모여 앉더니 합창을 했다.

"괴로워도 슬퍼도 아파도 일단 웃어봐요. 내가 웃으면 자식들이 웃음꽃이 피어요. 나는 점점 좋아지고 있다. 나는 점점 나아지고 있다. 나는 할 수 있다. 나는 최고다. 나는 나를 너무너무 사랑한다."

이미 치매에 걸린 할머니가 한마디 했다.

"치매는 절대 안 걸리겠네."

폭소가 터졌다.

## 5) 국가는 과연 치매를 책임질 수 있을까

정부는 2017년 9월 18일 서울 코엑스에서 '치매 국가책임제 대국민보고대회'를 개최하고 정부의「치매 국가책임제 추진계획」을 발표하였다.

치매 국가책임제는 문재인 대통령이 대통령 후보시절부터 강조했던 주요 공약 중 하나로 2017년 6월 서울요양원을 방문해 그 중요성을 강조하고 시행을 약속한 제도이다.

문재인 대통령은 "그 동안 치매로 인한 고통과 부담을 개인과 가족들이 전부 떠안아야 했기 때문에 많은 가정이 무너졌다"고 하면서, "국가와 사회발전에 기여해 오신 우리 어르신들이 건강하고 품위 있는 삶을 살 수 있도록 지원하는 것은 국가가 해야 할 책무"라고 강조하였다.

그동안에도 치매예방부터 돌봄, 치료, 가족지원까지 치매 보호체계를 구축하려는 정부의 노력이 있었지만 여전히 치매가족들은 어떤 절차로 어떤 서비스를 이용할 수 있는지 알기 어려운 구조이고, 국민들이 느끼는 치매 의료비와 요양비 부담이 큰 실정이었다.

따라서「치매 국가책임제」는 그간의 이런 미비점을 보완하고, 치매에 대한 조기진단과 예방부터 상담·사례관리, 의료지원까지 종합적 치매지원체계를 구축한다는 내용을 담고 있다.

이를 통해 치매환자와 가족의 고통을 덜어주고, 치매로부터 자유로운 치매안심사회를 만들어나가겠다는 계획이다.

그러나 취지는 좋지만 현실은 녹녹지 않다.

건강보험 공단에 따르면 2013년 이후 한해 평균 4만 505명, 하루 111명, 시간동 5명꼴로 치매 신규환자가 나타나는 것으로 나타났다. 이들 환자의 진료비는 2013년 1조 3152억에서 2017년에는 1조 9606억원으로 늘어났다. 2018년에는 2조원을 넘었다. 이같은 증가일로의 치매환자 진료비는 장차 건강보험재정에 큰 부담이다. 가족이나 보호자들이 부담하는 재정적 부담도 엄청나다. 이런 와중에 2017년 9월부터 설치된 전국 각 지자체의 치매안심 센테에 등록한 치매환자수는 1년이 지났지만 2018년 11월 현재 전체 환자의 절반 수준인 23만여명에 불과하다. 드러나지않은 치매환자까지 포함하면 국가가 치매환자를 책임지기까지는 아직도 요원하다. 국가 관리의 사각지대에 있는 치매 환자들은 제대로 파악조차 되지않고 있으며 한해 실종되거나 길을 잃어버려 집을 찾지 못하는 치매 환자들도 만명이 넘는다. 이중 백여명은 결국 주검으로 발견되는 것이 오늘의 현실이다.

Part 4

# 치매의 사례

 우리 주변을 자세히 살펴보면 치매로 고생하는 사람을 쉽게 찾아 볼 수 있다. 치매에 걸려 사망한 인물 중에는 우리도 잘 알고 있는 유명인들도 많은데, 통상 치매에 걸렸을 경우 환자의 명예를 위해 대외적으로 알리려 하지 않는 경우가 많음을 미루어볼때 우리가 생각하는 것 이상으로 치매는 흔한 사망 원인이 되고 있음은 분명하다.

 추억의 명화 '벤허' 주인공으로 유명한 영화배우 찰톤 헤스턴, '형사 콜롬보'에서 바바리 코트를 입고 멋진 연기를 보여줬던 피터 포크, 감미로운 팝가수 페리 코모, 영화배우이자 미국 40대 대통령이었던 로널드 레이건, 철의 여인 마가렛 대처 전 영국총리도 치매를 비껴가지 못했다.

## 1) 로널드 레이건(Ronald Reagan, 1911~2004)

 치매가 우리 뇌리에 가장 강렬하게 각인된 사례는 영화배우 출신의 로널드 레이건 전 미국 대통령일 것이다. 그는 1981년 예순아홉 살의 나이로 미합중국의 대통령이 되어 1981~1989년까지 미국의 40대 대통령직을 수행하고 2004년 사망하였다.

레이건은 1911년 신발 세일즈맨의 아들로 태어나 딕슨고등학교와 유레카대학 경제학과를 졸업한 후 라디오 스포츠 아나운서로 일하였다. 1937년부터 1964년까지는 헐리우드 2류 영화배우로 활동했다. 1966년 캘리포니아 주지사로 당선되었으며, 1980년에 공화당 대통령후보로 지명되어 민주당의 J.카터를 누르고 제40대 대통령에 당선되었다.

퇴임 후 레이건은 1994년 11월 알츠하이머병 초기라는 진단을 받고 이후 증세가 심각해져 캘리포니아 자택에서 은둔 생활을 하다 2004년 6월 폐렴 합병증으로 93세의 일기로 사망하였다.

주치의로부터 알츠하이머 선고를 받은 레이건 자신과 낸시 여사를 비롯한 가족, 보좌진은 이 소식을 국민에게 공개해야 하는지를 놓고 고민을 거듭했다. 알츠하이머를 공개할 경우 카리스마 넘치는 레이건의 이미지에 손상이 갈 것이 자명해서다. 결국 레이건은 '내 친애하는 미국 국민들에게(My fellow Americans)'라는 제목으로 손수 영문 필기체로 편지를 작성해 1994년11월 발표하기로 했다. 수신자는 미국인 전부로 했다. 뇌세포를 파괴해 기억력을 상실케 하고 결과적으로 죽음에 이르게 하는 알츠하이머이지만 레이건의 어조는 담담했다.

"친애하는 국민 여러분, 저는 최근 제가 알츠하이머노인성 치매를 앓고 있는 수백만 명의 미국인 중 한 명이 됐다는 사실을 알게 됐습니다."

그리고 편지의 마지막 두 문장은 당파를 넘어 미국민 모두를 감동시켰다.

"저는 이제 인생의 황혼을 향해 여정을 시작합니다. 그렇지만 미국은 항상 빛나는 아침을 맞을 것이라 믿습니다."

레이건의 편지는 90년대 미국에 알츠하이머라는 불치병을 본격적으로 알리는 촉매제 역할을 하면서도 레이건 특유의 낙관주의, 미국식 애국주의를 그대로 읽을 수 있게 했다.

레이건은 뇌의 퇴행성 질환의 하나로 의식의 혼탁과 기억 장애 등의 증상을 유발하는 이 알츠하이머에 대한 인식이 높아지기를 바랬고, 이 병의 치료 방법을 찾기 위해 그의 아내인 낸시와 국립 알츠하이머병 재단과 함께 로날드 낸시 레이건 연구소(Ronald and Reagan Research Institute)를 1995년에 설립하였다.

### 2) 헐리우드의 전설, 찰턴 헤스턴(Charlton Heston, 1923~2008)

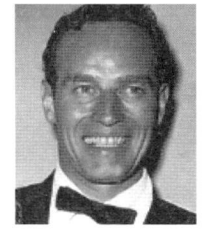

생전에 120여편의 영화에 출연했으며, 대표작인 〈십계〉(1956), 〈벤허〉(1959), 〈엘 시드〉(1961), 〈혹성탈출〉(1968) 등을 통해 우리에게 잘 알려진 찰턴 헤스턴이 2008년 4월 로스앤젤레스 베벌리힐스 자택에서 84세로 세상을 떠났다. 그는 〈벤허〉를 통해 1960년 아카데미 남우주연상을 수상한 바 있는데, 뉴욕타임즈는 〈벤허〉를 '20세기 과학기술과 예술정신을 총결산해 만들어진 인

간사의 최고 기록'이라고 극찬하기도 했다.

이 영화는 1960년 아카데미 남우주연상, 남우조연상, 촬영상, 음악상, 특수효과상 등 11개 부문을 석권했다. 이 기록은 '바람과 함께 사라지다'의 아카데미상 10개 기록을 갱신했으며, 아직까지 그 기록은 유지되고 있다.(50년이 지나 나온 '타이타닉'이 '벤허'와 함께 아카데미 11개 부문 수상의 영예를 공유하고 있다.) 이후에도 1961년《엘시드El Cid》, 1963년《북경의 55일(55 Days at Peking)》, 1968년 SF영화의 고전《혹성탈출(Planet of the Apes)》등에 출연하면서 1950~1960년대 전성기를 누렸다. 1972년에는 자신의 연극 데뷔작인《안토니와 클레오파트라》를 영화화하여 감독으로 데뷔하기도 하였다.

191㎝의 건장한 체구에 굵직한 목소리, 윤곽이 뚜렷한 남성적 외모를 바탕으로 대형 영화의 주연을 맡아 인기를 모았다. 스스로 자신의 외모에 대하여 '다른 세기에 속한 얼굴을 가졌다'라고 평할 만큼 대형 시대극에서 특히 빛을 발하였다.

찰턴 헤스턴의 대표적인 종교영화 〈십계〉와 〈벤허〉의 캐스팅 일화는 유명하다. 미켈란젤로의 모세 조각상이 헤스턴과 닮았다는 이유로 모세에 캐스팅되었으며, 세계적인 톱스타로 만든 〈벤허〉의 벤허 역은 동시대 배우인 버트 랑카스타가 배역을 사양해 그가 캐스팅되었다고 전해진다.

찰턴 헤스턴은 2002년 알츠하이머에 걸렸다고 공식 발표한 이후 비버리힐스 자택에서 외부에 소식을 끊은 채 생활 해 왔으며, 2007년 헤스턴이 83세 되던 해 친지들에 의해 알츠하이머 말기 단계에 이르러 기억을 완전히 상실했던 것으로 보도되었다. 당시 한 측근은 '헤스턴이 가벼운 기억상실이나 건망증의 단계를 훨씬 넘어섰다. 사물이나 말을 이해하지 못한다'고 전했으며 '소통이 거의 불가능하며 도움이 없이는 식사나 산책 등 일상적인 생활도 해내지 못한다'고 덧붙였다.

### 3) 철의 여인, 마가렛 (대처Margaret Hilda Thatcher, 1925~2013)

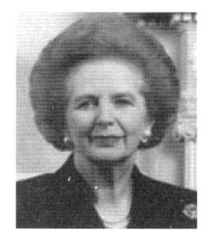

영국의 제71대 총리(재임 : 1979.5월~1990년 11월)로 잉글랜드 랭커셔 주 그랜섬에서 출생했으며, 혈통, 가문의 도움을 받지 않고 총리의 자리에 오른 최초의 여성이다. 1979년부터 1990년까지 세 차례나 총선을 승리로 이끈 정치가이자, 영국 최초이자 현재까지 유일한 여성 총리이다.

윈스턴 처칠 이후 영국에서 가장 강한 영향력을 구가한 총리이자 신자유주의를 대표하는 정치인 중 하나이며, 로널드 레이건과 함께 80년대 자본주의 진영(자유진영)을 상징하는 정치 지도자이기도 하다. 전 세계적으로 평가가 양극화되는 정치인 중 한 명으로, 그녀를 수식하는 대명사가 되다시피 한 '철의 여인'이라는 별명부터 '신자유주의의 마녀'라는 별명까지 평가 스펙트럼이 굉장히 넓다.

대처 전 총리의 딸 캐럴 대처는 영국의 한 신문에 연재한 회고록을 통해 어머니 대처의 치매 증상을 공개적으로 밝혔는데, 캐럴은 대처 전 총리가 75세였던 2000년, 함께 점심을 먹다가 어머니의 기억력이 떨어지고 있음을 처음 발견했고 이후에 건망증이 심해져 오랜 기간 고생해

왔다고 말했다.

2002년 몇 차례 경미한 뇌졸중을 겪었던 대처의 증상으로 미루어 혈관성 치매였을 가능성이 높은 것으로 알려졌으며, 결국 런던의 한 호텔에서 다시 재발한 뇌졸중으로 생을 마감하게 된다.

### 4) 말년이 외로웠던 국민 여배우 황정순 (1925~2014)

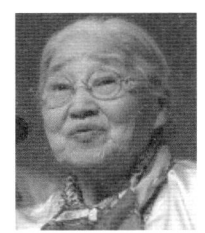

1943년 15세의 나이에 영화 '그대와 나'로 데뷔한 황정순. 이후 황정순은 역대 대종상영화제 여우조연상 최다 수상, 제1회 청룡영화상 여우주연상을 수상하면서 대한민국 대표 여배우 중 한명으로 자리매김했다. 400여편의 영화 작품 속의 대부분 역할은 어머니로, 절절한 모정을 표현했다.

2007년 부산국제영화제에서 영화계에 이바지한 공로를 인정받아 명예의 전당에 헌액되기도 했던 황정순은 2014년 2월17일 지병인 치매로 가톨릭대학교 서울성모병원에서 입원치료를 받던 중 향년 90세로 별세했다.

2005년부터 앓아온 치매가 악화돼 병원에 입원했는데 사망하기 얼마 전부터는 가족도 알아보지 못하고 음식도 제대로 먹지 못했으며, 고령이고 치매 말기 단계에 접어들어 영양주사도 쉽지 않았던 것으로 전해졌다. 당시 고인과 각별한 사이였던 영화배우 최지희씨는 황정순에 대해 "너무너무 외롭게 지냈다. 외로워도 보통 외로운게 아니다"며 "얼마나 외로웠냐면, 걷는데 아장아장 걷는다. 배가 저렇게 나올리는 없는데 하고 봤더니 배에 집문서 사본, 60년대 집 살 때 계약서, 그리고 열쇠가 이만큼 있는데 무슨 열쇠인지 모르겠다"고 생전 고인과의 일화를 밝히기도 했다.

한편 황정순씨 사후에는 유산을 두고 조카손녀와 의붓아들의 소송이 계속돼 주변을 안타깝게 하기도 했다.

이같이 치매환자와 관련된 유산상속 다툼은 앞으로 더욱 많아지고 또한 다양한 형태로 전개될 가능성이 높은데 이와 관련하여 미리 알아두거나 준비해야 할 사항에 대해서는 제 6부에서 좀 더 다루어 보기로 한다.

### 5) 한국 드라마에 그려진 치매 환자

SBS 주말드라마 '애인 있어요'의 2016.1.31일 방송분에서 명절 선물을 들고 김규남(김청)의 집을 찾는 홍세희(나영희)의 모습이 그려졌다. 규남은 평소와 다른 세희에게 '너 왜이래? 죽을병이라도 걸렸니?'라고 농담을 건넸다. 하지만 세희는 진지한 표정으로 '죽을병은 아닌데 죽고 싶은 병에 걸렸어. 나 치매야, 규남아'라며 자신이 치매에 걸린 사실을 털어놨다. 이어 세희는 '옷에 묻은 주스가 왜 묻은 건지 기억도 안 나. 근데 신기한 건 우리 여고 때 기억은 안 까먹고 또렷해. 왜 그럴까? 그때가 내 인생의 황금기였던 걸까? 치매약을 먹고 누워 있는데 너랑 롤러장에서 놀던 거 생각나서 눈물 났어'라고 털어놨다.

이에 규남은 '식구들은 아니?'라고 물었고 세희는 '응, 근데 모른 척해 줘. 내가 자존심 상해할까 봐. 나 말이야, 이러고 있다가 언제 또 퓨즈가 나갈지 몰라. 당황하지 마, 슬퍼하지도 말고. 어차피 난 기억도 못하니까 괜찮아'라고 덤덤하게 말했다.

비록 드라마에 나오는 대사지만 스스로 치매에 걸렸다고 생각하는 극중 세희의 자조섞인 말에서, 지금 현재를 살아가는 우리 세대들이 치매를 어떻게 생각하는지 잘 알 수 있다. '죽을 병은 아닌데 죽고 싶은 병'이라고.

최근에는 KBS 아침드라마 '차달래 부인의 사랑'에서 차진옥(하희라)의 남편 김복남(김웅수)이 조기치매로, 치매 환자가 되어가는 중년의 가장역을 열연하여 치매에 대한 대중의 관심을 모으기도 했다. 비록 드라마상이긴 하지만 그만큼 치매는 이제 공존해야하는 우리의 일상이 되고 있다는것을 보여준것이다.

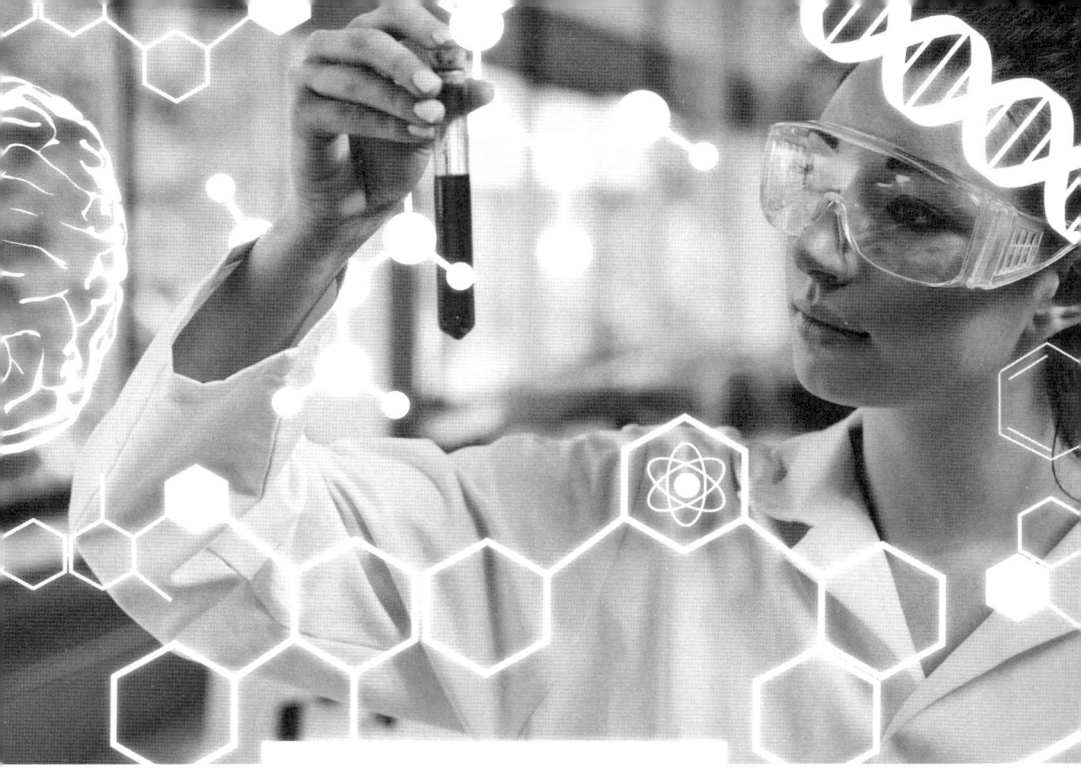

2부

**치매란 무엇인가**

PART 1

# 치매는 질병이다

## 1) 치매(Dementia)의 정의

치매는 영어로 디멘치아(Dementia)라고 하는데 라틴어의 디멘스(demence)에서 유래된 말로 디de의 제거한다, 맨스(mence)의 정신, 그리고 티아(tia)의 병이라는 뜻이 결합된 용어로서 문자 그대로 〈정신이 제거된 질병〉이라는 뜻이다. 치매의 의학적인 정의는 〈이미 획득한 정신적 능력이 현저히 저하된 상태〉 또는 〈언어성과 비언어성 대뇌 기능의 저하〉이며, 비슷한 증상이라도 어린 나이에 정신적 능력의 발달이 지체되는 경우는 치매라 하지 않고 정신박약(mental retardation)이라 한다.

이 같은 현대 의학적 개념이 정립되기 전에는 우리나라 사람들에게는 노망이나 망령으로 더 많이 알려져 있었다. 나이든 노인들이 상식적으로 납득할 수 없는 행동들을 할 때 '노망들었다', '망령들었다'는 표현을 쓴다. 정상적으로 활동하던 사람이 어떤 원인에 의해 뇌기능이 손상

돼 지적 능력이 감퇴하거나 소실하여 사회적 또는 직업적 기능 장애를 가져오는 경우를 말하는데 이로 인한 주된 증상은 기억소실, 추상적 사고장애, 판단력 장애, 인지 결손, 충동조절 상실, 성격변화 등이 있으며 대체로 이해할 수 없는 비정상적인 행동을 한다.

성장기에는 정상적인 지적 수준을 유지하다가 주로 노년이 되면서 후천적으로 기억, 언어, 판단력 등의 여러 영역의 인지 기능이 감소하여 일상생활을 제대로 수행하지 못하는 증상이다.

깜박깜박하는 단순한 건망증과는 다르게 치매에 걸리면 인지 기능 전체가 영향을 받아 성격이 달라지고, 감정이나 행동을 조절하는 능력이 떨어지게 된다. 그로 인해 당사자는 전혀 다른 인격의 사람이 된다. 우울한 상태가 지속되고 침착함이 없어지며, 걱정이 많아지고 기이한 반응을 보이기도 한다.

## 2) 치매와 헷갈리는 질환들

치매와 기능적 증상은 비슷하나 실제로 치매가 아닌 유사한 질병들도 많다. 따라서 이런 질병들과 치매를 감별하는 것은 대단히 중요하다.

### (1) 섬망

섬망은 의학적 용어로 혼돈(confusion)과 비슷하지만 안절부절 못하고, 잠을 못자고, 소리를 지르고, 주사기를 빼내는 행위등과 같은 심한 과다행동과 생생한 환각, 초조함과 떨림 등이 자주 나타나는 것을 말한다. 보통 전신감염, 대사 장애, 저산소증, 저혈당증, 전해질 불균형, 간질환, 수술 후 상태, 두부손상 등의 기저질환으로 인하여 급성적으로 나타나는데 고령자에서 섬망증상이 발생한 경우 치매로 오진할 수도 있다. 하지만 섬망의 경우 갑자기 발병하며, 하루 중에도 의식상태의 기복이 있으며 원인이 되는 기저질환의 치료로 호전되는 점이 치매와는 구별된다.

섬망환자가 심한 과다활동을 보여 자신이나 주변인에게 위협이 될 수 있을 때에는 진정제나 수면제를 투약하여 환자를 안정시키는 것이 필요하다. 노인 환자의 경우 주로 야간에 섬망이 발생하기 쉬우므로 되도록 가족이 야간에 환자를 보살피는 것이 좋다. 수술이나 감염 직후에 발생하는 섬망은 원인 질환 상태가 호전되면서 서서히 사라지는 것이 일반적이다

### (2) 가성치매

치매는 아닌데 얼핏 보면 기억력이 떨어져 있어 치매처럼 보이는 경우를 가성치매라고 한다. 가성치매의 증상은 치매와 유사하나 뇌에 이상이 없는 기능성 장애로 대부분 노인성 우울증에서 나타난다. 우울증을 앓는 노인의 15%에서 가성치매가 나타난다고 하며 이 경우 기억력 감퇴, 집중력 저하 등의 인지 기능이 떨어진 모습을 보이기 때문에 치매로 잘못 판단될 수 있다.

가성치매는 병의 시작이 급성이고 진행이 빠르며 유발인자가 뚜렷하다. 가성치매 환자는 자신의 증상을 매우 고통스럽게 느끼고 힘들어 하여 실제의 기억력, 집중력 감퇴보다 주관적으로 느끼는 저하가 더 크

다. 불안, 우울, 초조, 식욕 감퇴, 불면, 의욕감소 등의 우울증 증상이 인지 기능 감퇴에 선행하여 나타나는 경우가 많다.

가성 치매가 있는 환자에게 인지 평가를 실시하면 귀찮아하고 '모른다'라고 흔히 대답하지만 진짜 치매환자는 열심히 검사에 응하고 틀린 답이라도 대답하려는 태도를 보이는 경우가 많다. 치매처럼 장, 단기 기억력이 모두 손상되어있으나 인지장애의 감소에 비해 예상보다 사회생활 및 대인관계 적응을 잘 하며 대체로 항우울제에 의해 우울증상을 비롯하여 기억력 문제 등의 인지 장애도 함께 회복되기 때문에 진단시 감별이 매우 중요하다.

### (3) 건망증

건망증이란 잊어버리는 정도가 심하거나, 약속 또는 지난 일들을 잘 기억하지 못하는 정도가 병적으로 심한 상태를 말한다.

순간밖에 경과하지 않았는데도 그것을 기억하지 못하고 곧 잊어버리는 것을 전진성 건망증(前進性健忘症)이라고 한다. 대개 열병이나 중독상태에 있는 정신착란 같은 경우에 많이 나타난다. 또 외상을 입었거나 졸도하였거나 머리에 전기충격을 받았을 때에는 역행건망증(逆行健忘症)이라는 것이 일어난다. 이것은 처음에는 일단 기억해내기는 하지만, 얼마 지나서 재생하려고 하면 과거를 더듬어 한참 동안 이것저것 따져야만 생각해내는 것이다. 전진성 건망증과 역행건망증이 함께 나타나는 일도 적지 않다.

이 밖에도 국한성 건망증이라고 하여 건망증이 일정한 시기에만 나타났다가 회복된다든지 또는 특정한 부분만 잊혀지는 부분건망증도 이

범주에 속한다. 이러한 국한성 건망증은 대개 원인 정신적인 면에서 원일을 찾을 수 있어 히스테리아적(hysteria 的) 건망증이라고도 한다.

### 가. 건망증과 치매의 차이점

건망증은 자신의 기억력 상실을 스스로 인식할 수 있지만 치매의 경우 기억력 감퇴를 인식하지 못한다.

건망증의 경우 힌트를 주거나 시간을 두고 생각하면 잊었던 일을 다시 기억해내지만, 치매의 경우에는 힌트를 줘도 기억해내지 못한다. 또한 치매는 정보 저장단계의 문제로 인해 오래전 일은 잘 기억하지만 조금 전이나 바로 어제일은 기억하지 못한다.

| 정상노인의 기억력 저하 | 치매노인의 기억장애 |
| --- | --- |
| 뇌의 자연적인 노화현상이 원인이다. | 뇌의 질병이나 손상이 원인이다. |
| 경험한 것의 일부를 잊어버린다. | 경험한 것의 전체를 잊어버린다. |
| 잊어버리는 것이 많아져도 진행되지 않는다. | 기억장애가 점차 심해지며 판단력도 저하된다. |
| 잊어버린 사실을 스스로 안다. | 잊어버린 사실 자체를 모른다. |
| 일상생활에 지장이 없다. | 일상생활에 지장을 받는다. |

### 나. 건망증이 심해지면 치매가 되는가?

나이가 들면서 건망증이 심해져 손에 들고 있는 물건을 찾는가 하면 말하려는 사람의 이름이나 어떤 대상의 이름이 기억나질 않아 한참을 생각하게 되는 경우가 종종 발생한다. 이럴 땐 혹시 이러다 치매가 오는 것은 아닐까 대부분 걱정을 하게 되는데 건망증이 치매의 초기 증상일 수도 있지만 통상 건망증과 치매의 증상은 다르다.

건망증은 인간의 뇌가 30대를 지나면서 점차 뇌세포의 기능이 떨어지고 이성적인 사고를 담당하는 전전두엽 부분이 약해지기 시작하면서 나타난다. 한번 파괴된 뇌세포는 다시 재생되지 않지만 나이 변화로 인한 감소 정도로는 일상생활에 지장이 없다. 즉, 건망증은 단순한 기억장애일 뿐 다른 지적 기능에는 문제가 없는 것을 말한다. 반면 치매는 여러 병적인 원인에 의해 뇌세포가 급격히 또는 서서히 파괴되는 것으로 사고력이나 판단력에 문제가 생기며 성격도 변하지만 정작 자신은 의식하지 못하는 경우가 대부분이다.

### 다. 디지털 건망증

디지털시대, 스마트 시대가 되면서 휴대전화나 PDA, 컴퓨터 등 다양한 디지털 기기에 의존한 나머지 전화번호, 사람의 이름 등을 기억하지 못하거나 기억력이나 계산 능력이 크게 떨어지는 현상을 말한다. 주로 디지털 기기에 친숙한 10~30대에서 발견된다. 생활에 심각한 위협이 따르는 것은 아니어서 병으로 분류되지는 않지만 스트레스를 유발해 공황장애, 정서장애 등이 발생할 수 있으며 치매로 발전할 가능성도 있다.

치매란 기억이 머릿속에서 완전히 지워지는 뇌의 중증질환이지만 디지털 건망증은 단순히 기억력이 약화되는 것을 의미하며 치매처럼 뇌손상이 일어나지는 않는다. 따라서 병으로는 인정되지 않고 하나의 증상으로 인식되고 있다. 하지만 기억력 감퇴가 결국 치매로 발전할 수 있고, 또한 사회성과 집중력 결여로 이어져 일상생활에 문제를 일으키기도 하고 스트레스를 유발해 공황장애, 정서장애 등이 발생할 수 있으므로 평상시 뇌의 활동을 촉진할 수 있도록 관심을 갖고 생활하는 자세가 필요하다.

### (4) 기타 신체질환

감염성 질환, 영양결핍, 갑상선기능저하, 투석, 물리적 뇌손상, 정상압 수두증, 약물 및 독소에 의해서도 치매와 유사한 증상이 발생할 수 있다. 그 외에도 갑상선 질환, 저혈당증, 특정비타민의 과다축적 등에 따른 증상과도 감별이 필요하지만 요즈음은 생화학이나 병리학, 영상진단기법이 발달하여 충분히 치매와 감별진단 할 수 있다.

## 3) 치매인가 노화현상인가?

### (1) 노화현상은 누구나 찾아온다.

사람은 누구나 나이가 점점 들게 되면 시간의 경과와 함께 세포·조직·장기의 퇴행성 생물학적 변화가 생겨 죽음에 이른다. 즉 성장기가 지나면서 세포의 변화, 소실, 재생능력 저하 등에 의해 세포수의 감소가 있으며 생명과 직접 관련된 장기에서는 기능 및 예비능력의 저하가 현저해진다.

물론 개개인간 유전인자나 생활습관에 차이가 있어, 시간의 경과에 따라 일률적으로 노화현상을 정의하는 것은 어렵지만 통상 신체적 변화를 살펴보면 노화란 연령의 증가에 따라 신체구조의 변화와 신체 내부기능의 변화를 의미한다.

### (2) 치매와 단순노화의 차이점
- 계획했던 일을 까먹고 나중에 다시 떠오르는 것은 상관없지만, 주변사람들에게 자신의 계획을 묻거나, 혼자 할 수 있었던 일들을 대신 해달라고 부탁하는 상황은 치매의 초기 징후일 수 있다.
- 가계부 정리중 약간의 오차는 발생할 수 있지만, 청구서나 영수증을 정리하고 계산하는게 어려움을 느낀다면 이 또한 치매와 연관이 있을 수 있어 주의하는 것이 필요하다.
- 주방 전자용품의 사용법이 헷갈려 주변사람에게 물어볼 수 있지만, 평소 익숙하게 사용하던 기기에 대한 사용법을 헷갈려 하는 것은 치매와 연관이 있을 수 있다.
- 날짜를 깜박해서 달력을 보거나 다른 사람에게 물어서 기억이 난다면 괜찮지만 자신이 있는 곳이 어딘지, 어떻게 이곳에 왔는지, 왜 왔는지 모른다면 초기증상을 의심해 봐야 한다.
- 평소 잘 알던 사람의 이름을 잘못 부르거나 사물의 이름을 잘못 알고 있는 경우 그리고 자신이 지금 무슨 이야기를 하고 있는지 감이 오지 않는다면 병원을 찾아가 보는 것이 좋다.
- 안경, 리모콘, 휴대폰 등을 냉동실 같이 전혀 엉뚱한 장소에 보관하거나 다른 사람의 물건을 잘못 가져오는 일이 자주 발생한다면 치매의 초기 증상일 수 있다.

**PART 2**

# 치매의 종류

　치매는 어느 한 가지 원인에 의해 발생되는 병이 아니라 전반적인 뇌 기능의 손상을 일으킬 수 있는 모든 질환이 치매의 원인이 될 수 있다.
　유발하는 원인에 따라 몇 종류로 분류할 수 있는데 알츠하이머성 치매 유병률이 전체 치매의 50~60%를 차지하고, 그다음 혈관성 치매가 전체 치매의 20~30%를 차지하고 나머지 10~30%는 기타 원인으로 사실상 알츠하이머성 치매와 혈관성 치매가 거의 대부분이라고 할 수 있다. 그러나 알츠하이머성 치매를 제외한 여타 치매는 원인 질환을 치료하면 치매의 증상도 호전될 수 있어 고칠 수 있는 치매라 할 수 있다. 유병률은 일반적으로 연령이 증가할수록, 학력이 낮을수록, 여성이 남성보다 높으며 가벼운 치매에서 초기, 중기, 말기 치매로 진행되는 것으로 알려져 있다.

## 1) 알츠하이머성 치매(alzheimer's disease)

알쯔하이머는 가장 빈번한 치매 질환으로 발병원인이 정확하게 밝혀지지는 않았으나 진행성의 신경계 노화 현상에 유전적 위험요소와 환경적 위험 인자가 복합돼서 발생하는 것으로 알려져 있다.

독일의 정신과 의사인 알츠하이머가 1906년 50대 치매증상의 여성환자를 처음으로 학계에 발표하면서 이 의사의 이름을 따서 알츠하이머성 치매로 명명됐다. 최근에는 뇌에 비정상적 독성 단백질인 아밀로이드가 쌓이면서 이로 인해 잘못된 단백질이 만들어지고, 이 물질이 뇌세포 안팎에 쌓여 서서히 뇌 신경세포가 죽게 되면서 기억력을 비롯한 뇌의 전반적인 인지기능저하가 진행되는 퇴행성 신경질환이라는 주장도 있다.

퇴행성신경질환은 정상적인 사람이 나이가 들면서 서서히 세포가 손상되어 뇌조직이 기능을 잃으면서 점차 인지 기능이 쇠퇴하는 증세가 나타나는 경우라고 할 수 있다.

알츠하이머는 특히 기억력이 두드러지게 떨어지는 증상으로 시작하여, 판단력과 집중력 및 일상생활기능의 저하가 나타나며, 진행될수록 정서면에서도 심각한 장애를 일으키게 된다. 요즘은 드물기는 하지만, 노인이 아니어도 이 병에 걸리기도 한다.

2004년에 개봉된 영화 〈내 머리 속의 지우개〉의 여주인공도 이십대 후반에 알츠하이머 치매에 걸렸는데, 제작사 측은 29세 여성의 실화를 소재로 한 일본 TV 드라마가 모티브라고 밝혔다.

## 2) 혈관성 치매(Vascular dementia)

혈관성 치매는 알츠하이머 다음으로 흔한 치매의 원인 질환이다. 혈관성 치매는 뇌혈관의 문제로 인해 뇌조직이 손상을 입게 되어 발생하는 치매를 말하며 대표적인 원인질환이 뇌졸중이다. 고혈압, 당뇨병, 고지혈증, 심장질환 등 뇌졸중의 위험인자를 지닌 경우에 많이 발생한다.

위험인자를 잘 관리하면 예방이 가능하고 조기에 치료하면 더 이상 악화되는 것을 막을 수 있다. 병력상 뇌경색 또는 뇌출혈이 발생한 후 기억력 저하 및 인지기능의 저하가 나타나며, 다발성 뇌경색과 같은 뇌혈관 질환이 여러 차례 발생한 후, 병변의 부위가 작거나 일회성이었으나 증상을 보이는 경우 등 여러 종류의 혈관성 이상 증상 및 기전에 의해 발생할 수 있다. 한편 혈관성 치매는 노인뿐만 아니라 젊은층에도 주의가 요구되는데, 생활양식이 급격히 변하면서, 인스턴트식품 섭취, 인터넷 또는 스마트폰의 보편화에 따라 점점 약해져가는 인지기능 등이 원인으로 작용하고 있다.

## 3) 외상성 치매(Traumatic dementia)

외상성 치매란 외부 손상에 의해 뇌신경이 파괴되어 인지 기능의 손상 및 인격 변화가 발생하는 질환으로서, 후천적으로 여러 영역의 인지 기능이 감소하여 일상생활을 제대로 수행하지 못하는 치매를 말한다. 권투선수나 박치기를 많이 하는 레슬링 선수, 격투기 선수 등이 노년이 되면서 나타날 가능성이 높다. 교통사고 등으로 인한 두부 손상의 후유증으로 나타날 수도 있다. 관절계통의 질환으로 거동이 불편한 노인들이 넘어지거나 부딪히면서 머리를 다쳐 뇌출혈이 되면서 치매로 진행되기도 한다.

### 4) 알콜성 치매(Alcohol related dementia)

알콜은 독성물질이기 때문에 오랫동안 지속적으로 섭취하게 되면 뇌세포가 마비되거나 파괴되기도 한다. 이런 이유로 기억력을 비롯한 다양한 인지기능의 장애가 서서히 발생하면서 일상생활 수행 능력에 문제가 생길 때 진단할 수 있다.

최근 젊은 층에서도 치매 환자들이 늘어나고 있는데 과다한 알콜 섭취로 인한 알콜성 치매가 흔한 원인 중 한 가지이다. 알콜은 혈관을 통해서 우리 몸에 흡수되는데 술을 많이 마시게 되면 간장이 제때에 해독할 수 없어 혈관으로 흘려보내는데, 혈액 속의 알콜성분이 뇌세포에 손상을 주게 되고 이러한 문제가 반복되면 뇌세포가 파괴되고 뇌의 용량이 작아지는 등 뇌는 회복 불가능한 상태로 영구적인 손상을 입게 된다.

술을 마시는 건 마치 뇌 신경계에 마취제를 넣는 것과 같다. 술을 마시면 똑바로 걷지 못하는 것도 알콜이 운동을 조절하는 소뇌에 영향을 미친 결과이다. 이는 알콜이 뇌의 감정조절 중추를 교란하기 때문이다. 알콜이 기억을 관장하는 해마에 침투하면 기억을 지워버린다. '생각이 나지 않는다'는 것이 전형적인 증상인데 이처럼 술 마신 다음 날 무슨 일을 저질렀는지 기억하지 못하는 단기 기억상실증이 생기는 것이다. 우리가 흔히 말하는 술주정은 뇌가 흥분 상태를 넘어 뇌의 기능이 떨어져 통제력을 상실한 것이다. 이런 과정이 반복되면 신경세포가 아예 손상되는 것이다. 신경세포 손상이 임계치를 넘으면 치매로 진행되는 것이다.

### 5) 기타

그 밖에 퇴행성 치매로는 루이소체 치매, 전두측두엽 치매 등이 있으며, 또한 약물중독, 영양 결핍, 갑상선 기능이상, 뇌수종, 만성경막하 혈종이나 뇌종양, 신경매독 등의 다양한 원인으로도 치매가 발생할 수 있다. 그러나 원인질환이 있는 치매는 원인질환을 치료하면 완치가 가능한 경우가 있으므로 원인질환을 감별하기 위한 검사가 중요하다.

PART 3
# 치매의 주요증상과 진행별 증상

 치매증상은 정상적인 노화과정에서 오는 기억력 및 정신 기능의 감퇴와는 달리 퇴행성 뇌질환 또는 뇌혈관계 질환(중풍) 등으로 인해 발생되는 신체적, 정신적 이상으로 만성적·진행성이며 기억력 감퇴뿐만 아니라 사고능력, 이해력, 계산능력, 학습능력, 판단력 등의 인지기능에 복합적 장애를 가져와 일상생활을 제대로 하지 못하게 된다.
 과거에는 나이가 들면 누구나 기억감퇴와 더불어 치매증상이 나타나는 것으로 알고 있었으나, 의학이 발달하면서 치매는 정상적인 노화과정에서 오는 기억력과 정신 기능의 감퇴와는 다른 특별한 질병의 개념으로 받아들여지고 있다.
 치매의 증상에는 여러 가지 양상이 있는데, 크게 주요 증상과 주변 증상의 두 가지로 나눌 수 있다. 주요증상은 모든 치매 환자들 즉, 뇌혈관성 치매나 알츠하이머성 치매 환자들이 공통으로 갖는 증상으로, 여기에는 기억력 장애, 식별력 장애 그리고 계산력 장애의 세가지가 있으며, 후기에는 이밖에도 정신증상과 행동 이상이 나타나게 된다. 주변 증상으로는 정서 장애, 사고력 장애 그리고 이상 행동이 있으며 그밖에도 환각이나 망상과 같은 정신 증세를 갖기도 한다.

## 1) 치매의 주요증상

### (1) 기억력 장애

기억력이란 사물을 지각하고 이를 계속하여 지속시키는 능력이다. 기억력 장애는 치매의 초기증상으로 가장 두드러지게 나타나며, 가족들이 제일 먼저 눈치 채게 되는 증상이다. 초기에는 전기불이나 가스불을 켜놓고 끄는 것을 잊어버린다든가 문을 잠그는 것을 잊는 데서 시작해, 점차 식사를 한 다음 바로 다시 식사를 요구한다든가, 방금 이야기한 것을 잊어버리는 등 일상생활과 사회생활을 할 수 없을 정도로 병이 진행된다. 이러한 증상은 주의력이 크게 떨어지고 자발성이 약해져 더욱 악화된다. 그리고 가장 흔한 증상은 물건의 이름이 금방 떠오르지 않아 머뭇거리게 되고, 평소 잘 알고 지내던 친지나 친구의 이름이나 일상생활 속에서 자주 사용하던 단어가 잘 떠오르지 않아 주저하는 경우도 자주 발생한다.

치매의 뚜렷한 특징 가운데 하나는 최근에 있었던 일을 기억하지 못한다는 점이다. 예컨대 눈앞에서 몇 가지 물건을 보여주고 곧바로 물건 이름을 물어보면 그 중의 하나도 기억하지 못한다단기 기억. 그러나 수

십 년 전에 알고 있었던 사물의 이름은 잘 외우고 있어서 극히 대조적이다(장기 기억). 치매가 진행되면서 점차 고유명사나 추상명사를 잊어버리게 되는데 특히 사람의 이름을 기억하지 못하며, 증세가 나빠지면서 자신의 이름과 나이마저 잊어버리게 된다. 특히 나이를 잘 기억하지 못하는 경우가 많은 반면 이와 달리 출생지는 잘 기억한다. 이것은 나이는 매번 변하지만 출생지는 달라지지 않기 때문이며 장기 기억은 어느 정도 보존이 되기 때문이다.

환자에 따라서는 기억력 장애를 감추기 위해서 엉터리 이야기나 즉흥적인 이야기를 만들기도 한다. 의사나 가족들이 던지는 질문과 아무 관계가 없는 말을 아무렇게나 늘어놓는다.

노인이 되면서 정상인도 기명력과 기억력이 크게 떨어지는데 치매환자처럼 경험한 사물을 완전하게 그리고 깨끗하게 잊어버리지는 않는다. 일반적으로 건망증의 경우 기억력의 저하를 호소하지만 지남력이나 판단력 등은 정상이어서 일상적인 생활에 지장을 주지 않는다. 그리고 기억력 장애에 대해 주관적으로 호소를 하며 지나친 걱정을 하기도 하지만 잊어버렸던 내용을 곧 기억해 낸다거나 힌트를 들으면 금방 기억해 내는 모습을 보인다. 반면 치매환자는 힌트를 주어도 모르는 경우가 많다. 바로 이것이 정상적인 노화와 치매와의 커다란 차이점이다.

### (2) 식별력 장애

식별력이란 시간, 장소, 사람을 구별하는 능력을 말한다. 따라서 식별력 장애는 오늘은 며칠이고, 지금 어디 있는지, 누구하고 같이 있는

지를 모르는 것이며, 치매의 초기 단계에서 가장 중요한 요소이다.

치매 초기에는 기명력과 기억력의 저하가 약해 정상적인 노화와 치매 초기증상을 구별하기가 어렵다. 그러나 정상적인 노화에서는 기명력과 기억력의 저하는 있어도 식별력이 없어지지는 않으므로, 정상적인 노화와 치매는 식별력 장애가 있느냐 없느냐에 따라 진단이 가능하다. 다시 말해 치매환자를 진단할 때 시간이나 장소를 대답하지 못하는 경우에는 치매가 확실하다.

식별력이 저하되면 낮과 밤의 구별도 없어지고 장소를 구별하지 못하기 때문에 자신의 집이나 병실이 어디 있는지 알 수가 없어서 멀리까지 떠돌아다니게 된다. 또한 가족이나 의사, 그 동안 알고 지내던 사람도 구별하지 못하게 되고, 가족의 이름까지도 모르게 된다. 알츠하이머성 치매환자는 사람이름을 불확실하게 알고 있으므로, 식별력 장애인지 구분하기 위해서는 사람이름을 확실하게 말하라고 요구하면 된다.

### (3) 시공간 파악능력 저하

길을 잃고 헤매는 증상이 나타날 수 있다. 초기에는 낯선 곳에서 길을 잃는 경우들이 나타나지만 점차 진행되면 자기 집을 못 찾는다거나, 심한 경우 집 안에서도 화장실이나 안방 등을 혼동하는 경우도 있다.

### (4) 계산능력의 저하

치매 증세의 하나로 간단한 계산도 하지 못하는 계산력 장애가 있다. 거스름돈과 같은 잔돈을 주고받는데 자꾸 실수가 생기고, 전에 잘하던 돈 관리를 못하게 되기도 한다.

덧셈보다 뺄셈에서 장애가 크게 나타나며, 원래 숫자를 다루었던 경리사, 은행 직원, 재무관계 직원의 경우 기억력 장애가 있더라도 계산력은 비교적 온전하게 보존되기도 한다. 계산력 장애가 악화되면 하나 더하기 하나조차도 대답하지 못하게 된다.

### (5) 정서장애(성격변화와 감정의 변화)

치매 초기에는 감정이 불안정해지고 흥분하기 쉬우며, 반대로 우울증에 걸려 말도 하지 않고 극히 비관적인 언행을 하고 밖에 햇살이 좋은데도 커튼을 닫고 누워 버린다든가 외출을 싫어하는 등의 증세를 보인다. 이와 같이 치매 초기에는 우울 증세가 많이 나타나는데, 이전에는 우울증을 가성치매라 부르기도 했다. 우울한 증세에서 피해망상이나 질투망상 등이 나타나기도 한다.

성격에도 변화가 생겨 자기중심적이고 완고하며 제멋대로 행동하기도 하며, 반대로 소심해져서 병원에 가기 전날에는 잠을 못자는 등 언어나 행동에 변화를 일으킨다. 사소한 일에 자극을 받아 작은 일에 흥분하고 화를 내는 경우가 많으며, 병 증세가 진행됨에 따라 도덕적인 억제가 없어지고 반사회적 행동이나 성적인 이상 행동을 보이기도 한다. 매우 흔하게 나타날 수 있는 증상으로, 예를 들어 과거에 매우 꼼꼼하던 사람이 대충대충 일을 처리한다거나 전에는 매우 의욕적이던 사람이 매사에 관심이 없어지기도 한다. 또한 감정의 변화도 많이 관찰되는데 특히 우울증이 동반되는 경우가 많다. 수면장애가 생길 수도 있어 잠을 지나치게 많이 자거나 반대로 불면증에 시달리기도 한다.

### (6) 사고력 장애

기명력과 기억력 장애와 함께 판단력이 떨어지고 일정한 체계를 갖고 사고하는 능력이 크게 저하되는데 이를 사고력 장애라 한다. 연상을 하지 못하며 사고의 내용이 빈약해지고 어떤 질문에 대해 같은 대답을 되풀이하고 자신이 한 말을 고집하게 된다. 자신의 주위 상황을 정확하게 파악하지 못하기 때문에 질문에 대하여 엉뚱한 대답을 하기도 한다. 어느 정도 맞는 대답을 한다 하더라도 전체적으로 전혀 통일되어 있지 않다. 또한 주의력도 산만해지고 자신이 병을 앓고 있다는 자각심마저 점차 없어지게 된다.

### (7) 정신이상 증상

치매가 진행되면서 지적 기능이 크게 떨어지는 것 외에도 야간 섬망, 우울증, 인물 오인, 환각, 망상 등 여러 가지 정신이상 증상이 나타난다. 환각이란 외부에서 자극을 주지 않는데도 환청, 환시 등 없는 것을 있는 것 같이 듣고 보게 되는 증상이다. 망상이란 병적인 상태에서 일어난 잘못된 판단을 의미하며, 고치기 힘든 증상이다. 이러한 증상에서 비롯된 방황, 불결 행위, 공격적 행위와 같은 행동 이상이 많이 나타난다.

### (8) 행동 이상

병이 진행되면서 밤중에 부엌에 내려와서 여러 반찬을 하나로 섞어 버린다든가, 화장실이 아닌 곳에서 변을 본다든가, 가족 몰래 집을 나가서 아주 먼 곳에서 방황한다든가 하는 행동 이상이 나타난다. 또한 필요 없는 물건을 잔뜩 사온다든가 매일 똑같은 요리를 만든다든가 하는 등 치매에서 나타나는 행동 이상에는 여러 가지 종류가 있으며, 가족이나 의사, 간호사에게 커다란 부담을 주게 된다.

치매 환자에게 행동 이상을 지적하면서 그 이유를 물으면 환자는 부정을 하든가 자신의 행동에 대해 필요성을 주장하지만, 결국 이유를 명백하게 이야기하지 못하는 경우가 보통이다. 그러나 환자가 밝힌 이유 중에 정당한 경우도 있기 때문에 치매로 인한 행동 이상과 정당한 행동은 구별하여 대처해야 한다. 병 증상이 진행되면서 활동성이 저하되고 하루 종일 혼잣말을 중얼거리거나 아무 말도 하지 않는 경우도 있다. 노년기에 흔히 발생하는 뇌경색이나 뇌출혈을 일으킨 다음에는 여러 가지 정신 이상 증세가 나타나게 된다. 이같은 뇌혈관성 치매에서 오는 정신 이상 증세와 치매환자의 주변 증상인 정신이상 증상에는 여러 가지 공통점이 있다.


## 2) 치매의 진행별 증상

### (1) 초기증상 : 나이 탓 일거야

초기일 때 나타나는 증상은 심한 건망증이다. 가스 불을 끄는 것을 잊어버리거나 집 열쇠, 자동차 열쇠를 어디에 뒀는지 잊어버리기도 한다. 일반적인 건망증 단계라고 보기 어려울 정도로 단기 기억상실이 심하게 나타나면 이는 치매초기증상으로 봐야 한다.

노인들 중에서는 과거의 일을 무척 또렷하게 기억함에도 불구하고, 방금 나눈 대화나 TV내용 등을 기억하지 못하는 경우가 대표적인 증상이다. 이 단계에서는 가족이나 동료들이 환자의 문제를 알아차리기 시작하나 아직은 혼자서 지낼 수는 있는 수준이다.

다른 병들과 마찬가지로 치매도 조기에 발견하는 것이 가장 중요하지만 일반적으로 치매 증상은 아주 서서히 진행하여 환자나 보호자도 눈치채지 못하는 경우가 많다. 따라서 치매 환자들이 가지는 초기 증상들을 염두에 두고 조금이라도 의심이 되면 진찰을 받아 보는 것이 중요하다. 주로 기억장애, 지남력장애, 시공간장애, 언어장애를 비롯한 성격변화 혹은 감정변화 등이 나타난다.

### 대표적인 증상의 예

- 오래 전에 있었던 일은 대체로 기억하나 몇 시간 전 혹은 몇 일전에 했던 일은 까맣게 잊어버린다. (최근기억이상)
- 조금 전에 했던 말이나 질문을 되풀이한다. (최근기억이상)
- 예전과 달리 날짜나 시간을 잘 모른다. 시간지남력장애
- 대화중에 정확한 낱말이 떠오르지 않아 그것, 저것으로 표현하거나 우물쭈물 하는 경우가 나타난다.(단어찾기 곤란)
- 돈 계산이 자주 틀린다. (집중력/계산능력저하)
- 관심과 의욕이 없고 매사를 귀찮아한다. 짜증이 늘었다. (성격변화/우울증)
- "누가 돈을 훔쳐갔다, 부인이 바람을 핀다" 는 등의 의심을 보인다. (의심)

(2) 중기증상 : 어디선가 본 얼굴인데, 누구지?

중간단계에서는 대표적으로 방향감각 상실과 실어증 증세가 나타난다. 중기 단계에는 치매 증상들이 본격적으로 나타난다. 늘 다니던 길

임에도 처음 오는 것 같은 기분을 느껴 집을 못 찾고 헤매는 경우가 생긴다. 또 적당한 단어가 생각나지 않아 대화를 잘 이어가지 못하는 일이 잦아진다. 이 단계에서는 증상이 보다 뚜렷해져 치매임을 쉽게 알 수 있는 단계로 어느 정도의 도움 없이는 혼자 지낼 수 없는 수준이다. 전화기나 세탁기 같은 전자제품 조작에 어려움을 겪게 되면서 다른 사람들의 도움이 필요해지게 되며 시각, 날짜, 주변 사람들을 혼동하기 시작한다. 또한 감정의 기복이 심해지고 분노를 참지 못하는 것 역시 치매의 중간단계에 나타나는 증상이다.

### 대표적인 증상의 예

- 오래 전부터 알고 있었던 주소나 전화번호, 가까운 가족의 이름, 자신이 나온 학교 이름 등을 잊어버린다. (먼 과거기억이상)
- 계절도 모르고 낯익은 곳에서 길을 잃어버린다. (시간/장소지남력이상)
- 남의 말을 잘 이해하지 못해 엉뚱한 대답을 하거나 적당한 말을 고르지 못해 머뭇거리는 일이 많다. 말 수가 준다. (언어이상)
- 옷을 입거나 외모를 가꾸는데 실수가 잦아져 도움이 필요하다. 잘 다루던 기구를 다루지 못한다. (실행증)
- 판단력이 현저히 저하되어 예전에는 해결 가능했던 문제를 혼자 해결할 수 없다. (판단 및 실행기능저하)
- 의심이 심해지거나 안절부절 하는 모습, 배회행동, 난폭행동, 반복행동 등이 나타난다. 환각을 경험한다. (정신행동증상)

### (3) 말기증상 : 말도 잊고, 가족도 알아보지 못한다

치매 발병 후 통상 8~12년이 흐르면 말기 단계에 이른다. 순식간에 나빠질 수도 있지만 오래가는 경우에는 이 과정이 20~30년에 걸쳐 서서히 진행되는 경우도 많다.

이 단계가 오면 위생관념이 없어지고 의식적이라고 볼 수 없는 행동이 잦아진다. 즉, 인지적 능력이 현저히 저하되고, 정신행동증상에 더해 신경학적 증상 및 기타 신체적 문제가 동반되어 독립적인 생활이 완전히 불가능한 수준이 된다. 목적도 없이 돌아다니거나 대소변을 가리지 못하는 실금 증상이 오게 된다. 혼자서 밥 먹기도 어렵고 가족조차 알아보지 못한다. 걷기도 불편해서 종일 누워 있어야 할 지경에 처한다. 또한 말기에는 신체적 합병증으로 욕창, 폐렴, 낙상, 골절 등이 나타나고 환자의 다수에서 정신병적 증상이 동반되어 환각, 망상, 섬망 등을 경험하게 되므로 환자관리에 특히 유의해야 한다.

---

**대표적인 증상의 예**

- 자신이 누구인지, 어디서 태어났는지도 기억하지 못한다. (대부분의 기억소실)
- 배우자나 자식을 알아보지 못한다. (사람 지남력 상실)
- 혼자 웅얼거리거나 전혀 말을 하지 않는다. (언어능력 상실)
- 의미 있는 판단을 내릴 수 없고, 간단한 지시에도 적절히 따르지 못한다. (판단 및 수행기능 상실)
- 각종 정신행동증상들이 나타난다. (정신행동증상)
- 근육이 굳어지고 보행장애가 나타나 거동이 힘들어진다. (신경학적 이상)
- 대소변 실금, 욕창, 폐렴, 요도감염, 낙상 등이 반복되면서 모든 기능을 잃고

누워서 지내게 된다. (각종 신체적 이상)

### (4) 치매 증상 실제사례

70세 최모 할머니는 별다른 신체질환 없이 건강하게 지냈다. 그런데 3년 전부터 서서히 기억력이 나빠지기 시작했다.

요리하기 위해 냄비를 가스레인지에 올려놨다가 태우는 일도 있고, 친구를 만나러 가기 위해 길을 나섰다가 왜 나왔는지 잊어버리고 슈퍼에 가서 장을 본 후 집으로 다시 돌아가기도 했다. 가까운 거리에 살던 딸이 바로 옆 동네로 이사했는데, 자꾸 예전에 살던 집을 찾아가 초인종을 눌렀다가 무안을 당하거나, 딸의 집을 찾아가는 데 어려움이 있었다.

무엇보다 원래 말하기를 좋아하던 할머니가 이야기하다가 중간에 말문이 막히는 일이 잦아져서, "내가 무슨 말을 하려 했더라…" 라면서 당황해하곤 했다. 아침 드라마를 즐겨 보는데, 최근 들어 드라마의 등장인물이 출연한 다른 드라마와 헷갈려서 전반적인 내용을 제대로 파악하지 못한다.

돈 관리가 허술해져서 거스름돈을 잘 받지 못해 손해 보는 일이 잦아지자, 보호자들이 결국 병원을 찾았다.

# PART 4
# 치매 종류별 원인과 증상

　치매의 원인질환은 수십 가지 이상이지만 크게 퇴행성 뇌질환에 의한 치매, 뇌혈관질환(중풍)에 의한 치매, 이차적 치매 등으로 나눌 수 있다. 이차적 치매는 뇌염, 뇌막염, 뇌매독, 비타민결핍증, 호르몬장애, 약물중독, 뇌종양, 일산화탄소중독, 경막하출혈 등과 같이 어떤 알려진 원인에 의해 대뇌가 광범위하게 파괴되고 이로 인해 치매의 증상이 나타나는 경우이다.
　또한 치매는 가족력이 강한 질병인데다가 고혈압, 당뇨병, 비만 등 다른 질병들로 인해 발생할 수 있다. 때문에 정확한 원인을 알면 미리 대책을 세워 예방할 수 있고, 조기에 발견해 치료하면 치매 증상의 진행을 막을 수 있을뿐더러 일부의 경우 완치도 가능하다.

## 1) 알츠하이머성 치매의 원인과 증상

### (1) 원인

확실한 원인이 전부 밝혀지지는 않았지만 몇 가지 유전자적인 위험 인자가 밝혀졌다. 21번 염색체에 이상이 있는 '다운증후군'(몽고증) 환자에서는 중년기만 되면 거의 모두 알츠하이머와 같은 뇌의 변화를 보인다. 21번 염색체에 있는 아밀로이드 전구단백질(APP) 유전자의 돌연변이가 있는 경우 65세 이전에 치매가 나타나는 조발성의 가족성 알츠하이머가 보인다.

이외에도 14번 염색체에 있는 PS1유전자의 돌연변이, 1번 염색체에 있는 PS2 유전자의 돌연변이도 가족성 알츠하이머를 나타낸다. 19번 염색체에는 아포지질단백 E4 대립유전자가 있다. 아포지질단백은 지질을 운반하는 단백질인데 피속의 콜레스테롤 조절과 지질대사에 관여한다. 여기에는 E2. E3, E4 의 세가지 대립유전자가 있으며 그 중 E4 대립유전자가 가족성 알츠하이머와 65세 이후에 산발적으로 생기는 만발성 치매의 위험인자로 작용한다. 신경전달물질 경로 특히, 콜린 계통의 이상도 알려져 있다.

또한 고령, 다운증후군, 저학력, 치매의 가족력, 80세 이상의 여성 등이 이미 알려져 있는 알츠하이머의 발병 위험 인자이며 고혈압, 당뇨, 고지질혈증, 비만 등의 심혈관 위험 인자들이 직, 간접적으로 알츠하이머의 발병 기전에 관여하는 인자로 알려져 있다. 이처럼 알츠하이머의 원인을 밝히기 위한 다양한 연구가 진행되고 있지만 발병 기전을 한 가지 이론으로 설명할 수 있는 통일된 학설은 아직 없다. 그리고 알츠하이머는 어느 특정 단일 원인에 의한 질환이라기보다는 진행성의 신경계 노화 현상에 유전적 위험 요소와 환경적 위험 인자가 더하여진 복합 발병 기전에 의한 증후군으로 볼 수 있다.

병리적인 원인은 뇌 속의 아밀로이드 침착 및 아밀로이드에 의해 2차적으로 나타나는 타우단백질의 과인산화 및 침착이다. 아밀로이드는 임상증상이 나타나기 15~20년 전부터 쌓이기 시작하는 것으로 알려져 있으며, 아밀로이드에 의해 뇌세포의 기능이 서서히 떨어지면서 뇌세포의 타우단백질에 과인산화가 발생하고, 이로 인해 뇌세포가 사멸함으로써 뇌 위축이 진행되게 된다. 이러한 뇌 위축은 첫 증상(주로 기억력저하) 발생 3-5년전부터 시작되는 것으로 알려져 있다.

가족병력 역시 이 병의 발생에 영향을 미치지만 가족병력이 있다고 해서 반드시 유전되는 병은 아니다. 평균 수명이 길어지면서 고령에 의해 알츠하이머를 앓은 가족을 가질 확률이 높아졌기 때문이다.

일반적으로 알츠하이머는 65세 이후에 발병(첫 증상이 나타나는 경우)하는 경우가 흔하지만 65세 이전에 첫 증상이 발생하는 조발형 알츠하이머에는 유전적 요인이 더 크게 작용한다고 알려져 있다. 또한, 아주 드물지만 전체 알츠하이머의 약 1~2% 미만에서 아밀로이드 단백질에 관련된 유전자의 돌연변이로 인해 우성유전으로 병이 유전되는 경우가 있는데, 부모 중 한명이 이런 우성유전 알츠하이머 유전자를 가졌을 때, 자녀로 병이 유전될 확률이 50%에 달한다. 현재 전세계적으로 이 우성유전 알츠하이머 가족을 대상으로 알츠하이머에 대한 치료법을 개발중이다.

### (2) 증상

알츠하이머의 초기에는 기억 장애로 시작한다. 아주 초기에는 무엇을 잊었다가도 힌트를 주면 기억해 낸다. 좀더 진행하면 자기 신상에 대한 중요한 사실, 예를 들어 자기나 식구들의 생일, 장례식이나 결혼식에 참석했던 사실 등 까지도 잊게 되고, 힌트를 주어도 잘 기억해내지 못하게 된다. 이와 같이 최근에 있었던 일에 대한 기억은 떨어지나 옛날 일은 잘 기억한다.

치매 초기에는 기억력만 떨어진 경우가 흔하나 병이 진행할수록 전두엽 집행기능이 떨어지게 되고, 이로 인해 판단력의 저하가 발생한다. 또한 방향감각이 떨어져 익숙하지 않은 장소에서 길을 잃을 수도 있다.

중기에는 기억장애가 더 심해져서 며칠 전에 했던 일이나 오전 중에 있었던 일을 잘 기억하지 못하게 된다. 익숙한 장소에서도 방향감각이 떨어질 수 있으며 언어표현이 금방 안되고, 물건 이름을 잘 대지 못할 수도 있고 초조, 우울, 그리고 남을 의심하는 증상 등이 나타날 수 있다.

말기에는 장소에 대한 개념이 없어지고, 수분 전에 일어난 일을 기억하지 못하게 되며 옛날 일도 기억하지 못하게 된다. 집 안에서도 화장실을 찾지 못할 수 있다. 불안, 초조, 우울, 공격적 행동 등 이상한 행동도 많이 나타나고 활동반경이 집 안으로 제한된다. 더 심해지면 활동이 없어지고 누워 지내게 되다가 죽음에 이르게 된다. 발병 후 서서히 죽음에 이르는 기간은 약 10년 정도이지만 사람에 따라 20년이 넘는 경우도 있다.

가. 기억장애

알츠하이머 환자가 처음에 호소하는 증상이자, 가장 흔하게 나타나는 증상이다. 병의 초기에는 새로운 정보의 등록, 저장, 재생(단기기억)이 어려워진다. 병이 진행하면 오래 전에 습득한 장기기억도 잃어버리게 된다.

- 지갑이나 열쇠 등 중요한 소지품을 잘 잃어버린다.
- 전화번호나 사람 이름을 잘 잊어버린다.
- 가스 불에 음식 올려놓은 것을 잊어버려 자주 음식을 태운다.
- 방금 한 말을 반복하거나 같은 질문을 반복한다.
- 병이 진행하면 자신의 이름도 잊어버리고, 자신의 얼굴이나 가족의 얼굴도 알아보지 못한다.
- 알츠하이머 환자의 경우 기억장애 때문에 일상생활에 영향을 받으며 환자 자신은 있었던 일 자체를 기억하지 못할 수도 있다.

나. 언어장애=실어증

물건의 이름이 금방 떠오르지 않는다. 환자들은 모호하게 돌려 말하며 '그런 것' 같은 표현을 자주 사용한다. 말이나 글을 이해하는 능력도 점차 잃게 된다. 들은 말을 메아리처럼 반복하고, 같은 소리를 계속 되풀이한다. 그러나 병이 진행하면 이런 능력도 잃어버리고 아무 말도 못하는 상태가 된다.

다. 실행증

근력(힘)이나 명령을 이해하는 데는 이상이 없어도 일상적인 생활 동작, 요리하기, 세수하기, 옷 갈아입기 등에서 장애를 보인다.

### 라. 실인증

시력은 정상인데도 사물을 구별하지 못한다. 심한 경우는 가족이나 거울에 비치는 자신의 모습을 인식하지 못할 수 있다.

### 마. 시 · 공간능력 장애

방향감각이 떨어져 길을 잃고 헤맬 수 있다. 잘 알고 다니던 길에서도 길을 잃거나, 오랫동안 살아온 집을 찾지 못해서 헤매는 경우가 발생할 수 있다. 운전하던 환자는 접촉사고를 자주 낸다거나 익숙한 길에서도 방향을 헤매는 경우가 발생하여 더 이상 운전을 하기 어렵게 된다.

### 바. 판단력 장애

연속극 내용을 잘 이해 못하여 흥미를 잃을 수 있다. 또한 판단력 저하로 집안의 시시콜콜한 이야기를 옆집 친구에게 다 이야기해서 곤란한 상황이 생기기도 한다. 계산력이 떨어져 물건을 사고 돈 계산을 틀리게 한다.

### 사. 행동증상, 정신증적 증상

행동 증상들은 다른 증상들보다도 더욱 환자와 가족들을 곤란하게 만든다. 주로 도둑망상과 부정망상이 흔하며, 텔레비전에서 나오는 인물과 대화하려고 하거나, 거울에 비친 자신을 인식하지 못하고 대화하려는 증상이 생길 수 있다. 주로 알츠하이머가 악화된 중기 이후에 보인다. 주위의 물건과 사람들을 잘못 인식하여 일어난다. 초조, 불안, 공격성 증가 등으로 보호자나 간병인의 부담이 심해져서 환자를 의료 시설에 입원시키게 될 수 있다.

#### 아. 우울증상

병의 초기부터 나타나는데, 전체 치매 환자 중 40~80%에서 우울 증상이 나타난다.

#### 자. 감정변화

감정상태가 불안정하여 사소한 일에도 화를 자주 내고 쉽게 울거나 웃기도 한다.

#### 차. 야간착란

밤이 되면 안절부절 못하고 이리저리 배회하며 난폭해지기도 한다. 그리고 흥분하여 공격적 행동을 하거나 가출하여 배회하는 경우도 있다.


### 2) 뇌혈관성 치매의 원인과 증상

#### (1) 원인

뇌혈관성 치매를 북미나 유럽에서는 다발경색성 치매(multiinfarct

dementia)라 하는데 이는 뇌혈관성 치매의 원인이 뇌실질에 다수의 경색(혈관이 막히는 상태)이 생겨서 피의 순환이 되지 않고 신경세포가 사멸하여 일어나는 것이라 생각하여 붙여진 병명이다. 북미나 유럽에서는 심장병이나 경동맥 경화의 환자가 많아서 이러한 환자의 경우 신경계 밖에서 혈전이나 아테로마(혈관속의 지방 조직)가 떨어져나와서 뇌혈관까지 도달하여 이것을 막아버려서 치매의 원인을 만드는 것이다.

그러나 우리나라나 일본에서는 고혈압 환자가 많고 이러한 환자에게서는 뇌의 주요 동맥은 물론 가느다란 동맥에도 경화가 와서 뇌출혈,즉 뇌졸중(stroke)이 일어나는 수가 많다. 우리나라에서는 뇌출혈이 원인인 뇌혈관성 치매가 이차적으로 일어나는 경우가 많았으나 최근에는 뇌혈관 경색이 원인이 되어서 치매가 뒤따르는 경우가 증가하고 있다. 뇌혈관 경색이 원인이 되어 발생한 치매에서는 경색의 수가 중요한 것이 아니고 경색의 크기와 경색의 발생 부위가 더 결정적으로 중요하다.

혈관성 치매의 원인은 크게 급성 뇌경색과 만성 뇌허혈성 변화의 두 가지로 나눌 수 있다. 뇌의 동맥이 막히는 경우 급성 허혈성 뇌경색이 발생하며, 뇌 혈관이 터지는 경우는 급성 출혈성 뇌경색이 발생할 수 있다.

혈관성 치매의 경우 과거에 뇌경색을 앓았던 사람에서 대부분 발생한다. 일반적으로 혈관성 치매는 뇌경색이 여러 차례 재발하면서 중요한 인지기능을 담당하는 뇌 부위가 상해서 생기는 경우(다발성 뇌경색)가 많지만 때로는 단 한차례의 뇌경색으로도 치매가 발생할 수 있다. 뇌경색 및 만성허혈성 뇌손상의 대표 위험 요인에는 고혈압, 흡연, 심근경색, 심방세동, 당뇨병, 고콜레스테롤 혈증, 운동부족 등이 있다.

혈관성 치매의 세부 분류 가운데 임상적으로 중요한 것은 반복되는 뇌경색에 의한 다발성 뇌경색 치매, 한번의 중요 뇌부위의 뇌경색에 의한 주요부 뇌경색 치매, 그리고 뇌의 작은 동맥이 좁아져 혈액공급량이 줄어들게 되어 피질하 부위에 손상을 많이 받게 되는 피질하 혈관성치매가 있다.

다발성 경색 치매나 주요부 뇌경색 치매는 임상적으로 뚜렷한 뇌졸중 이후에 발생한다. 이에 비해 피질하 혈관 치매는 임상적으로는 알츠하이머와 비슷하게 나타날 수 있고, 대개의 경우 환자 자신도 모르게 증상이 나타나기도 한다.

대부분의 혈관성 질환은 인지기능 저하가 갑자기 발생하며 명확한 뇌혈관 질환 후 발병하는 것으로 알려져 있지만 그렇지 않은 경우도 있다. 예를 들어 소혈관 질환의 경우 뚜렷한 마비, 발음장애, 의식저하 등 뇌혈관 질환으로 인한 증상이 실제 나타난 적은 없지만 뇌 영상 검사에서는 뇌실질의 허혈성 변화를 보이는 경우로 마치 알츠하이머처럼 서서히 진행하는 양상의 인지기능 저하를 보일 수 있다.

### (2) 증상

혈관성 치매의 증상은 일반적인 치매와 유사하다. 혈관성 치매에서는 기억장애가 뚜렷하지 않고, 수행기능이나 언어기능 등 다른 영역의 인지장애가 상대적으로 빠른 시기에 나타날 수 있다. 뇌졸중에서 가장 흔히 발생하는 증상으로는 뇌졸중이 생기는 반대편 팔다리나 얼굴 부위에 감각이상이나 마비현상이 발생한다.

언어 장애는 오른손잡이의 경우 95% 정도가, 왼손잡이의 경우 50%

가 왼쪽 뇌가 손상되었을 때에 발생하는데, 손상 부위에 따라 말을 하지 못하거나 이해하지 못하거나 글을 읽지 못하는 경우가 발생할 수 있다. 그리고 뇌경색이 어느 순간 갑자기 발생하듯이 혈관성 치매도 치매 증상이 비교적 갑자기 나타난다. 그리고 그 이후 서서히 좋아지다가도 다시 또 나빠지고 하는 경과를 보이게 된다. 이와는 달리 알츠하이머에서는 치매증상이 서서히 점차적으로 악화되는 경과를 보인다.

혈관성 치매 환자들은 알츠하이머에 비해 걸음걸이가 더 불편하고 말이 어눌하고 한쪽 마비를 가지고 있는 경우가 많다. 그러나 뇌 속의 작은 혈관들이 조금씩 막혀 들어가는 경우에 환자는 뇌졸중의 증상들을 모르고 지나는 수가 있는데, 이 경우에는 치매증상이 서서히 진행하므로 알츠하이머와 구별이 쉽지 않다.

알츠하이머의 경우 비교적 진행패턴이 일정하나 혈관성 치매는 뇌혈관 질환의 위치나 뇌조직 손상 정도에 따라 다양한 증상과 정도가 나타난다. 기억력 저하도 나타날 수 있지만 언어기능저하, 집행기능저하와 같은 다른 영역의 인지적인 문제가 두드러지게 나타난다. 기억력이 떨어지고 언어 능력이 떨어지는 것 외에도 판단력 및 일상생활 행동능력이 떨어지며 우울, 불안과 같은 증상이나 망상, 환각, 배회, 공격적인 행동 등이 나타날 수도 있다. 보행장애, 삼킴장애 및 편측 운동마비나 편측 감각저하 등의 증상이 나타날 수도 있다. 항상 그런 것은 아니지만 계단식으로 증상이 유지되다가 갑자기 진행하는 패턴을 보이는 경우 혈관성 치매를 더 의심할 수 있다.

## 3) 외상성 치매의 원인과 증상

### (1) 원인

외상성 치매의 경우 권투나 격투기 등의 격렬한 운동, 사고 등의 두부 외상이 주요 원인으로 발생한다. 흔히 머리 공격이 많은 권투 선수에게서 발생하며 충격 시 발생한 뇌진탕(뇌좌상)이 반복적으로 발생하여 뇌신경에 손상을 일으키게 된다. 또는 개방성 두부외상, 뇌출혈, 경막하 출혈, 교통성 뇌수종 등의 발생 시에도 외상성 치매가 발병할 수 있다.

### (2) 증상

외상성 치매의 경우 다른 치매와 마찬가지로 기억장애, 언어장애, 변, 요실금, 편집증, 실어증과 같은 기능 이상이 나타나게 된다.

## 4) 알콜성 치매의 원인과 증상

### (1) 원인

전체 치매 환자의 10% 정도를 차지하는 것으로 알려진 알콜성 치매는 알콜 과다 섭취로 인해 우리 뇌의 기억을 관장하는 영역들이 손상을 입으면서 발생한다. 초기에는 뇌 기능에만 약간의 문제가 생길 뿐 구조에는 변화가 없지만 뇌 손상이 반복되어 알콜성 치매로 발전하게 되면 뇌의 구조에도 변화가 생기게 된다. 알콜성 치매 환자의 뇌를 단층 촬영해보면 기억을 담당하는 뇌구조물의 변화 외에 뇌가 전반적으로 위축되는 것을 볼 수 있다. 또한 몸의 균형과 조화로운 운동을 유지시키는 소뇌에도 위축이 나타나 떨림이나 보행시 비틀거림 등의 증상이 발생할 수 있다.

### (2) 증상

알콜성 치매의 대표적인 증상은 흔히 '필름이 끊긴다'라고 표현하는 블랙아웃(black-out) 현상이다. 블랙아웃이란 음주 중 있었던 일을 기억하지 못하는 현상으로 술을 마신 후 어떻게 귀가했는지 기억나지 않는다거나 기억이 가물가물하여 어떤 일이 있었는지 모를 때를 말한다.

블랙아웃을 한 번 겪은 후에는 상습적으로 빈도가 잦아진다. 이러한 블랙아웃 현상은 짧은 시간에 많은 양의 술을 마시는 사람에게 흔히 나타나게 되고 잦은 술자리, 피곤한 상태에서의 음주, 공복 시 음주 등이 위험성을 더 크게 한다고 알려져 있다. 이러한 블랙아웃 현상이 상습적으로 반복될 경우 천천히 뇌를 망가뜨려 알콜성 치매를 초래한다. 영원한 블랙아웃이다

블랙아웃 필름 끊김이 발동되어도 집은 찾아온다. 그리고 어느정도 뇌 활동은 가능하다. 하지만 기억의 일부 또는 전부가 기억에서 사라진다. 체험한 정보를 기억으로 만드는 작업을 하는 곳이 해마인데, 시각과 청각 미각등 모든 정보가 해마에서 이루어진다. 그 정보는 장기기억 장치인 대뇌피질로 이동하는데 신경세포간 전달부위인 시냅스가 담당한다. 흡수된 알콜은 간에서 분해되고 독소가 되어 시냅스의 일 처리를 방해한다. 필름 끊김현상은 해마의 손상 때문이다

필름 끊김이 지속적으로 장기간 이어지면 술을 마시지 않은 정상상

태에서도 기억이 왔다갔다하는 증상이 나타난다. 이러한 증상을 베르니케 코르사코프 증후군(만성적 기억상실증) 이라고 한다. 술 때문에 머리가 나빠졌다고 느끼는 사람들이 이 사람들이다. 술을 많이 마신 사람의 뇌 MRI를 찍어보면 뇌가 전반적으로 위축돼 있다.

술을 너무 자주 마시면 기억중추인 해마와 소뇌의 앞 윗부분이 상해서 뇌가 오글오글 오그라들어 있고 골이 넓어지고 깊어져 있다. 최근 미국 웰즐리대학 연구팀이 성인을 대상으로 음주습관과 뇌 용적비율 관계를 연구했더니 음주량이 많을수록 뇌 용적이 작게 나타났다.

알콜성 치매의 또 다른 대표적인 증상은 폭력성 성격변화이다. 뇌의 앞 부분에 위치한 전두엽은 감정과 충동을 조절하는 기관으로 알콜에 의해 손상될 수 있다. 노인성 치매와 달리 알콜성 치매에서 비교적 초기부터 폭력적인 성향을 띠는 것은 바로 이 전두엽이 손상되기 때문이다. 술만 마시면 공격적으로 변하거나 폭력성을 보이는 사람들을 '주폭'이라고 하는데 이때는 알콜성 치매를 의심해 봐야 한다.

또 다른 알콜성 치매의 증상 중에는 기억장애가 있다. 초기에는 최근에 발생한 사건을 기억하지 못하는 양상으로 나타나 점차 진행하여 평소에는 문제가 되지 않았던 일상생활을 하는 데에도 어려움을 겪게 된다. 이러한 증상들이 자주 발생하거나 지속될 때에는 알콜성 치매를 의심해 봐야 한다.

장기간의 알콜 섭취에 따라 비타민 B1인 티아민이 부족할 경우 베르니케 뇌병증(Wernicke's encephalopathy)을 유발할 수 있으며 이 경우, 기억 장애 외에 보행 실조증(비틀거림), 안구운동장애, 말초신경장애 등이 나타날 수 있다. 이러한 베르니케 뇌병증이 초기에 적절히 치료되지 않는 경우, 현저한 기억장애에 더해 없는 말을 지어내는 작화증이 동반되는 경우까지도 진행될 수 있다.

또한 만성적인 알콜의 섭취는 간손상을 일으켜서 기억장애 외에 의식 저하, 환각 증상, 파킨슨양 증상(Parkinsonian Feature)을 나타내는 간성뇌병증(Hepatic encephalopathy)도 유발할 수 있다. 기억을 못하는 상태에서 외상성 뇌손상도 많이 발생할 수 있어 경막하 출혈 등의 뇌내 출혈도 동반되는 경우가 있다.

### (3) 알콜성 치매를 예방하기 위한 올바른 음주 습관

- 술을 가능한 마시지 않는다.
- 음주시 물을 자주 마시고 과일, 야채 등 수분이 많이 함유된 안주를 먹는다.
- 술은 한 가지 종류로 마시고 여러 술을 섞어 마시지 않는다.
- 빈속에 술을 마시면 알콜이 체내로 빠르게 흡수돼 간에 부담을 줄 수 있으므로 공복에 술은 피한다.
- 술잔을 비울 때는 한 번에 마시지 않고 나눠 마신다.
- 피곤한 상태에서는 우리 몸의 해독력이 떨어져서 쉽게 취한다. 수면 부족이나 컨디션이 안 좋을 때는 음주를 피한다.
- 과음을 한 뒤에는 3일 이내에 술을 마시지 않는 것이 좋다. 간 기능은 보통 72시간이 지나야 정상적으로 회복된다.
- 음주중 흡연은 피한다. 흡연시 발생하는 일산화탄소가 간으로 공급되는 산소를 차단해 해독력을 떨어뜨린다.

PART 5

# 치매를 유발하는 요인들

## 1) 질병

### (1) 뇌혈관질환

**가. 혈관질환이 당뇨병 · 치매로 악화**

젊은 치매환자가 증가하는 데에는 여러 원인이 있겠지만, 전문가들은 혈관 및 대사질환이 젊을 때부터 생기는 것에 주목하고 있다. 건강보험심사평가원에 따르면 이상지질혈증 환자수는 2012년 122만6,000여 명에서 2014년 138만4,000여 명으로 2년새 12% 늘었다. 이상지질혈증은 남자의 경우 30대, 여자는 40대부터 급증한다.

이상지질혈증과 당뇨병은 동전의 양면과 같다. 당뇨병이 있으면 혈액 내 중성지방이 늘고 몸에 좋은 HDL콜레스테롤은 줄어든다. 그러면 혈관벽이 쉽게 손상된다. 당뇨병이 있으면 인슐린이 제 기능을 못하는 인슐린 저항성이 생기는데 그러면 지방이 내뿜는 독소 때문에 심장, 망막, 신장의 혈관을 비롯해 뇌의 혈관도 손상된다. 이에 따라 치매의 위험도 커진다.

스웨덴에서 진행된 연구에 따르면 당뇨병이 있으면 알츠하이머성 치매는 1.69배, 혈관성 치매는 2.17배 더 많았다. 또 55세 이전에 당뇨병이 생긴 사람은 그렇지 않은 사람에 비해 알츠하이머성 치매는 2.25배, 혈관성 치매는 3.94배 더 위험했다. 이 수치는 65세 이후에 당뇨병이 생긴 사람들의 치매 위험(1.56배, 1.62배)에 비해 훨씬 높다.

**나. 심장질환자 10명중 6명이 뇌혈관질환**

뇌혈관질환과 심혈관질환은 발생원인이 유사하고 두가지 질환을 동시에 갖고 있는 경우도 상당하다. 심혈관이 좁아져 있는 관상동맥환자 10명중 6명 이상이 뇌혈관도 막혀있어 뇌졸중 가능성이 높다

미국 웨이크 포리스트 대학 의과대학의 티모시 휴즈 박사는 미국의사협회 학술지 '신경학(Neurology, 2014.3.31.일자)'에 동맥경화가 알츠하이머 치매의 뇌세포에 나타나는 독성단백질 덩어리인 베타 아밀로이드 플라크(노인반)의 형성과 연관이 있다는 연구결과를 발표하였다.

동맥경화는 심혈관질환만이 아니라 뇌혈관질환, 뇌기능 손상, 치매에도 중요한 역할을 한다는 증거가 점점 커지고 있으며, 신경학자와 심장병학자들은 심장과 뇌기능이 별개가 아니라 서로 연관되어 있다는 생각을 하기 시작했다면서, 이 연구결과는 심혈관 위험인자들을 잘 관리하면 치매를 막거나 최소한 그 진행을 지연시킬 수 있음을 시사하는 것이라고 말했다.

(2) 당뇨와 고혈압

치매원인중 하나는 당뇨와 고혈압을 들 수 있다. 당뇨가 있는 경우 혈관 내벽이 손상을 잘 입게 되는데 만약 그 곳에 반점 같은 것이 생기면 혈관이 좁아지게 된다. 그렇게 되면 결국 뇌로 가는 혈액의 양이 줄어들게 되고 이는 도파민, 세로토닌 등의 신경전달물질의 양도 부족해지는 것이기 때문에 뇌신경의 연결이 잘 되지 않아 치매 발생률을 높이게 된다. 또한 고혈압이 있으면 혈압 조절이 잘 되지 않게 되고 이는 다시 혈관벽을 손상시키기 때문에 치매를 유발하게 된다. 사람의 심장은 수축과 이완할 때 우리 몸 구석구석까지 혈액을 보내기 위하여 120~80mmHg 정도의 압력으로 혈액을 내보내지만, 이러한 혈압이 수축기와 이완기에 140~90mmHg 이상 높아지게 되면 심장으로부터 혈액을 받아 순환시키는 동맥혈관은 혈액의 과도한 압력에 의하여 손상을 입고 노화되어 딱딱하게 변하게 된다.

이렇게 딱딱해진 혈관에는 콜레스테롤 및 지방산 등이 쉽게 달라붙어 혈관을 좁히면서 혈액순환을 방해하며, 이러한 혈액순환 장애로 인하여 고혈압은 뇌졸중이나 심근경색 등 심장 및 뇌혈관질환 등 중대한 합병증을 유발하게 된다.

혈관성 치매는 뇌경색이나 뇌출혈과 같은 뇌혈관질환에 의하여 생기기 때문에 고혈압은 혈관성 치매의 원인이 될 수 있다. 하지만, 최근에는 이러한 고혈압이 뇌에 베타아밀로이드라는 독성물질이 많아지면서 뇌세포의 손상이 서서히 일어나 생기는 알츠하이머성 치매와도 관련되어 있다는 연구 결과들이 발표되고 있다.

핀란드 쿠오피오의대 신경과 미아 키비펠토 박사는 1,500명의 노인들을 조사한 결과 수축기 혈압이 160mmHg 이상이었던 고혈압 환자에게서 알츠하이머성 치매의 발생 위험이 2배 이상 높았다는 조사 결과를 브리티시 메디컬 저널에 발표했다.

### (3) 노인성 난청

국민건강보험공단에 따르면 최근 난청 환자는 2008년 22만 2,000명에서 2013년 28만 2,000명으로 연평균 4.8%씩 증가하고 있다. 특히 전체 진료인원 중 60대 이상 비중은 43.1%(2008)년에서 44.5%(2013년)로 1.4%p 늘었다. 또 전체 연령대에서 60대 이상이 44.5%를 차지해 가장 많았다.

난청이 치매와 연관이 있다는 사실은 많은 연구를 통해 증명돼 왔다. 특히 시끄러운 장소에서 대화에 어려움을 느끼는 경도의 난청인들이 그렇지 않은 사람보다 두 배의 치매 발생 가능성을 보이며, 고도의 난청인들은 그 위험성이 네 배 정도 높다는 연구 결과도 발표된 바 있다.

난청이 치매를 유발하는 기전은 크게 4가지를 들 수 있다.

첫째는 고혈압이 난청과 인지력 장애를 일으키는 기전이 같다는 점에서 난청의 정도와 인지력 장애가 연관성이 있음을 확인할 수 있다.

두 번째는 대화시 난청을 극복하기 위해 과한 집중력을 필요로 하는데, 이때 뇌의 단기기억의 기능을 과용함으로써 다른 기능들의 사용 여력이 고갈된다는 주장이다. 뇌의 다양한 기능에 영향을 주어 치매가 나타날 가능성이 있다는 것이다.

셋째는 난청으로 인한 뇌 구조변화를 인지 장애의 원인으로 보는 것이다. 영상검사를 통해 살펴보면 난청으로 인한 소리자극의 감소는 언어청각을 담당하는 뇌 피질부의 면적을 감소시킨다는 연구가 있다. 난청에 의한 뇌의 구조변화가 치매 발생과 관련 있음을 확인하게 된 것이다.

넷째는 난청으로 인한 사회적 고립을 들 수 있다. 사회적 고립의 정도만큼 뇌의 기능 즉, 기억이나 연상, 그 밖의 기능들의 활용 정도가 줄어들게 되어 결과적으로 퇴행성 변화를 가속시켜 치매가 올 위험성이 높아진다.

실제 미국의 존스홉킨스 의대 국립노화연구소의 검사 결과에 따르면, 경도의 난청을 가지고 있는 경우가 청력이 정상인 경우보다 치매발생률이 1.89배 높고 고도난청을 가지고 있는 경우는 청력이 정상인 경우보다 치매발생률이 4.9배나 높다고 한다.

## 2) 나쁜 생활습관

### (1) 비만

20~30대 청년층의 치매 환자가 증가하는 이유에 대해 전문가들은 서구화된 식생활과 운동부족 등으로 고혈압이나 당뇨 등이 생겨 혈관성 치매가 올 수 있다고 말한다. 혈관성 치매는 뇌세포로 가는 혈관이 막히면서 뇌세포를 손상 또는 사망시키면서 발생하는데 혈관을 막는 위험요소인 고혈압, 고지혈증, 고콜레스테롤, 당뇨 등이 바로 비만에 의해서 발생한다.

이렇듯 혈관을 막는 위험요소를 만들어 내는 비만은 동맥경화증을 유발할 수 있고 뇌졸중과 같이 20~30대 청년층에게서 나타나는 혈관성 치매를 일으킬 위험을 높이는 요인이 되는 것이다.

또한 중년인 경우에도 과체중이나 비만인 사람은 치매에 걸릴 확률이 높아진다고 알려졌다. 50세 이상의 중년들을 조사한 결과 BMI가 정상 수치이상인 사람들은 그렇지 않는 사람보다 평균 7개월 먼저 증상을 보인 것으로 밝혀졌다.

### (2) 흡연

흡연이 퇴행성 뇌질환인 치매의 직접적인 원인이라는 것이 확인되었다.(유럽신경과학회 2015년 발표)

국내연구진이 건강한 성인남성 977명의 뇌를 MRI로 촬영해 분석한 결과 흡연자의 대뇌피질은 담배를 피우지 않는 사람보다 평균 0.035mm 얇은 것으로 나타났다.

전체 뇌의 40%를 차지하는 대뇌피질은 인지와 문제해결을 주관하는데, 이게 줄어들면 신경퇴행과 치매로 직결된다. 대뇌피질의 평균 두께가 1.5~4.5mm 정도인 것을 감안하면 이는 상당한 차이다. 특히 흡연량이 많고 흡연기간이 길수록 대뇌피질 두께는 더 얇아졌으며, 전문가에 따르면 실제 흡연이 치매확률을 3배 높인다는 연구결과도 있다.


### 3) 활성산소와 유전자

### (1) 활성산소가 치매를 초래한다

사람이 나이가 들면 피로를 쉽게 느끼게 된다. 대표적인 원인이 활성산소 때문이다. 활성산소는 호흡을 통해 몸속으로 들어온 산소가 신체 각 부위로 운반되는 과정에서 변종돼 만들어진 물질이다. 활성산소는 음주나 흡연을 할 경우 간이 체내로 들어온 독성물질을 해독하는 과정에서 생성될 수 있다. 활성산소는 외부에서 만들어져 우리 몸에 들어오기도 한다. 생선이나 육류를 태울 경우 해당 부위에서 프리라디컬 화합물이라는 활성산소가 많이 발견되는 것으로 알려져 있다. 이 외에도 요리 중 공기나 열에 닿아 변질된 기름, 자동차 매연, 방사선 등이 대표적으로 활성산소를 만들어내는 요인이다.

활성산소는 우리 몸의 노화를 가속화시키고 질환을 유발한다. 우리 몸에는 머리끝부터 발끝까지 천문학적인 세포가 있다. 그런데 활성산소가 세포의 핵심 부분을 보호하는 세포막을 손상시켜, 세포 내부에서 에너지를 생성하는 미토콘드리아가 제 기능을 하지 못하게 된다. 활성산소는 특히 뇌에 악영향을 미친다. 뇌는 우리 몸에서 산소를 가장 많이 사용하는 신체 부위다. 대부분 지방산으로 돼 있어 활성산소가 많이 생기면 세포가 쉽게 파괴되고 치매에 걸릴 위험이 커진다.

### (2) 유전으로 인한 가족성 알츠하이머

알츠하이머성 치매의 원인을 크게 2가지로 나누어서 생각할 수 있는데, 첫 번째는 유전과 관계없이 생활 습관을 비롯한 환경적인 측면에 비롯된 산발형 알츠하이머, 두 번째는 유전과 관련 있는 가족성 알츠하이머로 나눌 수 있다.

산발형은 대개 65세 이후에 발생하며 유전되지 않을 수도 있다. 하지만 가족성 알츠하이머는 1번, 14번, 21번 염색체 이상으로 자손들에게

100% 유전되며 산발형과 달리 젊은 나이인 20대 후반에서도 발병할 수 있다. 따라서 젊은 층에서 알츠하이머가 발병했다면 가장 먼저 가족성 알츠하이머를 의심할 수 있으므로 가족력을 면밀히 검토할 필요가 있다. 또, 아직은 밝혀지지 않은 유전자의 변이로 인한 알츠하이머도 가능성이 있다.

### 4) 기타

직화구이 고기나 치아가 없는 경우도 치매의 위험도가 높으며 유난히 근심, 걱정이 많은 사람들도 치매의 위험도가 높다고 한다. 혈중 셀레늄 농도가 낮은 사람도 치매의 위험이 높다는 연구보고도 있다.

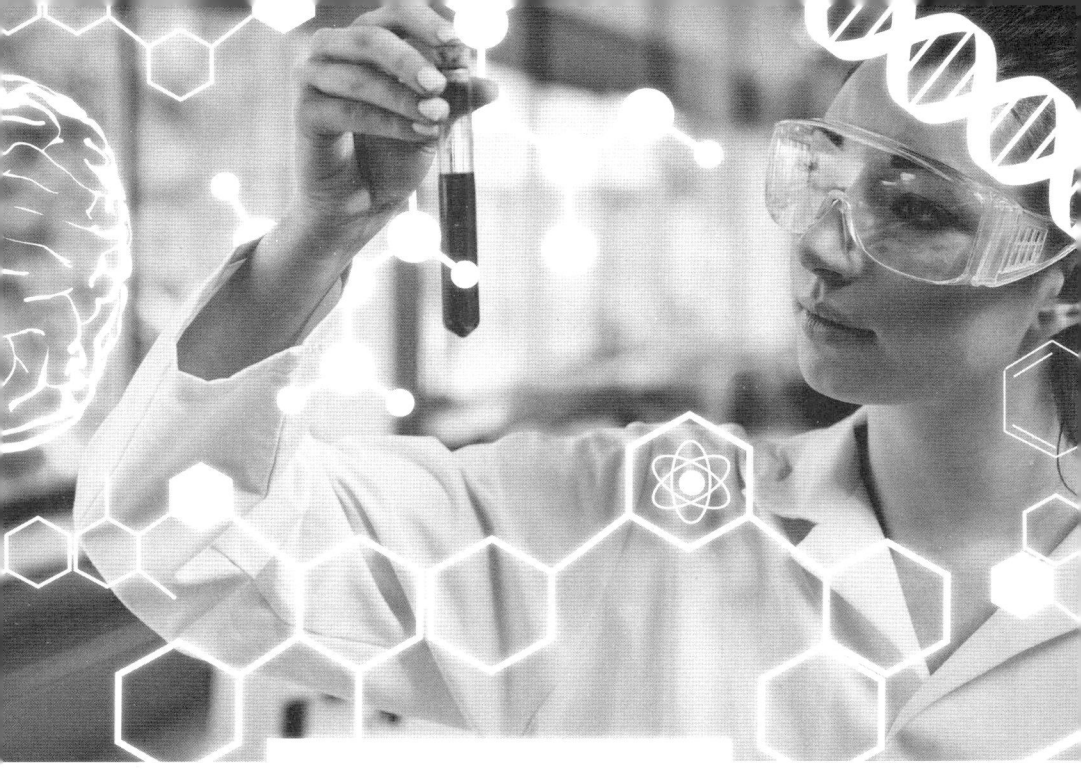

3부

# 치매 최신 진단과 치료

PART 1
# 치매의 검사와 진단

## 1) 치매진단을 위한 검사

치매가 의심되면 우선 인지기능검사로 그 여부를 알 수 있다. 인지기능검사에서 치매로 진단이 되면 그 원인을 알기 위한 이차적인 검사가 필요하다. 여기에는 뇌자기공명영상, PET 등의 영상검사와 대사성질환, 내분비질환, 감염성질환등의 원인을 밝히기 위한 혈액검사등이 있다.

치매 진단에 도움이 되는 검사

| 항상 하는 검사 | 필요한 경우에만 하는 검사 |
|---|---|
| · 전혈 혈구 검사<br>· 혈액생화학 검사<br>· 갑상선 기능 검사<br>· 비타민 B12 농도 | · 적혈구 침강 속도 검사<br>· 소변 검사<br>· 독성 검사<br>· 흉부 단층 촬영 |

| | |
|---|---|
| · MRI 또는 CT<br>· 매독 혈청 검사 | · 중금속 검사<br>· 후천성 면역결핍 바이러스 검사<br>· 뇌척수액 검사<br>· 뇌파 검사<br>· PET/ SPECT |

**(1) 인지검사**

치매의 진단은 먼저 환자와 보호자를 통해 간단한 병력을 청취하고 간단한 선별검사를 통해 인지 능력을 평가한다. 이를 통해 치매가 의심되면 인지 능력이 실제 저하되어 있는지 정확하게 알기 위해 검사자가 환자에게 대화도 시켜보고 글씨나 그림같은 자극을 제시하여 이에 대한 환자의 반응을 보는 정밀검사를 받게 된다.

환자가 기억장애, 언어장애, 시공간능력의 저하, 성격 및 감정의 변화, 그 밖에 추상적 사고장애, 계산력 저하 등 뇌의 여러기능이 전반적으로 떨어져야만 치매라고 할 수 있다. 따라서 치매가 있는지 없는지 판단하기 위한 이러한 신경심리검사, 언어검사는 치매 유무를 판단하는 데 매우 유용하다.

정밀검사에서 환자의 인지 능력이 저하된 것이 확인되면 치매라 진단할 수 있고, 치매의 여러 원인을 찾기 위한 이차적인 혈액 검사, 뇌영상 검사MRI 등을 받게 된다. 이 검사를 통해 치매의 원인이 확인되면 비로소 원인에 맞는 치료를 하게 되는 것이다.

## 치매 검사법

| 아래 문항에 해당될 경우 1점, 해당되지 않을 경우 0점 검사 | 아래 문항에 해당될 경우 2점, 해당되지 않을 경우 0점 검사 |
|---|---|
| · 건망증이 있습니까?<br>· 건망증이 있다면 몇 년 전보다 더 악화됐습니까?<br>· 약속을 잘 잊어버립니까?<br>· 월 1회 이상 물건을 엉뚱한 곳에 놓는 일이 있습니까?<br>· 물건을 찾지 못할 때 다른 이가 감추거나 훔쳤다고 의심하는 일이 있습니까?<br>· 낯선 장소에서 방향감각을 잃어버립니까?<br>· 집에 있지 않거나 여행을 갔을 때 당황합니까?<br>· 잔돈을 계산하거나 팁을 줄 때 돈을 제대로 지불하지 못하는 경우가 있습니까?<br>· 약을 먹어야 할 때를 잊거나 약을 먹었는지 아닌지를 모를 때가 있습니까?<br>· 운전을 잘 못하거나 운전하는 모습이 걱정스러운 경우가 있습니까?<br>· 스토브, 전화기, 리모컨, 전자레인지 같은 전자제품 사용에 문제가 있습니까?<br>· 집수리가 필요한 곳을 제대로 수리하지 못하거나 집안일을 제대로 하지 못하는 경우가 있습니까?<br>· 골프, 운동, 수예 같은 취미활동을 줄이거나 그만두었습니까?<br>· 방향감각이 저하되고 있습니까?<br>· 이름 말고 다른 단어들을 잘 기억해 내지 못합니까? | · 하루에 했던 이야기나 질문을 여러번 반복합니까?<br>· 년도, 월, 요일, 날짜를 자주 잊거나 날짜를 하루 1회 이상 확인하는 경우가 있습니까?<br>· 청구서를 지불하거나 돈을 결재할 때 잘 못하는 경우가 있습니까?<br>· 살고 있는 동네처럼 낯익은 환경에서 길을 잃은 적이 있습니까?<br>· 가족이나 친구의 이름을 혼동하는 경우가 있습니까?<br>· 낯익은 사람을 잘 알아보지 못합니까? |

15점 이상 : 알츠하이머성 치매
5~14점 : 치매 전단계인 기억상실성 경도인지장애
4점이하 : 기억력에 문제 없음

### (2) 뇌혈류 검사

뇌혈류 검사는 초음파를 이용하여, 혈관 속에서 흐르는 혈액의 속도와 파형, 방향을 알아내어 뇌혈관의 좁아짐이나, 막힘, 측부 순환을 알아보는 검사이다. 검사 방법은 환자가 편안히 누워 있는 자세에서 검사자가 소식자(probe)를 통하여 양쪽 관자놀이와 안구, 목의 뒷부분에 초음파를 발사하여 검사를 진행하게 된다. 시간은 20~50분 정도 소요된다.

뇌졸중의 증상은 뇌혈류가 차단되면 뇌세포가 죽게 되어, 팔 다리의 마비와 두통, 어지러움, 발음 장애 등의 증상을 일으키게 된다. 물론 뇌졸중이 뇌 내의 혈관만의 문제로만 오는 것은 아니지만, 뇌졸중의 원인을 알아내고, 치료 방침을 결정하는 데에 가장 기본이 되는 검사 중에 하나다. 따라서 이 검사가 필요한 사람은 이러한 증상이 있거나 기존의 뇌졸중을 앓고 있는 환자. 또는 당뇨 환자, 고혈압 환자, 고지혈증, 흡연자, 뇌졸중의 가족력을 갖고 있거나 기타 뇌졸중의 위험성이 있는 경우가 검사 대상자가 된다.

### (3) 뇌 MRI 검사

치매진단을 받으려면 뇌 MRI(자기공명영상장치)를 찍어야 하는지에 궁금해 하는 경우가 많다. 치매의 원인 질환을 알기 위해서는 뇌 MRI가 절대적으로 필요하다. 치매란 원인에 관계없이 인지기능의 저하가 심각한 상태이기 때문에 치매여부는 증상만으로도 특별한 검사없이 판단할 수 있다. 다만 정밀 영상검사나 생화학검사를 통해 어떤 종류의 치매로 인지기능이 어느 단계에서 얼마나 심하게 어떤 형태로 저하되었는가를 확인해야 치료의 가능여부를 알 수 있다.

여러 가지의 치매 유발 질환이 있지만 이 중에서 가장 흔한 원인은 알츠하이머에 의한 치매이며 이를 진단하기 위해서는 반드시 뇌 MRI를 찍어봐야 확인할 수 있기 때문이다, 역설적으로 알츠하이머는 뇌 MRI에 뚜렷한 이상이 없다. 알츠하이머에 합당한 증상을 보이고, 뇌 MRI에서 뇌경색, 뇌출혈, 뇌손상, 뇌종양 등과 같은 다른 뇌질환이 없으면 일차적으로 알츠하이머성 치매로 진단하게 되는 것이다.

뇌 MRI 검사를 통해 알츠하이머와 흔하게 같이 나타나면서 인지기능 장애를 더 심하게 만드는 동반질환의 여부를 확인하는 것도 중요하다. 증상없이 가볍게 지나간 작은 뇌졸중이나 서서히 발생해 진행하는 뇌소동맥질환, 뇌실확장 등이 그런 질병이다. 이런 것들이 뇌 MRI에서 보이면 알츠하이머 치료방법이 달라질 수 있다.

최근에는 뇌 MRI 영상자료를 이용해 뇌의 각 부분 부피를 계산하거나 뇌 피질의 두께를 측정하기도 한다. 특수 촬영기법과 분석을 이용하면 뇌의 어떤 부분이 활성화 되는지를 확인할 수도 있고, 다른 부위와 기능적 연결상태도 볼 수 있다.


2) 치매의 진단

치매는 그 자체가 질환을 의미하는 것은 아니고, 여러 가지 원인에 의한 뇌손상에 의해 기억력을 위시한 여러 가지 인지기능의 장애가 발생, 예전 수준의 일상생활을 영위할 수 없는 상태를 말한다. 즉, 치매는 다발성 인지 장애와 일상생활 능력 장애의 결합으로 정의할 수 있다. 다발성 인지 기능 장애는 기억장애, 언어 장애, 시공간 능력 장애, 성격 및 감정의 장애, 전두엽 기능 장애 중 3개 이상으로 정의한다.

### (1) 알츠하이머의 진단

알츠하이머의 경우에만 한정된 특별한 진단 의학적 방법이 있는 것은 아니다. 병력과 신경학적 진찰 결과 알츠하이머의 진단 기준에 맞는 경우에 알츠하이머로 진단할 수 있다.

자세한 병력 청취를 통하여 여러 인지기능 영역에서 발병 이전의 상태와 비교하여 악화된 것을 확인할 수 있어야 알츠하이머로 진단한다. 알츠하이머의 의식수준은 말기까지도 정상적으로 유지되므로 의식이 명료하지 않으면 알츠하이머로 진단할 수 없다.

알츠하이머의 진단은 환자가 기억장애, 언어장애, 시공간능력의 저하, 성격 및 감정의 변화, 그 밖에 추상적 사고장애, 계산력 저하 등 뇌의 여러 기능이 전반적으로 떨어져야만 확진한다. 따라서 확진하기전에 검사자가 환자에게 대화도 시켜보고 글씨나 그림같은 자극을 제시하여 이에 대한 환자의 반응을 보아야 한다. 이런 검사들은 신경심리검사, 언어검사라고 하는데 치매 유무를 판단하는 데 매우 유용하다.

신경학적 검진은 정신상태검사와 신경학적 진찰을 시행한다. 정신상태 확인을 위한 검사는 주의력, 지남력(指南力, orientation : 방향/위치 감각), 기억력, 언어 기능, 실행력, 시공간 지각 및 구성 능력, 계산능력, 판단력의 검사를 시행하며, MMSE(Mini-Mental Status Examination; 비교적 간단한 검사로 정신 상태를 평가할 수 있는 신경학적 검사법) 등으로 선별하기도 한다. 정신상태 및 신경 심리 검사는 알츠하이머를 진단하기 위한 보조 수단이며 치매 유무를 판단하는 절대적인 기준은 아니다. 신경학적 진찰은 알츠하이머의 유무에 실질적인 진단적 가치가 있다기보다는 치매의 다른 원인의 가능성에 대한 중요한 단서를 제공한다. 치매 여부는 병력과 신경학적 진찰, 신경 심리검사 등을 종합하여 의사가 임상적으로 판단한다.

진단 의학적 검사의 목적은 치매가 알츠하이머가 아닌 다른 원인으로 생긴 것이 아닌지를 확인하는 것이다. 검사는 "치료가 가능한 치매"인지를 확인하는 데에 초점이 있다. 혈액검사, 생화학적 검사, 갑상선 기능검사, 비타민 B12 농도 검사와 MRI, 뇌파 검사 등을 하게 되며, 필요에 따라 ESR 검사, 단순 방사선 촬영, 소변 검사, 독성학적 검사, 중금속 검사, HIV(후천성 면역 결핍증 바이러스)검사, 매독 항체 검사, 뇌척수액 검사, PET, SPECT등이 포함될 수도 있다.

이처럼 알츠하이머의 진단 기준이 여러 가지가 개발되어 활용되고 있지만 그중 가장 널리 사용되는 것은 미국 정신과학회의 DSM-IV와 NINCDS-ADRDA기준이다. DSM-IV에 따르면 다른 원인이 없으며, 증상이 서서히 발생하여 지속적으로 악화되어야 치매로 진단한다.

### 알츠하이머의 DSM - IV 진단기준

A. 복합적인 인지 결손이 다음의 두 가지로 나타난다.
   $A_1$. 기억장애 (새로운 정보에 대한 학습장애 또는 병전에 학습한 정보의 회상 능력)
   $A_2$. 다음 인지장애 중 한가지 이상이 있어야 한다.
      a. 실어증 (언어장애)
      b. 실행증 (운동기능은 정상이나 예전에 잘하던 도구사용이나 행동의 장애)

c. 실인증 (감각기능은 정상이나 물체를 잘 인지하지 못하거나 감별하지 못함)
　　　d. 실행 기능의 장애 (즉, 계획, 조직, 절차, 추상의 장애)
B. 기준 A₁과 A₂가 사회적 또는 직업적 기능에 있어서 심각한 장애가 되고, 병전 기능 수준보다 상당히 감퇴되었다.
C. 서서히 발병하고 지속적인 인지능력의 감퇴를 보인다.
D. 진단기준 A₁과 A₂가 아래의 원인에 의한 것이 아니어야 한다.
　　D₁. 점진적인 기억과 인지장애를 일으키는 다른 중추신경계 질환
　　　(예: 뇌혈관질환, 파킨슨병, 헌팅톤병, 경막하 혈종, 정상압 수두증, 뇌종양)
　　D₂. 치매를 일으키는 전신적 상태
　　　(예: 갑상선 기능 저하증, 비타민 B₁,₂ 또는 엽산의 결핍, niacin의 결핍, 과칼슘 혈증, 신경매독, AIDS)
E. 섬망과 같이 나타나서는 안된다.
F. 인지장애가 다른 정신과 질환에 의해 더 잘 설명되지 않는다.
　　(예: 주요 우울증, 정신분열증)

---

　NINCDS-ADRDA기준은 "알츠하이머의 가능성이 있는 상태", "알츠하이머일 것으로 생각 되는 상태", 그리고 "명확한 알츠하이머"로 나눈다. 이 기준을 사용하여 알츠하이머를 진단하면 85~90%의 정확성을 가진다고 한다.

### 알츠하이머의 NINCDS – ADRDA 진단기준

A. Probable Alzheimer disease (알츠하이머의 가능성이 있는 상태)
- 정신상태 검사와 신경학적 검사에 의해 치매로 진단된 경우
- 신경 심리 검사에 의해 치매로 확인된 경우
- 두 가지 이상의 인지기능 영역에서 장애가 있는 경우
- 기억을 비롯한 인지기능 장애가 점진적으로 진행된 경우
- 의식 장애가 동반되지 않은 경우

- 발병 연령이 40~ 90세인 경우
- 기억과 인지기능 장애가 전신성 질환이나 기타 뇌질환으로 설명할 수 없는 경우

B. Possible Alzheimer disease (알츠하이머의 가능성이 있음)
- 비전형적인 발생, 임상 양상, 임상 경과를 보이는 치매로 다른 원인이 없는 경우
- 치매를 유발할 수 있는 전신질환이나 다른 뇌병변이 있으나 환자에게서 보이는 치매의 원인으로는 고려되지 않을 때
- 다른 원인 없이 한 개의 인지기능 영역만이 점진적으로 악화될 때

C. Definite Alzheimer disease (명확한 알츠하이머)
- Probable Alzheimer disease의 소견 및 알츠하이머의 조직병리학적 소견 (부검,생검)

D. Unlikely Alzheimer disease (알츠하이머의 가능성이 낮음)
- 갑자기 발병한 경우
- 국소 신경학적 증상이 있는 경우 (편마비, 감각장애, 시야장애, 초기에 나타나는 균형 장애)
- 발병 초기에 발작 또는 보행 장애가 있는 경우

## (2) 혈관성 치매의 진단

보호자 및 환자를 통해 병력에 대해 듣고, 신경학적 진찰을 통해 뇌경색 및 허혈성 뇌손상에 의한 국소신경학적 징후의 유무를 확인한다. 신경인지기능검사를 통해 인지기능의 저하 여부를 알 수 있으며, 환자와 보호자 면담 및 설문지를 통해 일상생활기능의 손상 정도를 파악한다.

혈관성 치매의 경우 우울증, 충동조절능력저하, 화를 잘 내게 되는 등의 성격변화가 흔히 동반되며 섬망이나 혼돈, 망상, 환각 등이 발생할 수 있으므로 보호자 설문지를 통해 이런 증상의 유무를 확인하며, 일상

생활기능이 심각하게 저하된 경우 치매로 진단하게 된다.

혈관성 치매의 진단 기준으로 가장 널리 알려진 것들로는 마찬가지로 DSM-IV, ICD-10, ADDTC, NINDS-AIREN criteria 등을 들 수 있다. 이들은 매우 다른 민감도와 특이도를 보이고 있지만, 너무 늦게 질환을 발견한다는 것과 알츠하이머성 치매에 근거한 부적절한 진단 기준을 갖는다는 점에서 유사한 원칙과 결점을 갖고 있다.

또한 뇌졸중에 의한 국소적 신경학적 이상은 혈관성 치매를 진단하는데 도움이 되지만 필수적인 것은 아니다. 현재 혈관성 치매를 진단하는 기준으로는 NINDS-AIREN 기준이 보편적으로 쓰이고 있다.

### DSM-IV 진단기준

혈관성 치매의 진단을 위해서는 임상적으로 치매와 연관된 국소신경학적 증상 및 징후 또는 국소신경학적 결손의 실험실적 증거를 갖춰야 하며, 임상적 경과는 갑작스런 인지기능의 소실로 제한하고 있다.

### NINDS-AIREN 진단기준

혈관성 치매를 진단하기 위해서는 치매와 뇌혈관질환이 각각 있어야 하고, 두 질환 사이에 연관성이 있다는 것이 입증되어야 한다.
- 뇌혈관질환(다음중 한가지) : 뇌졸중 기왕력, 진찰상 국소신경학적 징후, CT, MRI로 뇌졸중 병변 확인
- 치매와 뇌혈관질환의 시간적 관련성 : 뇌졸중 발병 3개월 내에 치매가 생긴 경우, 인지기능이 갑자기 저하된 경우, 인지수준에 변동이 있고 계단식으로 떨어지는 경과를 보이는 경우

### (3) 외상성 치매의 진단

외상성 치매의 진단은 먼저 환자와 보호자를 통해 병력을 청취하고 간단한 선별검사를 통해 인지 능력을 평가한다. 이를 통해 치매가 의심되면 인지 능력이 실제 저하되어 있는지 정밀검사를 받게 된다. 여기서 말하는 정밀검사란 환자의 인지 능력을 같은 연령, 학력, 성별의 정상군과 비교하여 얼마나 저하되어 있는지 신경심리 검사를 통해 확인하는 것을 말한다.

정밀검사에서 환자의 인지 능력이 저하된 것이 확인되면 치매라 진단할 수 있고, 치매의 여러 원인을 찾기 위한 혈액 검사, 뇌영상 검사 MRI 등를 받게 된다. 이 검사를 통해 치매의 원인이 확인되면 비로소 원인에 맞는 치료를 하게 된다.

### (4) 알콜성 치매의 진단

알콜성 치매의 진단은 음주습관, 블랙 아웃 등 문진으로 병에 대한 정보를 먼저 얻는다. 기억력 저하가 발생한 양상(서서히 발생, 갑자기 발생), 진행하는 양상(서서히 악화, 계단형 악화), 기타 신체질환의 존재 유무(고혈압, 심장질환, 뇌혈관 질환의 병력 등), 일상생활 기능 정도를 평가하게 되는 신체검사, 신경학적 검사, 정신상태 검사를 시행한다.

아울러 혈액검사, 소변검사, 흉부방사선 검사, 심전도 검사 등 기본검사를 통해 치매 증상을 일으킬 수 있는 다른 신체질환의 유, 무를 검사한다. 신경심리검사를 통해 기억력, 판단력, 언어능력 등 인지기능을 평가한다. 뇌의 구조적, 기능적 상태를 평가하기 위해 MRI, CT, PET 등의 뇌 영상검사를 시행한다.

PART 2
# 치매의 다양한 치료방법

## 1) 현대의학적 치료법

알츠하이머를 제외하고는 치료가 가능하거나 조기에 발견하면 더 이상의 진행을 막을 수 있는 치매가 많이 있다. 특히 우리나라를 비롯한 동양권에 많은 혈관성 치매같은 경우 조기에 발견하여 원인질환을 제거하면 더 이상의 진행을 막을 수 있어 치매를 예방할 수 있다.

뇌출혈이나 뇌종양, 정상압 수두증 등으로 인한 치매는 수술을 시행할 수 있으며, 뇌경색으로 인한 혈관성 치매의 경우는 고혈압, 당뇨, 흡연, 고지혈증 등과 같은 위험요소를 사전에 제거하거나 지속적으로 치료함으로써 병의 진행을 지연시키거나 예방할 수 있다.

약물로는 도네페질(Donepezil)이나 메만틴(Memantine) 등 인지기능 개선제가 있는데 이러한 치료제는 치매의 진행속도를 늦추거나, 치매로 인한 심각한 인지장애를 줄이는데 도움을 준다. 그러나 치매의 진행을 완전히 차단할 수 있는 약은 현재 개발되어 있지 않으나 다양한 연구를 통해 머지않아 개발될것으로 기대되고 있다.

한편 치매는 조기진단 검사뿐만 아니라 간호, 복지, 작업치료, 물리치료, 전문요양 등 다양한 분야의 후속 치료가 필요하다. 때문에 경제적으로 큰 부담이 되어 진단과 치료에 적극적이지 못한 것이 현실이다. 또한 나이가 들어 기억력이 조금 나빠졌다고 생각하고 질환으로 생각하지 않는 경우가 있다. 하지만 치료시기를 늦추게 되면 초기에 증상을 호전시킬 기회를 놓쳐 환자의 기능 소실과 심각한 장애를 야기할 수 있으므로 반드시 병원을 찾아야 한다.

기억력 감퇴나 사람을 잘 알아보지 못하는 증상 등이 나타날 경우 나이 탓이라고만 생각해 병원을 찾지 않는 경우가 많은데, 이는 치매 초기증상일 수 있다. 기억력 저하나 인지장애가 반복적으로 나타날 경우 치매선별검사를 통해 치매 가능성을 체크하고, 하루라도 빨리 치료를 시작하는 것이 좋다.

치매치료방법은 증상만큼이나 다양한데 원인질환에 따라 치료방법이 달라진다. 크게 약물치료(신체적 치료), 수술적 치료, 인지재활치료(정신건강, 행동, 인지) 및 가족 및 지역사회 연계 치료(사회 복지, 대인관계 기술 훈련) 등으로 구분할 수 있다. 최근에는 미국, 영국등의 국제 공동연구진이 180개 영역으로 구분된다는 인간의 대뇌피질을 연구해 대뇌피질 뇌 지도를 완성해 치매 치료의 가능성을 열어주었다.

### (1) 약물치료

최근 치매를 치료하기 위한 다양한 약물들이 개발되고 있으며 약물

치료를 통해 증상의 급격한 악화를 막고 2차 증상인 정신증상 등을 호전시킬 수 있다.

신경인지 기능활성제인 콜린성약제, NMDA 수용체 차단제 등이 있으며, 현재도 다양한 약물 개발이 연구진행 중에 있다. 또한 치매로 인해 나타나는 정신증상을 치료하기 위한 항우울제, 항정신병약물등을 사용하기도 한다.

### 가. 약물치료의 원칙

약물을 사용할 증상을 확인해야 한다.

어떤 증상을 목표로 약물치료를 시행할 지에 대한 결정이 필요하다. 증상은 한 가지만 나타나는 것이 아니고 여러 가지 증상이 복합적으로 나타나는 경우가 많기 때문에 전문적인 고려가 필요하다. 약물이 목표 증상에 어느 정도 효과가 있을지에 대해 고려해야 하는것이다. 대체로 정신행동증상에 대한 약물치료의 효과는 좋은 편이지만 모든 증상에 대해 약물치료가 같은 효과를 가지는 것은 아니다. 예를 들어 환청이나 망상은 항정신병 약물에 대한 반응이 좋지만 아무런 원인이 없는 부산함 등의 증상에 대한 항정신병 약물의 반응은 그리 좋은 편은 아니다.

구체적으로 어떤 약물을 어느 정도 용량으로 사용할지를 결정해야 한다. 정신행동증상을 조절하기 위해 사용하는 여러 가지 약물 중 어떤 약물을 선택할지는 환자의 나이, 신체적 건강상태, 증상의 심각성을 고려한 전문가의 결정을 존중한다.

약물 사용방법을 결정한다. 적은 용량으로 시작하고 효과가 나올 때까지 서서히 증량한다. 적은 용량에서부터 시작하고 서서히 용량을 늘리는 것은 약물의 부작용이 적게 나타나도록 하면서 개인별로 가장 효과적인 용량을 찾기 위한 것이다. 노인은 부작용에 민감하기 때문에 특별한 주의가 필요하다. 정신행동증상은 개인별로 차이가 크고 약물에 대한 반응도 개인차가 있다. 따라서 같은 용량이라도 개인별로 효과가 다르게 나타날 수 있다.

### 나. 인지기능개선제

현재 사용 중인 인지기능개선제(cognitive enhancer)는 알츠하이머에 대한 것이므로 혈관성 치매, 기타 치매에 대한 약물 효과는 좀 더 많은 연구가 필요한 상황이다. 알츠하이머 환자를 위한 대표적인 인지기능개선제로는 아세틸콜린 분해효소억제제와 NMDA 수용체 길항제가 있다.

#### 아세틸콜린 분해효소억제제(Acetylcholinesterase inhibitor, ACEI)

정상인의 경우, 뇌의 신경세포에서 아세틸콜린이라는 신경전달물질이 적절히 분비되어 기억력이 유지되고, 학습이 가능하다. 그러나 치매 환자는 뇌에서 아세틸콜린을 분비하는 신경세포가 파괴되면서 아세틸콜린의 분비가 줄어, 기억력과 같은 인지기능이 떨어지게 된다. 아세틸콜린 분해효소억제제 계통의 약물들은 치매로 인하여 저하된 시냅스 간극(synaptic cleft)의 아세틸콜린 농도를 증가시켜 환자의 인지기능을 향상시킬 수 있다. 전 세계적으로 널리 사용되는 알츠하이머 치료제로는 도네페질(Donepezil), 리바스티그민(Rivastigmine), 갈란타민(Galantamine) 등이 있다. 약물 효과는 병의 진행을 막을 수는 없으나 그 경과를 약 6개월에서 2년 이상 늦출 수 있다. 약물 효과는 병의 초기와 중기에 큰 것으로 알려져 있다. 하지만 도네페질(Donepezil)은 말기 알츠하이머 환자에게도 효과가 있다고 인정된다.

### NMDA 수용체 길항제(NMDA receptor antagonist)

글루타메이트(glutamate)라는 신경전달물질이 과도하게 활성화되면 학습 및 기억 능력이 저하되는 것으로 알려져 있다. 이 약물은 글루타메이트와 결합하는 NMDA 수용체를 억제함으로써 알츠하이머 환자의 학습 및 기억능력을 증진하고 병의 진행을 막을 수 있을 것으로 보인다. 이런 종류의 약으로는 현재 메만틴(Memantine Ebixa)이 유럽과 미국 연구에서 중등도 및 중증 알츠하이머 환자에게 효과가 있는 것으로 입증되었다.

### 항산화제

산화과정에서 발생하는 독성 산소 라디칼이 알츠하이머의 발병 기전에 관여하는 것으로 알려지고 있어 이를 억제할 수 있는 항산화제에 대한 연구가 많이 시행되었다. 항산화제에 속하는 비타민 E(고용량)와 셀레길린(Selegiline)이 알츠하이머의 진행을 지연시키는데 효과가 있다는 것이 대규모 임상연구를 통해 밝혀져 현재 이들 약물이 임상에서 사용되고 있으나 다소 논란이 있어 추가 연구가 필요한 상태다.

### 기타 보조약물

이 밖에도 뇌 대사기능개선제, 고지혈증 치료제, 소염제, 에스트로겐 등의 호르몬제제, 신경펩타이드 등 여러 가지 약제들이 일부 연구에서 치료효과가 있는 것으로 시사되기도 하였으나 부작용이 심하거나 일관된 치료 효과가 입증되지 못해 현재 임상에서는 별로 사용되고 있지 않다.

### 다. 정신행동증상 치료제

정신행동증상의 치료에는 항정신제 약물, 항우울제, 항불안제, 항경련제 등을 주로 사용한다. 한 가지 약물이 한 가지 증상에만 효과가 있는 것이 아니다. 예를 들어 공격성의 경우 항경련제, 항정신제, 항불안제 모두 효과가 있다. 따라서 환자가 공격성을 보이는 경우 얼마나 심한 공격성이냐, 만성적이냐 혹은 간헐적이냐, 특정약물을 사용할 수 없는 신체질환을 가지고 있느냐 등 여러가지 상황을 고려하여 약물을 선정한다. 경우에 따라서는 두 세가지 약물을 병합하여 사용하기도 한다.

## (2) 외과(수술)적 치료 ; 뇌혈관 확장술, 뇌이식, 절제술 등

알츠하이머 치매가 아닌 경우는 수술적 치료도 가능하다. 특히 뇌졸중으로 인한 경우와 외상성 치매, 종양성 치매등은 절제술이나 뇌혈관 스텐트술로도 원인질환을 제거하여 치료할 수 있다. 기술적으로는 뇌이식도 가능하나 법적 문제나 윤리적 문제 때문에 현실적으로 집도가 불가능하다.

치매환자에 대한 뇌이식 치료는 이미 오래전에 미국, 캐나다, 브라질 등 여러나라에서 시도하여 기술적으로는 가능하지만 여러 가지 기술외적인 문제들로 실제 임상에는 적용되지 않고 있다.

각종 미디어를 통해 많이 알려진 줄기세포치료도 법적, 윤리적 문제로 배아줄기세포를 취급 할 수 없어 실제 환자치료에는 적용되지 않고 있다. 성체줄기세포치료는 일반인들에게는 상당히 왜곡되게 알려져 있어 특히 주의가 요구된다. 혈액에서 분리 배양한 면역활성화 세포 치료법들이 만능 줄기세포 치료법으로 알려져 있는 경우가 많기 때문이다.

이종이식수술법은 현재 우리나라도 상당한 기술수준에 이르고 있지만 법적 윤리적 문제로 실제 임상에서는 활용되지 못하고 있다. 최근에는 국내 한 대학병원에서 태아의 뇌에서 추출한 뇌세포를 배양하여 치매환자를 치료하는 연구를 진행하고 있다.

### (3) 영상치료기법

영상치료는 주로 뇌종양 등의 원인으로 발생하는 치매에 대한 치료방법이다. 감마나이프 같은 최첨단 장비들이 뇌종양등의 기저질환으로 인한 치매치료에 활용될 수 있는 것이다.

### (4) 인지재활치료

치매환자의 인지기능 훈련을 통하여 저하된 기능을 보충할 수 있는 대처능력을 기르도록 도와준다.

기억감퇴는 초기 알츠하이머성 치매와 초기 혈관성 치매 환자 대부분이 경험하는 주된 증상이다. 기억 감퇴를 경험하는 치매환자는 자신감 상실로 불안, 우울, 위축 등의 증상이 나타나고 이로 인해 기억 감퇴가 더욱 심해지거나 심해져 보이는 악순환을 겪게 된다. 기억감퇴는 환자 뿐만 아니라 환자를 돌보는 가족에게도 일상에서 반복되는 긴장과 좌절을 초래하게 한다. 따라서 초기 치매환자믐 기억감퇴를 회복 또는 보완하도록 개인인지재활, 집단인지재활, 도구를 사용한 컴퓨터 인지재활 등이 필요하다. 중기 및 말기의 치매환자는 신체 및 인지기능을 고려한 환경수정이 필요하다.

### 가. 개인 인지재활

치매환자 개인의 인지기능에 적합한 인지훈련으로 생활에 필요한 것을 기억하고 학습할 수 있도록 다양한 방법을 적용하여 훈련한다.(시간차 회상 훈련, 오차 배제 학습, 점진적 소실 기법, 컴퓨터 인지재활 등.)

### 나. 집단인지재활

치매환자의 경우 집단작업치료 프로그램을 통하여 집단에서 다른 사람과의 관계를 형성하고 시작할 수 있도록 도울 수 있다. 집단인지재활 프로그램에서는 타인과 접촉하여 교류를 촉진하려는 작용이 이루어진다. 공통된 즐거움이나 목적을 가짐으로써 집단 참가자 간에 신뢰감과 소속감이 생기며, 그 속에서 참가자는 안심하고 공간적, 시간적으로 공유할 수 있다.(신체 이완 훈련, 지남력 훈련, 기억력 훈련, 목적 있는 활동 등.)

### (5) 신경 영양요법(뇌영양물질)

알츠하이머 치매의 경우 아밀로이드라는 특수한 단백질이 침착되어 독성물질을 분비하거나 뇌신경의 전도를 막아서 발생할 수 있으므로 아미로이드 단백질의 침착을 막아주는 호르몬이나 영양물질 등으로 치료할 수 있다. 특히 서구에서 알츠하이머성 치매가 많은 것은 식사와 생활습관이 원인으로 작용할 수 있다는 주장도 제기되고 있어 정제된 물질이나 생리활성 영양물질로 치료도 고려할만 하다.

### (6) 가족교육 및 지역사회 연계치료 등

#### 가. 가족교육

가족들이 환자들을 위해 치료적인 환경을 유지할 수 있도록 돕고 지지해주며, 가족 자체의 스트레스에 대해서도 정서적 지지를 제공해준다.

#### 나. 지역사회연계

노인전문기관, 요양기관 등의 연계를 통해 환자들이 지속적으로 치료적 환경 내에 있도록 돕고, 가족들의 심리적 부담감을 덜어준다.

#### 다. 기타 접근방법

환자를 위해 기본적 일상생활이 최대한 스스로 유지할 수 있게 하는 작업요법, 인지기능 강화요법 등의 다양한 프로그램에 참여함으로써 삶의 질을 향상시킬 수 있다.

## 2) 한의학적 · 자연의학적(대체의학) 치료법

침은 인체를 둘러싸고 있는 신경망에 대한 자극을 통해 세포의 활성화를 도모한다는 논리다. 인간의 몸은 유기적으로 정교하게 연결돼 있는 유기체이기 때문에 침을 통해 반복적인 자극을 주면 뇌세포도 활성화시킬 수 있어 치료가 가능하다는 주장이다. 뜸은 열을 통해 혈액순환을 돕고 신경과 세포를 활성화한다는 치료법으로 열이 가해지면 혈류의 흐름이 원활해지면서 세포가 살아날 수 있다는 주장이다.

탕약은 현대의학적인 생리활성 영양요법의 일종이라 할 수 있다. 그 외 온열요법등도 신체의 온도를 높여 혈류의 흐름을 통해 뇌세포의 기능을 활성화 한다는 논리다.

계량화, 정량화 되어있는 현대의학과는 달리 한방은 경험적 치료법이기 때문에 다소 한계가 있긴 하지만 21세기 들어 미국을 중심으로 정량화, 계량화 작업이 진행되고 있어 관심이 모아지고 있기도 하다. 현대의학적 치료법과 접목되면 놀라운 효과를 나타낼 수도 있는 것이다.

자연의학적 치료법은 사실상 생활속에서 실천 할 수 있는 치매예방법과 같은 방법이다. 이 책 4부, 5부에서 소개되는 생활속 예방법, 운동법 등이라 할 수 있다. 그 외 니시요법, 족욕, 반신욕, 손끝치기, 발끝치기, 도리도리 운동 등 우리에게 널리 알려진 방법으로도 치매가 예방되며 사람에 따라 치매가 치료되는 경우도 있다. 실제로 서울 서대문구에 사는 박모씨는 84세 중증 치매환자였던 자신의 장인을 이런 자연의학적 방법등으로 고칠수 있었다며 소개했다. 운동이나 섭생 등에 대해서는 4부, 5부에서 더 자세히 알아보자. 자연의학적 치료법은 예방과 치료가 비슷한 개념으로 보면 된다.

## 3) 치매 종류별 치료법

### (1) 알츠하이머성 치매

알츠하이머의 원인이 아직까지 분명하게 밝혀지지 않은 상태이기 때문에 알츠하이머를 치료하는 것은 질병의 원인을 근본적으로 제거하는 것이 아니고 진행속도를 지연시키거나 환자의 증세를 가볍게 하는 것이 치료법이다.

알츠하이머 환자의 뇌에서는 전뇌 기저부(basal forebrain)의 마이넬트 기저핵 신경세포가 대부분 사멸해 있고 이 신경세포가 지배하는 시냅스와 대뇌피질과의 연결이 퇴화해 있다. 알츠하이머 환자의 기저핵 신경세포에는 신경 전달 물질인 아세틸콜린(acetylcholin)을 생산하는 콜린 아세틸트란스페라제(choline acetyltransferase), CAT 효소가 현저하게 저하되어 있는데, 효소의 양과 알츠하이머 증세는 서로 비례관계에 있다. 따라서 알츠하이머 환자를 치료할 때는 뇌에 아세틸콜린 전달 물질의 농도를 되도록 높게 유지시켜 주어야 증세가 호전된다.

알츠하이머의 치료제는 주로 뇌에서 나오는 아세틸콜린이라는 물질의 분해를 억제하는 효과를 갖는 아세틸콜린 분해억제제와 글루탐산이라는 신경전달 물질의 수용체에 길항적으로 작용하는 메만틴(Memantine)이라는 약물 두종류가 있다.

아세틸콜린 분해 억제제에는 몇가지 비슷한 작용기전, 효과를 가진 약물들이 존재하며, 먹는 약과 붙이는 패취제재가 개발되어 있다. 아세틸콜린 분해억제제 및 메만틴과 같은 약물을 사용하는 경우 알츠하이머 환자에서 인지기능 개선효과 및 일상생활기능을 보다 더 오래 유지시켜준다는 연구결과가 있지만 아직 알츠하이머의 경과를 완전히 멈추게 하거나 되돌리는 약물은 없다.

현재 아밀로이드 단백을 제거하거나 줄이기 위한 약물의 개발이 진행중이다. 알츠하이머가 진행하면서 나타나는 행동증상의 조절을 위해서 약물이 사용될 수도 있으며, 이런 경우 우선 메만틴(Memantine)을 사용하고 증상이 심한 경우 우울증 약물 또는 항정신병 약물이 소량 사용될 수도 있다. 이상행동을 조절하는 약물은 우울증, 불안, 초조, 과격한 행동, 의심하는 증상, 밤에 잠을 자지 않고 돌아다니는 증상, 같은 행동을 반복하는 증상, 충동을 억제하지 못하는 증상 등을 조절한다.

알츠하이머에 대한 현재의 첨단 치료는 신경반이나 신경섬유 덩어리의 생성을 근본적으로 차단하는 것은 아니다. 아세틸콜린의 분해효소 억제제를 사용하여 콜린성 신경전달 기능을 강화하여 기억력을 포함한 인지기능을 개선시키고자 하는 것이다. 그리고 알츠하이머를 앓고 있는 노인의 인지기능이 갑자기 더 나빠졌을 때는 반드시 내과적인 합병증을 고려해야 한다. 환자가 갑자기 인지기능이 나빠졌거나 행동증상의 문제를 보일 때는 일반적인 정규검진이 반드시 필요하다.

### (2) 혈관성 치매

혈관성 치매는 뇌혈관 질환의 위험요인을 치료하고 꾸준히 관리를 하는 것이 무엇보다도 중요하다. 고혈압, 당뇨, 고지혈증 등의 위험인자가 있는 경우 투약 및 생활습관 교정을 통해 위험요소를 조절, 관리, 제거해야 한다. 아스피린이나 와파린과 같은 혈소판 응집억제제나 항응고제, 혈류순환개선제 등으로 뇌혈관 질환이 다시 발생하거나 악화되는 것을 방지한다. 이밖에도 뇌혈관 장애를 가진 환자에게 칼슘채널 길항제, 산소라디컬 제거제를 처방하여 위험 인자가 되는 고혈압, 당뇨, 비만증, 고지방 식사를 조절하거나 제거한다.

인지 기능저하에 대해서는 인지기능개선제를 사용하며, 은행잎제제와 같은 혈액순환 개선제를 사용하기도 한다. 기억력 증진을 포함한 인지 훈련, 독서, 단어쓰기, 계산연습 등의 인지자극을 생활화 한다. 폭발적으로 화를 내는 증상이나 폭력성 등의 문제행동에 대해서도 증상이 심한 경우 약물로 증상을 완화시킬 수 있다.

고혈압이나 당뇨 등 위험인자의 철저한 관리와 뇌혈관질환 예방을 위한 약물투여를 할 수 있다. 그러나 무엇보다도 식이요법, 꾸준한 운동과 금연을 통하여 건강관리를 하는 것이 중요하다.

### (3) 외상성 치매

외상성 치매는 머리부위를 잦은 충격(예를 들어 권투경기 하는 선수들)으로 뇌신경이 파괴되어 발생하는 질환이다. 외상성 치매도 일반적 치매와 마찬가지로 현재까지 발생기전이 확실히 규명되지 않았을 뿐 아니라 획기적 치료제도 개발되지 않고 있는 실정이다. 현재 임상시험 중인 새로운 계열의 알츠하이머 치료제가 외상에 의해 유발되는 뇌손상을 줄일 수 있다는 연구결과가 발표된 바 있으나 범용적으로 사용되지는 않고 있다.

외상성 치매 환자의 상태에 따라 기본적 일상생활이 최대한 스스로 유지할 수 있게 하는 작업요법, 인지기능 강화요법 등의 다양한 프로그램에 참여함으로써 삶의 질을 향상시키는 방법이 강구되고 있다.

### (4) 알콜성 치매

알콜성 치매가 의심될 경우 전문의를 찾아 적극적으로 진단 및 치료를 받아야 하고 즉시 술을 끊는 것이 가장 중요하다. 알콜성 치매가 발병할 확률이 높은 알콜 의존증 환자는 금주 의지가 없는 경우가 많으므로 의료기관의 금주 프로그램을 이용할 수 있도록 주변 사람들의 지지가 필요하다.

술은 중성지방 형태로 체내에 저장된다. 일반적인 지방산은 혈액을 통해 근육으로 이동하지만, 음주 후의 중성지방은 곧바로 간에 축적되어 지방간을 만든다. 알콜성 지방간은 간염, 간경화로 발전할 수도 있다.

서울대 노화고령사회연구소에 따르면 절주만으로도 5년 젊어지는 효과가 있다고 한다. 불가피하게 술을 마시더라도 적당하게 마셔야 한다. '적당한 음주'를 '자신의 주량만큼'이라고 해석하는 사람이 많다. 적당한 음주란 하루에 알콜 30g 정도를 말하는데, 이는 포도주 한두 잔에 해당하는 양이다. 알콜성 치매의 첫단계는 술을 끊는 것이다.

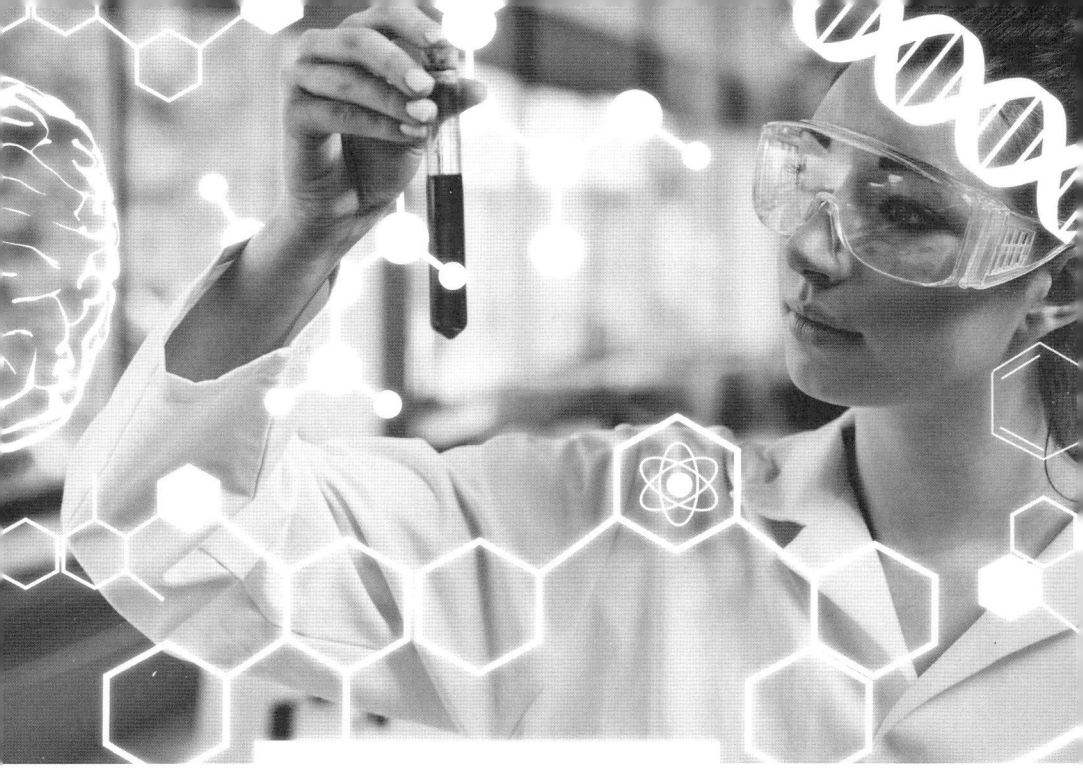

4부

# 생활속 치매 예방법

PART 1
# 조기진단으로 치매를 극복하자

## 1) 정기검진의 중요성

세계보건기구(WHO)의 통계자료에 따르면 2012년 기준 한국인의 평균 기대 수명은 여성 84세, 남성 77세다. 아프지 않고 건강하게 사는 기간을 나타내는 건강 수명은 여성 73세, 남성 71세로 기대 수명과 6~11세 정도 차이를 보인다. 이는 생을 마감하기까지 약 10년은 각종 질환에 시달리거나 의존수명에 있음을 의미한다. 이 10년 동안 질병 없이 건강하게 사는 방법은 없을까. 그러기 위해서는 무엇보다도 내 몸에 어떤 이상이 있는지 없는지, 나이가 들어가면서 어떤 변화가 보이는지를 아는 것이 중요하다.

치매가 비록 암보다 무섭다는 질병이긴 하지만 모든 질병이 그렇듯 어느 정도는 예방이 가능하다. 치매를 예방하는 중요한 일중 하나가 정기적인 건강검진이다.

건강검진은 최소한 1년에 한 번 정도는 받는 것이 좋고, 특히 여성은 6개월에 한 번씩 산부인과 진단을 받는 것이 좋다.

그러나 건장검진을 그때마다의 일회성 행사로 처리하면 예방에 큰 의미가 없어진다. 매년 받은 건강검진의 수치나 의사소견 등을 꼼꼼히 살펴보고 특히 정상범위를 벗어나 있거나 비정상과의 경계선상에 있는 부분에 대해서는 지난해와 어떤 차이가 나는지, 그에 대한 의사의 소견은 어떤지 등을 확인하고 필요한 경우 좀 더 세부적인 진료를 받아보아야 한다.

흔히 가족력이라 하여 조부모, 부모, 형제들이 겪은 질병에 대해서는 보다 세심한 주의와 관심이 필요하다. 근본적으로 인간의 유전인자가 정신적, 신체적 건강에 영향을 주고 살아온 환경과 섭생이 현재와 미래의 건강을 나타낸다. 가족력의 연령대별 건강상태를 체크하는 것은 건강관리에 중요한 점이다. 건강검진시 이 가족력과 연결된 부문은 특히 유의하여 살펴보는 것이 건강검진을 질병예방에 유용하게 하는 지름길일 것이다.

나이가 점차 들면서는 자연적인 노화로 몸의 면역력이 떨어지고 생체 기능, 적응력, 회복력 등이 감소하기 때문에 언제 어떻게 이상이 생겨날지 모른다. 노인 질환은 증상이 모호하고 복합 질환으로 악화될 가능성이 크기 때문에 정기적인 건강검진을 통해 신체적·정신적 건강 상태를 주기적으로 확인해야 한다.

이런 추세에 따라 요즘은 생체나이를 중요시한다. 생체 나이(bio-age)는 전반적인 건강 상태와 노화 정도를 종합적으로 평가한 것이다.

생체나이가 자신의 실제 나이보다 낮으면 동년배보다 젊게 사는 것이고, 그 반대면 노화 속도가 빠른 편이라고 생각하면 된다.

예를 들어 혈압과 폐 기능, 콜레스테롤 등의 검사에서 정상이면 생체나이는 실제 나이보다 낮게 본다. 미국 뉴욕 주립대 의대 학장인 마이클 로이진 교수의 저서 「생체 나이 고치기」에 따르면, 정기적인 건강검진으로 만성질환을 관리하면 12년 이상 수명을 연장할 수 있다고 한다. 로이진 교수는 "생활 속 건강관리를 통해 생체 나이를 줄일 수 있다"면서 "이는 질병과 노화에서 벗어나 행복한 삶을 영위하는 기초가 된다"고 말했다.

현재 치매는 막연하게 불치의 병으로 치부되고 있다. 그러나 정기적 검진을 통해 조기에 발견한 초기 경도인지장애는 완치가 가능하며, 중증 치매도 진행 속도를 늦추고 있다.

정기진단을 통한 뇌 영상 사진과 인지력 테스트를 통해 치매 고위험군 진단을 받으면 중증 치매로 진행하고 있지는 않은지 계속해서 정기적인 검진도 받으면서도 인지력 저하 속도를 늦추기 위한 관리 프로그램과 연계될 수 있도록 보건소, 치매지원센터 등의 도움을 받는 것도 필수적이다.

이렇듯 중요한 정기검진 즉, 치매 조기진단율을 어떻게 높일 것인가 하는 문제는 아직까지 그 중요도에 비해 사회적인 주목을 받지 못하고 있다. 또한 조기 진단이 일으킬 수 있는 여러 가지 문제점, 치매 고위험군으로 진단받은 사람이 느낄 수 있는 수치심, 불안감, 고립감 혹은 오진이 일으키는 문제 등에 대한 사회적 논의는 아직 우리나라에서는 활발하지 않은 것으로 보인다. 다만 조기 진단의 비율을 높이고, 조기 진단을 국가적으로 지원해야 한다는 논의가 사회 전반적으로 지속, 확산되고 있는 점이 그나마 다행스런 현실이다. 〈치매국가 책임제〉가 그 시작인 셈이다.

## 2) 치매증상, 〈자가 진단〉을 통해 알아보자

이미 여러 번 지적했듯이 치매는 기억력 장애, 지남력 장애, 언어능력 장애, 시공간능력 장애, 실행능력 장애, 판단력 장애 등이 생겨 이해력이 줄고 사소한 일에도 화를 내거나 주위사람에 대한 배려없이 자기고집이 세지는 증상을 나타낸다.

치매는 발병 후 통상 10여년 정도 질병을 앓게 되는 질병인데도, 초기에는 그 증상이 미미해 단순한 건망증과 구분하기 어려워 쉽게 병원을 찾지 않게 된다. 환자의 기억력이 현저히 떨어지고 망상, 환각, 착각, 배회, 초조, 수면장애 등의 뚜렷한 이상징후를 보여야 치료를 시작하는 것이 일반적이다.

중앙치매센터에 따르면 조기진단으로 치매판정을 받고 치매약을 꾸준히 복용하면 그렇지 못한 환자에 비해 20년 후 치매 유병률이 80%까지 낮아진다고 한다. 더욱이 치매 증세가 심해지면 통상 요양시설에 입소하게 되는데 약물치료를 시행하면 5년 후 요양시설 입소율이 65%에서 10%로 떨어진다고 한다.

이렇듯 치매의 조기진단을 통한 사전관리는 매우 중요하다. 중앙치매센터에서 발표한 기억력 평가를 통한 〈자가진단표〉와 일상생활속에서 나타나는 증상들을 살펴보자.

자가진단표 : 기억력 평가

| 번호 | 질문사항 | 예 | 아니오 |
|---|---|---|---|
| 1 | 당신은 기억력에 문제가 있습니까? | | |
| 2 | 당신의 기억력은 10년 전에 비해 저하되었습니까? | | |
| 3 | 당신은 기억력은 동년에 비해 나쁘다고 생각하십니까? | | |
| 4 | 당신은 기억력 저하로 일상생활에 불편을 느낍니까? | | |
| 5 | 당신은 최근에 일어난 일을 기억하기 어렵습니까? | | |
| 6 | 당신은 며칠 전에 나눈 대화를 기억하기 어렵습니까? | | |
| 7 | 당신은 며칠 전에 약속을 기억하기 어렵습니까? | | |
| 8 | 당신은 친한 사람의 이름을 기억하기 어렵습니까? | | |
| 9 | 당신은 물건 둔 곳을 기억하기 어렵습니까? | | |
| 10 | 당신은 이전에 비해 물건을 자주 잃어버립니까? | | |
| 11 | 당신은 집 근처에서 길을 잃은 적이 있습니까? | | |
| 12 | 당신은 가게에서 사려는 물건이름 두 세가지를 기억하기가 어렵습니까? | | |
| 13 | 당신은 가스불, 전기불 끄는 것을 기억하기 어렵습니까? | | |
| 14 | 당신은 자주 쓰는 전화번호를 기억하기가 어렵습니까? | | |

※ 6개 이상 해당되면 가까운 보건소에서 치매진단을 받아 볼 것을 권한다.

일상생활속에서 나타나는 증상

**1. 최근 일에 대한 기억을 잘 못함**

- 며칠 전에 나눈 대화내용을 기억하지 못한다.
- 약속을 자꾸 잊어버리거나 특별한 기념일을 까먹는다.
- 사물이나 사람의 이름을 다르게 말한다.
- 집주소와 전화번호를 떠올리는데 오래 걸리거나 기억하지 못한다.
- 한 번 들은 이야기를 금방 잊어버리고 자꾸 반복해서 묻는다.

2. 익숙한 일을 처리하는데 어려움이 생김
    - 집안의 물건을 찾는데 어려움을 겪는다.
    - 이야기 도중에 어떤 이야기를 하고 있었는지 까먹는다.
    - 가스불 끄는 것을 깜박할 때가 많다.
    - 늘 사용하던 기구를 사용하지 못한다.

3. 시간관념이 흐려지고 언어사용이 어려워짐
    - 예전에 잘 다니던 길에서 헤매는 일이 있다.
    - 시간과 장소를 혼동한다.
    - 이야기 중에 말문이 자주 막히고 말투가 어눌해 진다.
    - 단어가 생각 안 나 진땀 뺀다.

4. 판단력이 감소하여 그릇된 판단력을 자주함
    - 새로운 기구에 대한 사용법을 익히는데 오랜 시간이 걸린다.
    - 외출시 입을 옷이나 점심메뉴 등 일상생활에서 판단을 잘 내리지 못한다.
    - 계산할 때 셈을 자주 틀린다.
    - 불필요한 물건들을 가져와 모으거나 버리지를 못한다.

5. 감정기복과 성격, 행동변화가 심해짐
    - 잠을 자도 피곤하며 성욕이 줄어든다.
    - 종종 우울하고 사소한 자극에도 화를 내고 난폭해진다.

- 개인위생이나 외모를 가꾸는데 무관심해져 간다.
- 반사신경이 느려진다.
- 성격이 피동적으로 변하고 자발적으로 뭘 하려고 들지 않는다.

6. 불안, 착각 증세가 나타남
- 자신의 물건이 없어졌다고 하면서 주위 사람들을 의심한다.
- 밥을 먹고도 먹지 않았다고 우긴다.
- 밖에 아무도 없는데 누가 왔다고 자꾸 나가보라고 한다.
- 밤에 잠을 자지 않고 왔다 갔다 한다.

주부 A씨(56)는 두 아이의 엄마다. 대학에서 불문학을 전공했고 결혼 후 전공을 살리지는 못했지만 가끔씩 혼자 문학작품을 발표하기도 했다. 그녀는 언제부터인가 '기억력이 예전 같지 않다'고 느껴왔는데, 1년 전부터는 그 정도가 심해져 방금 들은 이야기를 잘 기억하지 못한다. 종종 중요한 약속을 지키지 못해 낭패를 보곤 했다. 집안에서도 건망증으로 인한 실수는 반복됐고 점차 가족에게 신경질이 늘어갔다. 최근 들어 외출했다가 집을 제대로 찾지 못하는 일이 생기자 가족에게 이끌려 병원을 찾게 됐다. 진단 결과 A씨는 전형적인 치매 증상을 앓고 있었다.

## 3) 치매예방 빠를수록 좋다. 40대부터 시작하라

사람은 누구나 나이가 들면 뇌기능이 떨어질 수밖에 없다. 평균 수명 100세 시대에 치매는 누구에게나 찾아오는 예약된 질병일지도 모른다.

일본 대뇌생리학 권위자인 마쓰바라 에이타 박사는 "치매는 20년에 걸쳐 서서히 진행하며 처음 10여년은 체감 증상이 거의 없고 검사를 해도 이상소견을 발견하기 쉽지 않다"며 "그러나 뇌에서 격렬한 변화를 거듭한 증상들이 후반 5년 들어 나타나기 시작한다"고 설명했다.

치매 증상이 시작되는 평균 나이는 약 70~75세다. 치매의 싹이 치매로 나타나기까지 약 20여년 걸린다는 점을 감안하면 50세부터 이미 뇌 속에 아밀로이드가 쌓이기 시작했다고 볼 수 있다.

치매를 예방하려면 젊었을 때부터 시작해야 한다. 치매는 어느 날 갑자기 발병하는 것이 아니기 때문이다. 알츠하이머의 경우 적어도 40, 50대부터 생활습관 개선과 예방치료로 뇌를 건강하게 유지해야 한다. 건강하고 정상적인 40・50대 가운데 약 80%가 이미 치매를 향해 가기 시작한다고 봐야 한다. 뇌 건강을 지키려면 예방주사를 맞는 것처럼 당장 잘못된 생활습관을 바꿔야 한다.

혈관성 치매의 경우 20, 30대부터 치매를 일으키는 뇌변화가 시작된다. 치매가 노인들만의 문제가 아니며 일찍 예방을 시작해야 하는 이유다.

40~50대 치매의 싹을 없애기 위한 건강한 생활습관법으로 '생・각・바・꾸・기'라는 생활운동도 있다. 이는 생각을 젊게 하자, 각성하고 금주・금연하자, 바른 자세로 활기차게 걷자, 꾸밈없는 뇌건강 식단을 준비하자, 기분 좋게 이웃을 위해 봉사하자 등 5가지 항목 첫 글자를 딴 것이다.

고정관념을 버리고 사물을 새로운 관점에서 바라보는 습관을 키우고, 호기심을 갖고 뭔가 새로운 것을 배우는 것은 뇌를 자극시켜 치매 예방에 중요한 역할을 한다. 금주, 금연을 하고 평상시 활기차게 걷는 것도 뇌혈류를 개선하고 신경세포를 보호하는 물질인 신경영양인자(BDNF) 생성을 증가시킬 수 있다. 좋은 음식은 뇌세포의 노화를 지연시키고, 배려와 봉사활동은 긴장되거나 반복되는 삶의 기본적인 스트레스를 극복하기에 충분하다.

### 가. 연령대별 치매 예방법

- 10대엔 지속적인 학습을 통해 뇌세포 신경을 촘촘하게 만들어라. 다양한 현장 학습을 하고 악기를 배워라.
- 20대에는 소주를 5잔 이상 마시지 마라.
- 30~40대엔 운동을 하고 학습 기회를 만들자. 스마트 기기를 멀리하고 매일 일기를 쓰자.
- 50~60대엔 봉사활동, 취미활동을 하며 외국어를 배우거나 책 요약으로 기억력을 살리자. 종이접기, 글쓰기, 색칠하기, 노래 부르기 등 머리를 쓰는 활동을 늘려야 한다.

### 나. 생활속 치매 예방법

- 단골 슈퍼마켓이 아닌 다른 가게를 이용한다.
- 직장이나 늘 다니던 곳도 평소와 다른 길을 택한다.
- 통상적인 인사보다 기쁘게 할 덕담으로 인사한다.
- 익숙하지 않은 손을 이용해 가방이나 문을 연다.
- 정리정돈을 자주 하고 방 분위기를 바꾼다.
- 욕실이나 주방에서 자주 쓰는 물건의 위치를 자주 바꾼다.
- 단골식당 대신 새로운 식당에서 식사를 한다.

- 책장이나 CD장을 새로 정리한다.
- 치약이나 샴푸 등을 새로운 향으로 바꾼다.
- 왼손과 오른손을 번갈아 가며 닦는다.
- 숫자나 알파벳을 거꾸로 외운다.
- 친구의 전호번호를 기억해 본다.

 말을 많이 하고, 쓰고, 활발하게 토의하고, 발표하면 뇌에서 판단기능을 맡고 있는 전두엽이 활성화될 수 있다. 외국어 공부도 치매를 예방하는 좋은 방법이다. 60대를 대상으로 3개월간 이런 훈련을 했더니 그렇지 않은 군에 비해 월등히 뇌피질이 튼튼해졌다고 한다. 산 이름을 외우는 것도 좋은 방법이다. 비활동적인 노인들이 TV시청하는 시간이 높은데 이처럼 수동적인 활동만 하면 인지장애에 걸릴 확률이 10%이상 증가한다.

PART 2
# 치매를 예방하는 뇌 건강법

## 1) 뇌는 쓸수록 좋아진다

치매에 걸리는 사람들의 가장 일반적인 공통점은 치매 가족력, 저학력, 문맹, 고령이라고 한다. 저학력, 문맹, 고령자는 대개 뇌사용이 많지 않은 집단이라고 볼 수 있다. 이를 거꾸로 해석하면 뇌를 많이 써야 치매예방에 좋다는 것이다.

우울증을 가진 사람이 그렇지 않은 사람에 비해 치매 발병 위험도가 2배 이상 높다고 한다. 또한 내성적인 사람이 외향적인 사람에 비해 치매에 걸릴 위험성이 높을 뿐만 아니라 비만과 당뇨, 고혈압같은 생활습관병, 잦은 음주도 뇌세포 파괴의 주범이다.

뇌 신경회로는 손을 정밀하게 많이 움직일수록 발달한다. 즉 손을 움직이면 혈액순환이 좋아져서 뇌로 가는 혈류량을 증가시키게 된다. 또한 뇌 건강에는 적절한 '공부'가 최고다. 지적인 자극이 가해지면 신경

전도가 일어나고 신경가지가 두터워진다. 다시 말해 신경회로가 넓어져 막힘없이 신경흥분을 전할 수 있게 된다.

평생 즐겁게 공부하는 학생으로 살 수 있으면 뇌 건강에 좋다. 재미로 수수께끼나 퍼즐을 푸는 것도 치매예방에 도움이 된다. 뇌는 적절하게 쓰지 않으면 신경세포와 회로가 점점 사라지게 된다. 공부를 하면 뇌의 구조가 변하게 된다. '적절하게 사용하라. 그렇지 않으면 잃어버린다(Use the brain or lose it)'는 원칙에 따라 뇌는 유연하게 변한다.

알츠하이머성 치매는 단백질 조각 때문에 뇌신경세포가 망가져서 생기는 병이라고 한다. 아밀로이드로 망가진 뇌도 일부 기능이 남아 있는데, 공부를 하면 적절한 자극이 가해지면서 신경기능의 일부가 살아나 망가진 뇌 기능을 보충하게 된다.

뇌에도 줄기세포가 존재하고 있다는 사실이 밝혀졌는데 적절한 자극이 주어지면 줄기세포가 새로운 신경세포를 만들어 내어 치매증세가 완화될 수 있게 된다. 예를 들어 적당한 운동을 하면 줄기세포에서 새로운 신경세포가 생겨날 수 있으며, 늙은 신경세포 간에 연결망이 생기고 뇌로 가는 혈류량을 증가시켜 뇌 세포에 더 많은 영양과 산소를 공급한다는 것이다.

그리고 나이가 들면서는 가급적 뇌를 골고루 쓰는 것이 중요하다. 좌뇌는 분석과 논리를, 우뇌는 감성을 관장하므로 어느 한쪽에서든 신경회로가 멈춰 있으면 안되고 좌우 뇌 모두 사용해야 한다. 그러기 위해서는 의식적으로 생활습관을 꾸준히 바꿔가야 한다. 생활속에서 간단하게 실천할 수 있는 예로 오른손잡이의 경우 의식적으로 왼손 사용을 늘린다든지 독서를 할 때도 소설, 시 중심에서 사회과학분야 등으로 패턴을 바꾸어 보면 균형적인 좌우뇌 활동을 이룰 수 있다.


### 2) 잘 듣고, 많이 읽고, 외우는 뇌 운동하라

우리 뇌는 사용할수록 좋아진다. 하지만 뇌는 너무 혹사당하고 오래 긴장하면 오히려 교감신경을 흥분시키거나 혈류가 떨어져 베타아밀로이드가 증가할 수 있어 주의해야 한다. 뇌도 어느 정도 휴식이 필요하다는 얘기다.

스트레스를 받아도 베타아밀로이드 수치가 크게 늘어난다. 일반적으로 뇌세포 수는 20세 전후쯤 최정점에 달했다가 30세를 기점으로 점차 퇴화한다. 그러나 최근 들어 과학자들이 나이가 들면서 뇌신경세포는 줄어들어도 뇌를 쓸수록 어느 정도까지는 뇌세포 몸체가 커지고 신경회로도 증가한다는 연구 결과를 내놓고 있다.

서울 강남구 치매 지원센터와 삼성서울병원 신경과 치매 클리닉에서 실시하고 있는 치매예방 교육 자료에서는 뇌의 이미지를 적극적으로 활용하여, 본인의 노력을 통해 인지기능 약화를 막을 수 있다는 메시지를 전달하기도 한다.

'나의 뇌를 웃게 하자'라는 이름의 이 프로그램에 참여하는 60세 이상의 노인들은 5일간 매일 두 시간씩 뇌를 자극하여 치매의 위험을 낮출 수 있는 운동법, 뇌 건강에 좋은 음식 등에 관한 교육을 받는다.

내용을 보면 십자말 풀이, 끝말잇기, 반대말 대기, 특정 자음으로 시작하는 낱말 생각하기, 낱말 거꾸로 말하기 등은 전두엽의 기능을 향상시키는 데 좋은 활동이며, 측두엽의 기능을 향상시키기 위해서는 매일 신문 기사를 하나씩 읽고 말이나 글로 요약해 보거나, 독서한 내용을 주변 사람들에게 이야기하거나, 앨범을 보면서 가족들에게 과거에 있었던 일을 이야기하거나, 매일 일기를 쓰는 습관을 가지는 것이 좋다고 한다.

또한 음악 감상과 노래 부르기는 측두엽을, 작사와 같은 창조적 음악 활동은 전두엽을, 악기를 연주하거나 춤을 추는 활동은 두정엽을, 악기를 통해 촉각을 자극하는 활동은 후두엽을 활성화한다고 한다.

뇌손상 부위에 따른 치매증상

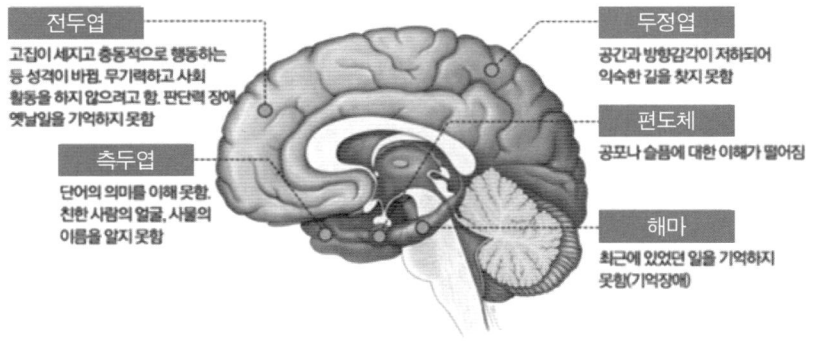

### 3) 모든 질병의 원인, 스트레스를 피하라

대개 노년이 되면 질병은 크게 신체적·정신적 두 부분에서 동시다발적으로 빠르게 진행된다. 신체적 질병은 신체의 노화에서 오는 만성적, 퇴행성 질병이 대부분이다. 그리고 정신적 질병은 스트레스에서 찾아오는데, 노년의 스트레스는 한 두가지 이유에서 오기 보다는 복합적인 경우가 대부분이다. 현업에서 물러나면서 오는 심리적 위축과 경제적 어려움, 또한 사회적 격리에 따른 외로움 등의 스트레스가 이러한 것들이다.

### (1) 노년의 만성적 스트레스는 치매를 불러온다

미국 알베르트 아인슈타인 의과대학 신경과전문의 리처드 립턴 박사는 만성 스트레스가 치매로 이어질 수 있는 기억상실성 경도인지장애(AMCI: amnestic mild cognitive impairment)와 연관이 있다는 연구결과를 발표했다.

노화로 자신감이나 면역력, 회복력 등이 점차 저하된 노인들에게 신체적·경제적 어려움, 질병, 외로움 등에 따른 복합적이고도 만성적인 스트레스는 여러 가지 치명적인 질병을 유발할 수 있는데 특히 뇌에 큰 영향을 미친다는 것이다.

인지기능에 이상이 없는 70세 이상 노인 507명을 대상으로 현재의 생활환경, 앞으로 발생할 일들 등 14개 항목에 대한 심리적 스트레스를 평가하는 스트레스 지각 측정검사(PSS: perceived stress scale)를 시행하고 매년 최소한 1번씩 인지기능 테스트를 평균 3.6년 동안 계속한 결과 이와 같은 사실이 확인됐다고 밝혔다.

경도인지장애(MCI)란 기억력 등 인지기능이 같은 연령대의 다른 노인들보다 떨어진 상태를 말한다. 일상생활에 큰 지장이 있을 정도는 아니지만, 이런 노인은 다른 노인에 비해 치매로 이행될 가능성이 큰 것으로 알려져 있다. 경도인지장애는 기억력 저하가 두드러지게 나타나는 '기억상실성'과 기억력보다는 집중력·사고력 등 다른 인지기능이 떨어지는 '비기억상실성'으로 나뉜다.

실험 참여 대상자들은 평가점수에 따라 최저에서 최고까지 5그룹으로 나누어 지는데, 남성보다는 여성 그리고 교육수준이 비교적 낮은 사람이 평가점수 상위 그룹에 속할 가능성이 높은 것으로 나타났다.

### (2) 격리 스트레스, '외로움'은 치매를 부른다

은퇴한 노인 중 일부는 현역시절의 사회적 지위도 잃었고 경제적 여유도 없다는 이유로 타인을 만나기 꺼리거나 바깥출입을 하지 않으려는 경향을 보인다. 은퇴로 저하된 자신감이 타인을 만나면 불필요한 스트레스를 받기 때문에 차라리 만나지 않는 것이 스트레스를 피하는 방법이라 자위하기도 한다.

이는 매우 위험한 행동이다. 스스로를 고립시키는 것은 더 큰 스트레스를 양산하기 때문이다. 현대인이 살아가면서 받는 대표적 스트레스(충격이 큰) 가운데 가족의 죽음, 이혼, 별거, 친구와의 헤어짐이 있다. 큰 충격의 스트레스를 보면 사랑하는 사람을 잃는다는 것에서 오는 외로움과 밀접하게 연결되어 있다는 것을 알 수 있다.

기혼·미혼 관계없이 외로움을 느끼는 감정 자체가 치매를 초래할 수 있다. 이와 관련해서는 네덜란드 암스테르담의 아킨 정신건강센터가 65~86세의 노인 2200명을 대상으로 조사한 자료가 이를 증명한다. 이들은 조사를 시작할 시점에는 치매에 걸리지 않은 상태였다. 이 중 약 20%인 433명이 외로움을 호소했는데 이들이 치매에 걸린 비율은 외로움을 느끼지 않은 이들보다 1.6배나 더 높았다. 외로움을 느낀다고 응답한 사람 중에서는 조사 시점으로부터 3년 후 13.4%가 치매에 걸린 데 비해 외로움을 느끼지 않은 사람들 중에서는 5.7%만이 치매에 걸렸다.

그 결과는 결혼 여부를 감안했을 때에도 마찬가지였다. 연구팀은 홀로 사는 노인들은 9.3%가 치매에 걸린 반면 다른 누군가와 같이 사는 이들은 5.6%가 치매에 걸렸다고 밝혔다. 또 결혼하지 않았거나 비혼 상태인 이들 중에는 9.2%가, 결혼한 이들 가운데는 5.3%가 각각 치매에 걸렸다. 홀로 사는지 여부도 치매에 걸릴 확률과 깊은 관련이 있다는 얘기다. 이 같은 연구결과는 '신경학, 신경외과, 정신의학 저널(Journal of Neurology, Neurosurgery and Psychiatry)'에 실렸다.

최고의 스트레스를 이렇게 말하는 의사도 있다.

"혼자 되는 겁니다. 세상에 홀로 남는 '격리 스트레스'가 뇌에 치명적입니다. 뇌에 자극이 커요. 어떤 사람들은 스트레스를 덜 받으려고 혼자만의 성을 쌓는데 이건 더 위험하죠. 사회로부터 격리되고 폐쇄되면 대뇌 신경세포가 전체적으로 활성화되지 않고 억제중추만 활성화됩니다. 더 많은 스트레스를 받게 되는 거죠. 홀로 되면 거기서 죽어가고 미쳐가게 돼요. 우리 사회에 기러기아빠가 많아져서 큰일입니다. 싱글족이 늘어나는 건 결코 좋은 징조가 아닙니다."

### (3) 정신건강을 위해 스트레스를 해소하라

긍정적인 삶을 이어가려면 외부 활동을 자주 하는 편이 좋다. 경로당이나 복지관에서 동년배와 어울리는 것도 한 방법이다. 더 적극적인 방법이 필요하다면 웃음 요법이나 미술 요법과 같은 사회 재활 프로그램에 참가해 효과를 볼 수 있다. 명상, 운동, 여가 활동, 종교 활동은 노인뿐만 아니라 모든 연령대가 긍정적인 삶을 유지할 수 있는 방법이다.

정신건강을 위해 중요하게 관리해야 할 것은 스트레스 해소다. 스트레스를 잘 풀어도 무려 8년이나 젊게 살 수 있다. 사별, 경제력 상실, 역할 상실 등으로 받는 스트레스는 수명이 1년씩 줄어들 정도로 치명적이다. 스트레스를 우습게 볼 일이 아니다.

스트레스는 거의 모든 질병과 관련이 있다. 위궤양, 동맥경화증, 고혈압, 과민성 대장염, 관절염, 천식, 신경질환 등이 대표적인 스트레스성 질환이다. 젊은 사람에게도 과도한 스트레스는 면역 기능 저하를 불러 암 발생률을 높인다. 스트레스를 받으면 우리 몸에서 호르몬(코티솔)이 나오는데, 적절하게 분비되면 큰 문제가 없지만 과잉 분비되면 뇌의 기억 담당 중추인 해마의 뇌세포가 파괴된다. 방금 들은 전화번호를 기억하지 못하거나 저녁에 주차한 차를 아침에 찾지 못해 헤매는 경우가 자주 나타난다. 이런 경험은 황당하다 못해 절망감마저 들게 하고 심지어 우울증을 유발하기도 한다. 이런 증상이 오래 반복되면 치매에 쉽게 걸린다.

스트레스를 받지 않는 방법이 가장 좋지만 일상에서 스트레스를 받지 않고 살 수는 없다. 그렇다면 스트레스를 덜 받거나 빨리 해결하는 방법을 찾아야 한다. 자신에게 맞는 스트레스 해소법을 찾는 것이 좋은데, 되도록 실내보다 외부에서 신체를 움직이는 활동이 좋다. 햇볕과 신선한 공기가 정신건강에 이롭다는 연구 결과는 숱하게 많다. 또, 하루 7~8시간의 충분한 수면도 스트레스를 쉽고 빠르게 푸는 방법이다.

PART 3
# 건강한 식단으로 치매를 예방하자

## 1) 치매 예방에 좋은 음식들

치매 예방에 좋은 음식은 대개 건강에 좋은 음식들이다. 항산화 효과가 탁월한 음식은 뇌세포의 노화도 막아준다.

오메가3 지방산(DHA)이 많은 등푸른 생선(연어, 정어리, 참치, 고등어), 카레, 생선, 와인, 홍삼, 당근과 브로콜리, 시금치 등의 녹황색 채소, 비타민 B가 많은 과일인 오렌지와 사과, 견과류, 블루베리, 토마토, 마늘, 양파, 카레 , 우유, 미역, 홍차, 콩, 검은 참깨 등이 예방에 나름의 효과가 인정된다고 하는 식품들이다. 전문의들은 치매의 확실한 치료법이 발견되지 않은 만큼 예방이 최선의 치료법이라 당부하며, 더불어 평소 치매에 좋은 음식을 꾸준히 섭취하는 것만으로도 치매 초기증상 개선에 도움이 될 수 있다고 조언한다.

### (1) 등푸른 생선

불포화지방산이 풍부하고 특히 EPA와 DHA는 뇌경색으로 인한 뇌졸중 예방과 뇌혈관성 치매 예방에 효과가 있다고 한다. 고등어, 꽁치, 삼치, 정어리, 참치, 전갱어 등 등푸른 생선을 많이 먹어야 한다. 등푸른 생선은 오메가3 지방산이 풍부하다. 오메가3 지방산을 섭취하면 나이가 들어도 인지기능의 저하되는 속도를 느리게 해주어, 알츠하이머성 치매에 걸릴 위험이 낮아진다.

등푸른 생선은 두뇌 발달을 돕는 DHA가 상당수 들어 있다. 그 중에서도 DHA가 가장 많은 생선은 참치다. 참치 속 DHA 함유량은 34.6%로, 연어 16.1% 고등어 11%보다 많다. 또 단백질이 풍부하고 지방이 적기 때문에 다이어트 음식으로도 손꼽힌다. 이뿐만 아니라 칼슘, 비타민, 오메가-6 같은 영양분이 다량 함유되어 있어 한 끼 식사로도 손색이 없다. 오메가-3 또한 지방산 EPA와 DHA가 많아 혈관 속 콜레스테롤을 줄여 고혈압과 비만, 당뇨 같은 성인병 예방을 돕는다.

### (2) 카레

카레에 들어있는 쿠르쿠민은 산화를 방지하고 염증을 감소시켜 치매 예방에 도움이 된다고 한다.

### (3) 영지버섯

치매에 좋은 음식에는 영지버섯이 포함된다. 영지버섯에서 추출된 4가지 항염 활성성분이 뇌의 염증이나 손상으로 생기는 노화와 기억력 상실을 억제하는 것으로 확인됐다.

### (4) 천마

천마는 한방재료 중 하나로 예부터 하늘에서 내려와 마비증상을 치유했다는 어원의 뜻처럼 뇌혈관이 막히거나 뇌세포 손상으로 발생되는 마비증상인 중풍을 해결하고 치매관리에 효능을 가지고 있는 것으로 알려졌다. 바로 이런 효능은 천마에 다량 함유된 가스트로딘 성분이 뇌혈관을 깨끗하게 해주고 뇌세포 건강관리에 좋기 때문이라고 한다.

### (5) 견과류

비타민 E가 풍부해 혈전과 고지혈증을 개선하여 뇌졸중을 예방하고 치매의 진행을 막아주는 효과가 있다.

### (6) 우유

우유엔 뇌활동에 필요한 신경전달물질의 원료가 되는 필수 아미노산이 풍부하므로 우유 또는 콩음식을 먹으면 치매에 좋다. 우유에 든 칼슘이 신경기능을 조절해 뇌 건강에 도움을 주기 때문이다.

### (7) 은행

은행잎 추출물에 들어있는 징코플라본, 글리코사이드, 징코라이즈 등의 물질은 혈관 확장기능이 있어 혈액순환을 촉진시키고 혈액의 점도를 저하시키며 항산화제 성분이 포함되어 있다. 은행 열매 자체도 치매예방에 효과가 있다.

#### (8) 충분한 수분 섭취

수분을 충분히 섭취하고 영양을 골고루 섭취하는 것이 중요하다. 물이나 차를 많이 마시는 것도 도움이 된다. 녹차를 하루에 1~3잔 마시게 되면 인지기능 저하를 예방하는데 도움이 된다.

녹차에 들어있는 카데킨은 치매 예방과 치료에 효과가 있는 것으로 알려졌는데, 카데킨은 알츠하이머의 원인 물질로 알려진 베타-아밀로이드 독성을 억제한다고 한다. 커피를 적당하게 마시면 알츠하이머 발생률을 낮출 수 있으며 과일주스나 야채주스를 꾸준히 복용하는 것도 도움이 된다는 연구도 있다.


### 2) 뇌 활동의 에너지, 탄수화물

뇌 활동에 반드시 필요한 요소로는 탄수화물이 있다. 탄수화물은 뇌 신경세포가 활동하는 데 필요한 에너지를 제공한다. 탄수화물을 제공하는 대표적인 음식으로는 쌀밥과 콘플레이크 등이 있다.

탄수화물이 풍부한 음식은 항우울제인 세로토닌 같은 걸 많이 만들어 내므로 우울할 땐 탄수화물 섭취가 도움이 된다. 당분이 뇌 건강엔 좋은 이유다. 따라서 한창 공부할 때에는 밥 많이 먹고 빵 좋아하고 단 것을 좋아하는 걸 굳이 말릴 필요는 없다는 것이다.

아침밥을 먹지 않으면 머리가 잘 안 돌아가는 이유는, 당분을 섭취해야 뇌가 활동하는데, 아침 식사를 거르면 포도당을 가장 많이 필요로 하는 뇌가 활동을 줄이게 되기 때문이다. 아침은 밥으로 먹는 것이 좋다. 아침을 안 먹으면 시상하부 속에 식욕 중추가 흥분하게 되는데 이걸 가라앉히는 게 혈당이다.

아침을 걸러 영양이 결핍되면 뇌 기능이 떨어지게 된다. 그러면 자연스럽게 기억력이 감퇴되고 우울증에 걸릴 수 있다. 신경회로 간 명령이 잘 전달되려면 신경전달물질이 잘 만들어져야 하는데 이런 신경전달물질을 만드는 원료가 음식물인 것이다. 나이 드신 분들이 다이어트 한다고 안 먹으면 영양이 떨어지고 뇌기능도 떨어지게 된다. 기억을 관장하는 뇌가 잘 돌아가려면 고단백음식이 적당히 필요하다. 또한 잡곡밥인 현미와 메밀 등에는 비타민B1이 풍부한데 이는 뇌의 에너지원이 되는 포도당 생성을 촉진시키기 때문에 치매 치료가 아닌 예방에 좋다.

## 3) 뇌 노화를 방지하는 야채 및 채소

제철 채소와 과일을 매일 먹는 것도 중요하다. 특히 시금치 등 녹황색 채소는 항산화물질을 다량 함유하고 있어 뇌의 노화를 억제한다. 채소와 과일을 매일 먹는 사람은 치매가 발생할 확률이 상대적으로 낮다.

### (1) 신선한 야채

신선한 야채도 치매에 좋은 음식이다. 야채는 비타민과 무기질의 보고다. 푸른 야채에 많은 비타민 B12와 엽산이 부족하면 치매에 걸릴 확률이 각각 4배, 3배 높아진다. 엽산은 아미노산이 도파민, 세로토닌, 노르아드레날린 등 신경 전달물질로 만들어질 때 중요한 역할을 한다. 순무잎은 칼슘 함유율이 가장 높고 호박이나 당근과 같은 녹황색 야채에는 카로틴이, 토마토나 감자, 말린 무에는 칼륨이 풍부하다. 토마토, 당근, 시금치, 피망, 브로콜리 등 녹황색 채소는 하루 150g 이상 충분히 먹는 것이 좋다. 여기에 함유된 베타 카로틴, 비타민 C.E는 혈관 노화를 막아주는 항산화 비타민이다.

### (2) 콩

콩에 든 단백질과 이소플라본(식물성 에스트로겐)은 혈액 흐름을 개선하고 동맥 경화를 예방한다. 두부, 된장, 청국장 등 발효식품을 먹어도 같은 효과를 얻는다. 이를 근거로 미국심장협회는 혈관 건강을 위해 콩을 하루 60g 이상 섭취하라고 권장한다.

### (3) 마늘, 양파

마늘과 양파도 혈관을 웃게 하는 식품이다. 냄새 성분인 알리신이 혈중지방 수치를 낮춰 준다.

### (4) 깻잎

깻잎은 세균의 번식을 막아주고 항균작용이 있으면서 위나 장의 독소를 없애주는 작용이 있다. 생선회를 먹을 때 깻잎을 같이 먹으면 생선회의 독을 막아주면서 속을 든든하게 하고 따뜻하게 하기 때문이다. 깻잎의 성분에는 허브식물의 주요 성분인 로즈마린산이 다른 허브 식물에 비해서 7배 이상 많이 들어있는데, 로즈마린산은 뇌세포의 기능을 활성화해주기 때문에 항산화 및 치매 예방 효과를 가진다.

### (5) 김, 미역, 다시마

김, 미역, 다시마 등 해조류도 혈관의 보약이다. 식이섬유가 지방 흡수를 낮추고 콜레스테롤 합성을 막는다.

### (6) 요구르트, 우유, 올리고당

요구르트, 우유, 올리고당 등 유산균이 다량 들어 있거나 유산균의 증식을 돕는 식품도 혈중 콜레스테롤 수치를 낮춰준다.

## 4) 뇌혈관을 튼튼하게 하는 음식

### (1) 혈관은 안녕하십니까?

혈관성 치매는 과체중, 고혈당, 고지혈증 등으로 동맥경화와 고혈압이 그 원인이다.

혈관이 탄력을 잃으면 혈관 안쪽에 콜레스테롤이 쌓여 딱딱해 지는데, 그렇게 되면 혈관 공간이 좁아져 혈액이 잘 흐르지 못하게 되고, 결국 혈전이라고 하는 젤리 상태의 혈액 덩어리 때문에 혈관이 막혀 뇌경색을 일으킬 수도 있다. 그리고 좁아진 혈관이 막히면 그 막힌 혈관을 통해 혈액을 공급하던 뇌 조직이 괴사하게 되는데, 이것이 바로 동맥경화이며, 이것이 혈관성 치매의 주원인인 것이다.

동맥경화가 심해지면 정상인에 비해 치매에 걸릴 확률이 무려 5배 정도 높아지게 되므로, 혈관을 깨끗이 관리하면 동맥경화에 따른 뇌출혈과 뇌경색 가능성이 줄어들고 혈관성 치매도 예방할 수 있다.

그럼 이러한 혈관의 건강상태를 나타내는 간단한 체크 포인트를 알아보자.

- 혈압, 혈당치가 높다.
- 콜레스테롤, 중성지방이 높은 고지혈증이다.
- 비만 또는 다이어트 실패 경험이 많다.
- 담배를 피운다.
- 주 4회 이상 술을 마신다.
- 급하게, 몰아서 음식을 먹거나 밤늦게 먹는다.
- 외식, 편의점의 도시락, 야식을 자주 먹는다.
- 술 마신 뒤 라면이나 밥을 먹는다.
- 생선보다 불고기를 좋아한다.
- 계단보다 엘리베이터나 에스컬레이터를 주로 이용한다.
- 뜨거운 목욕물에 몸을 담갔다가 바로 나온다.
- 주 3회 이상 수면 부족. 아침에 일어나는 것이 고통스럽다.
- 걷는 것을 싫어하고, 걷는 일이 적다.
- 피곤해도 쉬지 못할 때가 많다, 휴일에 출근하는 일도 많다.

판정법
- 체크할 게 없음 = 건강하고 탄력있는 혈관
- 1~4개 = 헐어 있는 혈관, 혈관이 다소 피곤한 상태
- 5~7개 = 걱정스러운 혈관, 동맥 경화가 진행되지 않도록 주의
- 8개 이상 = 너덜너덜한 혈관, 뇌졸중·심근경색의 위험이 높은상태

(2) 동맥경화를 예방하는 식습관

이 같은 동맥경화를 예방하고 치료하기 위해선 올바른 생활습관과 철저한 식이요법이 필수다. 평소 인스턴트나 기름진 음식 등을 자주 먹는다면 혈관을 튼튼하게 하는 음식 위주의 식습관을 바꿔야 한다.

콜레스테롤은 신체의 세포막과 호르몬을 구성하는 원료로 우리 몸에 꼭 필요한 성분이다. 하지만 혈액 내 콜레스테롤이 너무 많아지면 혈관벽을 손상시켜 동맥경화를 유발할 수 있어 콜레스테롤을 낮추는 생활습관의 실천이 필요하다.

고기를 먹을 경우 지방이 적은 살코기가 좋으며 튀긴 음식보다는 굽거나, 찌는 등 기름을 쓰지 않은 음식이 좋다. 혈액을 깨끗하게 하고 혈관을 튼튼하게 해주는 깨, 꿀, 굴 등도 도움이 된다.

뇌혈관 건강을 지키기 위해 짜게 먹지 않는 것도 중요하다. 짜게 먹는 경우 나트륨이 혈관 속으로 흡수되고 지나치게 많은 수분이 혈관으로 함께 흡수돼 혈관이 심한 압박을 받아 뇌출혈의 위험도 커진다. 염분 섭취는 하루 10g 이하로 줄여야 한다. 또 각종 가공식품, 김치, 찌개, 국, 젓갈, 라면, 마른안주 등은 염분이 많으므로 주의해야 한다.

치매 걱정 없이 백세건강을 지키고 싶은가? 그렇다면 나쁜 습관은 버리고 좋은 습관을 들여야 한다. 우선 평상시 혈관성 치매 발생에 영향을 줄 수 있는 질병을 지니고 있다면 이에 대한 철저한 관리가 중요하다.

가. 동맥경화를 예방하는 식습관
- 과식을 피하고 칼로리 섭취를 줄여서 비만을 해결해야 한다. 기름진 음식과 과식은 절대 피해야 한다.

- 저지방 위주의 식사를 하고 과일이나 채소, 차 등의 항산화 식품을 먹어야 한다. 버터, 치즈, 마가린, 마요네즈, 옥수수기름 등 나쁜 지방의 과다 섭취는 피하고 등푸른 생선, 견과류, 올리브류 등 좋은 지방이 많이 함유된 음식을 먹어야 한다.
- 담배와 술, 카페인을 가급적 피하고 하루 6잔 이상의 물을 마셔라.
- 가공식품 및 혈당 지표가 높은 탄수화물은 피하고 비타민 E · C, 엽산 종합 비타민제를 먹어라.

나. 혈관질환의 식사 원칙
- 영양적으로 균형 잡힌 식단이 가장 중요하다.
- 저염식을 한다.
- 신선한 과일을 즐기되 당분 및 열량이 높으므로 많이 먹지 않는다.
- 채소를 자주, 가급적 생으로 먹는다.
- 기름에 튀기거나 볶는 조리법은 피하고 찌거나 삶아 먹는다.
- 동물성 지방을 피하고 식물성 지방을 섭취한다.
- 오메가3 지방이 풍부한 생선과 생선 기름을 즐긴다.
- 설탕, 사탕 등 단순 당은 가급적 적게 먹는다.

### (3) 동맥경화를 예방하는 강장음식

동맥경화는 추운 날씨로 인해 혈관이 쉽게 수축되는 겨울일수록 더욱 주의를 해야 한다. 동맥경화증은 성인의 35%를 사망에 이르게 할 정도로 무서운 질환이지만, 초기에는 별다른 증상이 없다가 혈관이 75% 이상 막힌 후에야 이상신호가 나타나는 무서운 질병이다.

특히 겨울철 체온이 떨어지면 면역력, 혈액의 운동 능력이 함께 떨어져 신체기능이 저하되고 감기 등 각종 질병에 노출되기 쉽다. 인체를 건강하게 유지하는데 꼭 필요한 영양소, 산소, 면역물질 등을 운반하는 혈액은 몸이 차가워지면 수축해서 몸의 구석구석까지 잘 전달되지 않는다. 이렇듯 겨울철에는 각종 질병에 노출되기 쉬운 상태가 되는데, 체온이 떨어져 35.5℃가 되면 배설기능이 저하되고 알레르기 증상이 나타나며 자율신경 실조증(자율신경기능 이상)에 걸리기도 한다. 따라서 체온이 적절하게 유지되고 몸이 따듯해야 혈액순환이 원활해서 영양소, 산소, 면역 물질 등이 신체 곳곳에 잘 전달되고 각 장기가 제 기능을 발휘할 수 있다.

다음은 사람의 몸을 따뜻하게 해주는데 도움이 되는 음식들이다.

### 가. 검은콩

블랙푸드인 검은콩은 안토시아닌 성분이 강력한 항산화 작용을 해서 노화예방에 도움이 된다. 특히 혈액순환을 원활하게 하며 이소플라본 성분이 여성호르몬과 유사해 갱년기 여성의 냉증을 비롯한 각종 질병 예방에 효과적이다. 또한 신장 기능을 강화해 노폐물 배출을 원활하게 할 뿐만 아니라 레시딘 성분은 비만과 성인병 예방에도 효과적이다.

### 나. 양파

양파는 소화기관을 강화시켜 소화를 촉진한다. 살균과 해독작용이 뛰어나고 항산화 작용을 해서 노화예방에도 좋다. 또한 혈관을 튼튼하게 만들고 뭉친 것을 풀어 혈액순환을 원활하게 해 동맥경화를 예방하고 몸을 따듯하게 한다.

### 다. 생강

생강은 혈액순환을 촉진하고 면역력을 높이는데 효과적인 식품이다. 위장활동을 도와 소화 흡수가 잘되게 하고 노폐물 배출로 체내 독소를 없애는 데도 좋다. 겨울철 감기와 여성의 소족냉증 개선에도 좋은 식품이다. 다만 위가 약한 사람은 주의해야 한다.

### 라. 부추

부추는 채소중 가장 따듯한 성질을 가진 식품으로 신진대사를 활발하게 만들고 몸에 열을 내며 원기회복에 좋은 식품이다. 피를 만들고 숙취해소에 도움이 되며 자양강장에 좋은 식품이다

### 마. 인삼

인삼은 따듯한 성질을 지녀 환절기에 꿀이나 대추와 함께 달여 마시면 감기예방에 좋다. 인삼을 대표하는 성분인 사포닌은 혈액순환을 개선시키며 면역 및 항암 효과를 갖고 있다. 다만, 열성 식품이기 때문에 아토피피부염이 있거나 열이 많은 사람, 피부가 민감한 사람은 전문가와 상의한 후 복용해야 한다.

### 바. 쑥

한방에서 '애엽'이라고 불리는 쑥은 더러운 피를 정화하고 부족한 피를 보충하는 역할을 하는데, 특히 여성질환에 효과적이다. 허약하고

차가운 기운에서 비롯되는 여성의 생리불순, 자궁출혈, 수족냉증, 냉/대하에 효과가 있고, 혈액순환을 도와 피부를 맑게 하는 데도 도움이 된다.

### 사. 호박

호박은 단백질과 탄수화물, 각종 비타민과 미네랄이 풍부하며 소화흡수가 잘되기 때문에 소화기가 약한 어린이, 노인의 건강식으로 좋은 식품이다. 따듯한 성질이 있어서 겨울철에 기운을 돋우고 신진대사를 활발히 해주며 혈액순환을 촉진해 손발의 냉증개선에도 도움이 된다.

### 아. 미나리

미나리의 가장 큰 효능은 해독 작용이다. 중금속과 같은 인체 유해물질을 체외로 배출해 피를 맑게 해주며 간기능을 회복시켜 원기 회복 및 숙취해소에도 아주 좋다. 혈액순환을 원활하게 해 심혈관계 개선에 도움이 되며 몸을 따듯하게 하고 차가운 기운을 밖으로 내보내 여성의 냉증에도 효과가 있다.

### 자. 호두

호두는 단백질과 비타민 B1, B2가 함유돼 소화기 기능을 강화시킨다. 호두는 두뇌발달에 도움이 되는 불포화지방산, DHA 전체가 많으며 피부의 윤택함을 주는 탄수화물, 지방 단백질 비타민이 풍부하다. 특히 체내 노폐물 제거와 고혈압을 떨어뜨리는 데도 탁월한 효과가 있다.

차. 오가피

오가피는 탕이나 차로 끓여 먹는 것이 좋다. 한방에서 혈액순환을 도와 기운을 회복하는 데 도움을 주는 것으로 알려졌다. 또한 오가피는 해독 작용과 항암효과가 탁월한 아칸토산이 함유되어 있어 고혈압 외에 당뇨, 관절염 예방에도 좋다.

## 5) 치매예방에 나쁜 음식 피하기

### (1) 혈관을 나쁘게 하는 동물성 지방

보통 온도에서 딱딱하게 굳는 포화 지방은 해롭다. 쇠고기, 돼지고기, 닭고기, 버터 등 동물에서 나온 지방(생선 기름만 예외)이 이에 속한다. 따라서 지방을 떼어내거나 껍질을 벗겨 먹고, 우유는 저지방 우유를 마신다. 그러나 식물성 지방이라고 해서 무조건 안심해선 안 된다. 일부 과자, 라면, 초콜릿, 커피 메이트 등에 든 팜유, 코코넛유는 식물성이지만 포화 지방 비율이 돼지고기(50%)와 비슷하거나(팜유) 오히려 높다(코코넛유 80%).

### (2) 기름에 튀긴 음식

혈관 건강을 위해 기름에 튀기는 조리법은 피하고 찌거나 삶아 먹어야 한다. 부득이한 경우 재료의 크기를 크게 해 기름이 덜 흡수되게 하고, 기름을 잘 뺀 뒤 먹어야 한다.

### (3) 콜레스테롤 함량이 높은 음식

계란 노른자와 동물의 간, 콩팥 등 콜레스테롤 함량이 높은 식품도 가급적 적게 먹는 것이 상책이다. 음식을 통한 콜레스테롤 섭취량을 20% 줄이면 혈중 콜레스테롤 수치는 그 절반인 10%쯤 감소하는 것으로 알려져 있다.

### (4) 너무 과하면 오히려 독이 되는 과일

채소는 양껏 먹어도 무방하나 과일은 즐겨 먹되 과다 섭취는 삼가는 것이 좋다. 과일은 채소보다 열량이 높고, 혈액을 끈적이게 하는 당질이 많이 들어 있기 때문이다. 허기질 때 간식으로 밥. 떡을 먹는 것보다는 과일이 낫지만 하루에 사과는 1개(중간 크기), 귤은 2~3개, 바나나는 1개면 충분하다. 방울토마토는 30개를 먹어야 바나나 1개의 열량과 비슷하다.

### (5) 과다한 적포도주

적포도주는 '프렌치 패러독스'(포도주를 즐기는 프랑스인은 미국 등 다른 서구인에 비해 혈관 질환 사망률이 낮다)의 주역이지만 이 역시 술이므로 과음은 곤란하다. 하루 $300ml$ 이상 장기간 마시면 혈관질환 예방은커녕 오히려 동맥 경화, 고혈압, 비만, 알콜 중독을 부를 수 있다.

### (6) 혈압약을 장기간 복용하는 경우

「1일 2식」의 저자인 일본의 의사 히가시 시게요시는 "혈압약을 장기간 복용하면 치매에 걸리기 쉽다"는 연구 결과를 내놓았다. 나이 들어 치매에 걸리기 쉬운 까닭은 노화로 인해 혈액순환이 나빠져 뇌 안으로 혈액이 충분히 공급되지 못하기 때문이다. 나이가 들면 누구든지 혈압이 오른다. 이는 노화의 자연스런 현상이다. 그런데 여기에다 혈압약을 과도하게 복용하면 더 빨리 치매에 걸리는 것이다. 특히 고령자일수록 혈압약을 복용하는 것을 상식으로 받아들이는 경향이 강해 혈압약을 복용하는 노인일수록 더 빨리 치매에 걸린다는 것이다.

의사들은 고혈압 합병증의 하나인 동맥경화를 막기 위해 고지혈증약을 함께 처방한다. 그러나 사실은 혈압약의 부작용이 바로 동맥경화이며 고지혈증이다. 교감신경을 억제시켜 심장의 펌프작용을 약하게 하는 신경 안정 원리이기 때문이다. 혈압약을 오랫동안 먹으면 혈류의 흐름이 약해져 오히려 몸속의 혈액이 끈끈해지고 덩어리가 진다. 끈적끈적하고 덩어리진 피는 흐르지 않고 혈관 벽에 혈액의 흐름을 방해한다. 이것이 고지혈증과 동맥경화의 원인이 되는것이다.

PART 4
# 운동으로 치매를 거부하자

치매 예방에 가장 효과적인 건 운동이다. 일주일에 5회 이상, 매회 30분이상 심장이 두근거릴정도의 강도로 운동을 하면 치매발생 위험이 약 40% 감소한다는 연구 보고도 있다. 하루에 10분 걷던 사람에게 40분을 걷게 했더니 1년뒤 기억을 담당하는 해마의 부피가 2% 늘어났다는 연구도 있다. 이처럼 꾸준한 운동은, 운동을 하지 않을 때보다 치매에 걸릴 확률이 훨씬 낮아진다.

가벼운 치매예방 운동법은 뇌신경 체조와 치매예방 체조로 구성된다. 뇌신경 체조는 손가락과 얼굴 근육으로 뇌신경을 활성화하고 치매예방 체조는 뇌를 자극한다.

체조 동작과 제자리걸음을 함께 하는 것이 좋다. 동시에 두 가지 동작을 하면 뇌가 쉴 새 없이 가동하기 때문이다. 뇌혈관도 신속하게 순환돼서 산소와 영양소 공급이 원활해 진다.

뇌신경 체조, 즉 뇌운동이라고 하면 흔히 머리를 써야 하는 바둑이나 장기 등의 놀이나 계산, 암기 같은 것을 떠올린다, 그러나 뇌는 신체의 일부분으로 신체의 움직임은 신경세포망의 생성을 유도하기 때문에 뇌 기능을 전반적으로 향상시켜 준다.

대표적인 뇌 운동으로 뇌 반사구 기능을 향상시키는 손과 발을 이용한 운동과 목, 어깨 근육을 풀어주어 뇌 척수액의 순환을 도와주는 목 운동, 노화에 따른 전두엽 피질의 감소를 막아주는 명상, 뇌와 몸을 연결하는 신경망을 재정비하는 스트레칭, 하체 근력을 키워 소뇌기능을 향상시키고 머리로 몰린 기운을 하체로 내려주는 신체운동 등이 있다.

뇌신경체조 : 뇌 표면 자극으로 인지기능 향상

얼굴 두드리기(삼차신경 및 안면신경 자극)
- 양손으로 이마(눈썹포함), 볼(콧날 옆) 입술 상부(인중 포함), 턱을 순서대로 2회씩 부드럽게 마사지 한다.
- 2회 반복한다.

눈 돌리기(동안신경, 활차신경 및 외전신경 자극)
- 얼굴은 정면으로 고정한 상태에서 눈동자만 상하좌우 방향으로 각 2초씩 응시한다.
- 얼굴은 정면으로 고정한 상태에서 눈동자를 시계방향으로 4초에 걸쳐 회전한다. 얼굴은 정면으로 고정한 상태에서 눈동자를 반시계방향으로 4초에 걸쳐 회전한다.

눈 감고 씹기(삼차신경 및 안면신경 자극)
- 4초간 눈을 꼭 감는다.
- 4초간 어금니를 앙다문다.

- 1-2번을 번갈아 2회 반복한다.

**소리내기(삼차신경, 안면신경, 설인신경 및 설하신경 자극)**
- 아-으-우-이를 4초에 걸쳐 순서대로 소리내어 발음한다.
- 2회 반복한다.
- 크게 소리내어 '라라라, 파파파, 카카카, 라파카'라고 외친다.
- 3회 반복한다. 첫 번째 시행에서는 강세를 첫 번째 글자에 두고, 두 번째 시행에서는 강세를 두 번째 글자에 두고, 세 번째 시행에서는 강세를 세 번째 글자에 두어 외친다.

**볼혀쓰기(안면신경 및 설하신경 자극)**
- 입술을 꼭 다물고 양 볼을 최대한 부풀려 4초간 유지한다.
- 입술을 꼭 다물고 양 볼을 최대한 수축시켜 4초간 유지한다.
- 혀로 왼쪽 볼을 최대한 힘껏 민 상태에서 4초간 유지한다.
- 혀로 오른쪽 볼을 최대한 힘껏 민 상태에서 4초간 유지한다.
- 1-4번을 순서대로 2회 반복한다.

**목 돌리기(부신경 자극)**
- 정면을 응시한 상태에서 고개를 오른쪽으로 최대한 돌려서 2초간 유지한다.
- 고개를 다시 원위치로 돌려 정면을 2초간 응시한다.
- 고개를 왼쪽으로 최대한 돌려서 2초간 응시한다.
- 고개를 다시 원위치로 돌려 정면을 2초간 응시한다.
- 1-4번을 순서대로 2회 반복한다.

(자료: 치매정보 365)

## 1) 실내에서 쉽게 할 수 있는 운동

### (1) 무한대 그리기

무언가에 집중하기 위해서는 여러 가지 자극 중에서 자신에게 필요한 자극만 선별하는 시각 주의력이 필요하다. 집중하고자 하는 대상을 따라 시선을 움직이는 것을 훈련하면서 시각과 관련된 뇌기능을 향상시키고, 좌우 뇌 연결성을 강화시킬 수 있다.

- 오른손은 주먹을 가볍게 쥐고 엄지손가락을 펼친 후, 눈높이를 들어 올려 얼굴 가운데 위치시킨다. 이때 손과 얼굴 사이의 거리는 팔 길이 절반 정도로 유지시킨다.
- 몸통이 흔들리지 않는 범위 내에서 엄지로 무한대를 최대한 크게 그린다. 머리는 고정한 채 눈동자로 손가락의 움직임을 쫓는다. 빨리 그리면 집중이 어려우므로 천천히 1분간 실시한다.
- 손을 바꿔서 다시 1분간 실시한다.

### (2) 도형그리기

눈동자로 다양한 도형들을 그리면서 관련 근육을 단련한다.

- 앉은 상태에서 왼손을 들어 검지로 천천히 원을 그린다. 시선을 검지를 향한다.
- 손을 바꿔 반대쪽도 실시한다.
- 같은 방법으로 △, □ 도 왼손, 오른손 한번씩 그린다. 동작은 천천히 눈동자가 끝까지 움직이도록 크게 그린다.

### (3) 도리도리 뇌운동

누구나 잡념을 떨치고 싶을 때 머리를 좌우로 흔드는 습관이 있다. 이는 자연적으로 행하는 동작으로 실제 머리를 가볍게 흔드는 것만으로 생각을 잠시 멈출 수 있다.

도리도리는 우리나라 전통 육아법에서 착안된 뇌운동법으로 어깨와 목의 힘을 빼고 '도리도리'하듯 고개를 좌우로 흔드는 것만으로 뇌파를 안정시키고 머리가 맑아지면서 집중력과 기억력이 좋아지는 효과를 얻을 수 있다.

또한 한국뇌과학연구원은 도리도리 뇌운동(뇌파진동)을 3년간 실행한 사람 46명과 일반인 46명의 대뇌피질 두께를 분석한 결과, 운동그룹의 뇌에서 사고와 판단, 감정조절의 중추인 전두엽과 측두엽의 피질과 내측 전전두엽의 회색질과 백색질의 두께도 동시에 증가했다고 세계 신경과학분야의 탑 저널인 SCN(Social Cognitive Affective Neuroscience)에 발표했다.

- 편안하게 앉아서 눈을 감는다.
- 어깨와 목에 힘을 빼고 천천히 고개를 좌우로 흔든다.
- 처음에는 의식적으로 하다가 고개를 위아래로 움직이기도 하고, 원을 그리기도 하는 등 자연스럽게 움직이면서 1분 정도 실시한다. 숨을 길게 내쉰 후 다시 3회 반복해 준다.

### (4) 장운동

노인성 우울증은 치매증세를 유발한다. 행복 호르몬이라 불리는 세로토닌의 95%가 제 2의 뇌라고 불리는 장(腸)에서 생성된다. 또한 장에 압력을 높이면 머리로 과도하게 몰린 기운을 내려주어 중풍 및 혈관성 치매예방에 효과적이다. 또 장운동을 하면서 배의 움직임에 집중하는 것만으로 호흡명상의 효과가 있는데 호흡명상은 전전두엽의 피질이 퇴화하는 것을 예방하는데 효과적이다.

- 허리를 반듯하게 세우고 서거나 앉는다. 양손을 아랫배에 올려놓고 움직임을 관찰한다.
- 숨을 내쉬면서 배꼽이 허리에 닿는다는 생각으로 아랫배를 당겼다가 숨을 마시면서 한 번에 툭 놓는다. 100회 실시한다.
- 다시 배 앞에서 한번, 허리 뒤에서 한번 손뼉을 친다. 30회 반복해서 한다.

### (5) 발끝치기

쉬운 동작으로 큰 건강 효과를 볼 수 있는 동작이 발끝치기다. 발끝치기는 TV를 보면서도 할 수 있을 정도로 매우 쉬운 운동이다.

발끝치기는 다양한 생활운동 동작 중 쉬운 편에 속해 누구나 할 수 있다. 혈액 순환을 도와 발과 다리의 붓기를 줄여주고 피로를 풀어준다. 또 고관절이 부드러워지고 허벅지 근육을 강화 해준다. 발끝치기 방법은 앉은 상태에서 다리를 어깨넓이만큼 벌리고 앞으로 쭉 뻗는다. 양손은 엉덩이 뒤쪽을 편하게 짚는다. 양발의 엄지발가락이 부딪히도록 발끝을 좌우로 움직인다. 엄지발가락이 살짝 닿는 느낌으로 부딪히며 새끼발가락은 바닥에 살짝 닿는 정도로 빠르게 발끝을 움직인다. 20~30회 반복한다. 발끝치기 자세를 앉아서 하기 불편하다면 누운 자세로도 발끝치기를 할 수 있다. 온몸의 힘을 풀고 편안하게 눕는다. 다리는 골반 너비만큼 벌린다. 앉아서 할 때와 마찬가지로 새끼발가락은 땅에, 엄지발가락은 살짝 부딪힐 정도로 빠르게 발끝을 움직인다. 50~100회 반복한다.

## 2) 브레인 워킹

리드미컬하게 걷는 동작은 세로토닌 분비를 촉진해 우울감을 감소시킨다. 또 발바닥과 뇌신경세포를 강하게 자극해서 기억을 담당하는 해마 부위에 새로운 신경세포를 만들어 주는 효과가 있다. 새로운 뇌세포가 만들어진다는 것은 그만큼 기억의 저장 능력이 커진다는 것을 의미한다.

- 선 자세에서 몸을 1도 정도 앞으로 기울인다는 느낌으로 발바닥의 앞부분에 몸무게를 싣는다.
- 발가락에 힘을 주고 양발이 11자가 되게 발을 내딛는다. 엉덩이를 앞으로 살짝 밀면서 괄약근을 조인다. 이때 시선과 발끝은 정면을 향하게 하고, 무릎과 무릎을 스치듯이 걷는다. 발바닥의 자극이 뇌에 전달된다는 기분으로 신나고 당당하게 10분간 걷는다.

### 3) '7330 운동법'만 실천해도 9년 회춘

　각종 노인성 질환은 운동 부족에서 시작되는 경우가 많다. 특히 심장병, 당뇨병, 고혈압, 골다공증, 비만, 고지혈증, 관절염, 우울증 등은 운동 부족과 밀접하다. 예컨대 운동하지 않으면 비만이 되고, 비만하면 혈액에 콜레스테롤이 쌓이면서 동맥경화가 생긴다.

　의사들이 추천하는 운동량은 일주일에 3회다. 근력과 뼈를 강하게 만들어 노화로 뼈가 삭는 시기를 늦출 수 있다. 한 번 운동할 때 30분 이상 이마에 땀이 맺힐 정도가 바람직하다. 일주일에 3회, 한 번에 30분 이상 하면 가장 이상적인 운동 효과를 볼 수 있다고 해서 이른바 '7330 운동'이라고 부른다. 평소 운동을 전혀 하지 않았던 사람이라면 일주일에 두 번 정도, 한 번에 30분 걷기부터 시작하고 어느 정도 숙달되면 운동량을 서서히 늘린다.

PART 5

# 좋은 생활 습관으로 치매를 피해가자

## 1) 치매 발병률을 낮추는 생활습관

치매는 일종의 노화 과정이며 유전적인 원인이 일부 있지만, 좋은 생활습관을 유지해 나가면 어느 정도 치매 발병을 피할 수 있다. 뇌의 노화를 방지하기 위해서는 충분한 휴식, 숙면, 균형있는 식습관이 필수이다. 규칙적으로 유산소 운동을 하면서 되도록 평소에 쓰지 않던 신체 부위를 움직이면 육체적인 건강뿐만 아니라 정신적인 건강도 지킬 수 있다. 매일 운동을 하면 알츠하이머 발병 확률을 80% 줄일 수 있다. 담배와 술을 줄여도 치매를 예방할 수 있다. 흡연을 25~30년 지속하면 치매 위험이 250% 증가한다. 과음과 폭음은 인지장애에 걸릴 확률을 1.7배 높이고, 비만인 사람은 3년 후 치매에 걸릴 확률이 정상체중보다 1.8배나 높다.

생활습관 바꾸면 얼마나 젊어질 수 있나

| 구분 | 생활습관 바꾸기 | 연수 |
|---|---|---|
| 건강검진 | 1년에 1회 이상, 여성은 6개월마다 산부인과 검진추가 | 12년 |
| 식습관 | 소식하되 균형잡힌 식사 하기 | 4년 |
| 운동 | 1주일에 3회 이상, 1회에 30분 이상 땀나도록 | 9년 |
| 금주 | 하루 한두 잔 이하 | 5년 |
| 금연 | 금연 또는 하루 4시간 이상 간접흡연 피하기 | 8년 |
| 스트레스관리 | 실외에서 움직이고 하루 7~8시간 수면 | 8년 |
| 생활습관 | 매일 치실질과 양치질 하기 | 6년 |
| 위생관리 | 손과 식품 깨끗이 씻기 | 0.4년 |

### (1) 고지혈증과 심장병 치료는 확실하게

혈액내 지질의 양이 높아져서 발생하는 고지혈증은 동맥경화를 촉진시켜 뇌혈관질환을 일으키게 된다. 뿐만 아니라 혈관성 치매를 일으키는 중요한 인자 중 하나이다. 심장병이 있는 경우 심장의 수축기능이 떨어져 혈류속도가 느려지고, 혈액정체가 생겨 혈전(피딱지)이 쉽게 생기게 된다. 혈전이 혈관을 따라 이동하다가 뇌혈관을 막으면 뇌경색이 일어나 혈관성 치매를 유발하기 쉽다.

또한 고혈압에 걸리지 않도록 예방하는 것도 중요하다. 이미 고혈압이 있다면, 뇌경색이나 뇌출혈이 일어나지 않도록 지속적인 관리를 해야 한다. 병원에서 처방해준 약은 빠뜨리지 않고 잘 먹어야 하고, 식이요법, 운동요법을 병행해야 한다.

### (2) 금연은 필수

담배는 뇌혈관과 심장에 많은 피해를 입혀서 모세혈관을 막히게 하고, 뇌혈관 질환이 더 잘 생기도록 하므로 반드시 금연이 필요하다. 특히 흡연은 인간의 수명을 단축하며 모든 성인병을 일으키는 주범이다. 담배 한 개비를 피우면 분당 맥박 수는 15~20회, 혈압은 10~20mmHg 상승한다. 흡연자는 담배를 피우지 않는 사람에 비해 뇌졸중 2~3배, 동맥경화증 2배, 만성 기관지염과 폐기종은 6.6배, 악성 종양과 폐암은 8배 정도 발병할 가능성이 크다. 하루 반 갑(10~12개비)을 피우면 폐암 발생률이 담배를 피우지 않는 사람에 비해 17배, 하루 두 갑(40개비) 이상 흡연자는 무려 100배 높다. 연구 결과마다 차이가 있지만 담배만 끊어도 평균 8년 젊어지는 효과를 볼 수 있다.

### (3) 비만이라면 체중관리부터!

살이 너무 많이 찌게 되면, 혈관성 치매의 원인인 고혈압, 심장병, 고지혈증, 당뇨병에 걸리기 쉬우므로 현재 비만이라면, 꼭 다이어트를 시작하라.

### (4) 적당한 운동은 반드시

규칙적인 운동은 심장과 혈관을 튼튼하게 만들며, 혈압 및 혈당 과 콜레스테롤 수치를 조절해 준다. 또한 신체에 쌓인 노폐물을 효율적으로 없애주고, 살도 빠지게 된다. 자신의 신체와 건강의 상태를 고려해서 30분 이상 운동을 하되, 일주일에 최소한 4일 이상 꾸준히 해야 효과가 있다.

### (5) 머리를 많이 사용하고 항상 적극적인 태도

구르는 돌은 이끼가 끼지 않듯이 머리도 계속 사용해야 굳어지지 않는다. 오목이나 바둑, 장기 등은 머리도 사용하지만, 가족이나 친구들 간의 정도 쌓을 수 있어 정신건강에도 도움이 된다.

### (6) 긍정적 태도로 많이 웃고 밝게 살도록 노력하자

우울증 예방을 위해 긍정적인 사고방식으로 많이 웃고 인생을 즐겁게 살도록 노력하자. 밝은 햇살을 많이 받는 것도 우울증 예방에 도움이 된다.

### (7) 여성이라면, 폐경기 이후 호르몬치료도 고려해 봐야

여성은 남성보다 치매의 위험이 큰 편인데, 폐경기 이후 여성 호르몬(에스트로젠)을 복용한 여성이 치매에 걸릴 확률이 낮은 것으로 보고되고 있다. 에스트로젠이 뇌혈관의 혈액순환을 증진시키는 효과가 있고, 신경전달물질을 증가시켜 치매의 예방과 치료에 효과가 있다는 것이다.

### (8) 건전한 성생활

매독이나 에이즈에 걸리게 되면 치매에 걸릴 확률도 높아진다. 성병에 걸리지 않는 것도 치매 예방의 또 다른 방법이다.

### (9) 물을 자주 마신다

충분한 수분을 섭취하게 되면 혈액순환을 도와준다. 계획성 있는 생활을 하고, 하루 일과를 돌아보는 일기를 쓰는 습관을 가지는 것도 도움이 된다.

### (10) 과음은 절대 금물

중년기에 한달에 두번 이상 기억을 못할 정도로 폭음을 하는 경우 치매에 걸릴 위험이 10배 이상 높아진다는 연구결과가 있다. 세계보건기구 등에서는 술의 종류를 불문하고 앉은 자리에서 5잔 이상 마시면 폭음이라고 본다.

### (11) 충분한 수면

잠을 충분히 자는 것도 치매 예방에 도움이 된다는 연구결과가 있다. 알츠하이머성 치매의 병리 소견에 수면의 주기 변화(잠을 자는 생체 리듬)가 손상되는 것이 확인됨으로서, 충분한 수면을 유지하는 것은 새로운 치료적인 접근이 될 수 있음을 시사해 준다.

### (12) 치매발생 위험요인을 줄이는 333 치매예방수칙

- 3권(勸, 즐길 것)

  운동: 일주일에 3번 이상 걷는다.

  식사: 생선과 채소를 골고루 챙겨 먹는다.

  독서: 부지런히 읽고 쓴다.

- 3금(禁, 참을 것)

  절주: 술은 한 번에 3잔보다 적게 마신다.

금연: 담배는 피지 않는다.

뇌손상 예방: 머리를 다치지 않도록 조심한다.

- 3행(行, 챙길 것)

건강검진: 혈압, 혈당, 콜레스테롤 3가지를 정기적으로 체크한다.

치매조기검진: 매년 치매조기검진을 받는다.

소통: 가족과 친구에게 자주 연락하고 자주 만난다.

## 2) 일도 취미처럼, 취미도 일처럼

자신이 좋아하는 일을 바쁘게 일하는 사람이야 말로 치매에 걸릴 시간도 없는 사람이다. 늙어서도 동료들과 더불어 일하면서 보람과 기쁨을 느낄 수 있는 직업이나 즐거운 취미를 갖는 것은 최상의 치매 예방법임은 말할 필요도 없다.

91세라는 나이에 MC로 활동하는 사람은 방송인 송해씨 밖에 없다. 그가 전국노래자랑 MC를 처음 맡은 것이 58세 때였다. 남들 같으면 은퇴할 나이에 이 일을 시작한 것이다. 그리고 33년이 흘렀다. 이제 전국노래자랑은 그의 상징이 됐다. 송해씨가 89세때 한 미디어와 인터뷰 한 내용을 살펴보면, 좋아하는 일을 하는 것이 얼마나 인생을 풍유롭고 건강하게 만드는지 잘 알 수 있을 것이다.

문 : 지금 89세다. 현역 활동하는 데 건강은 문제 없나.

답 : 남들은 걱정을 하는데 나는 아무렇지도 않다. 마음먹기에 달린 것이다. '세월이 많이 갔구나, 내가 왜 근력이 없을까'라는 생각을 하면 안된다. 또 한 가지, 책임을 느낀다. 잘했든 못했든 지금껏 잘 살아왔는데 내가 건강하지 못하다면 이분들(시청자)을 저버리는 기분이 든다. '이들에게 등한히 해서는 안되겠다'는 생각을 늘 하고 있다. 그러다 보면 즐겁게 살 수 있다. 늘 그렇게 생각하면서 살아간다.

문 : 그 프로를 맡을 때가 58세였다. 지금 그 나이면 통상 은퇴할 시기다.

답 : 나만 보면 박수 치고 좋아하는 것이 내가 자기들의 자존심이기 때문이라고 한다. '왜 세월이 다 갔다고 하나, 저 사람 봐라, 잘 한다. 저 사람 보면 나도 할 수 있다' 이런 얘기를 한다. 그걸 보면 더 이상 기쁠 수가 없다. 은퇴라고 하는 것, 이만하면 다 왔구나 그런 생각 절대 하지 말고, 뭐든지 내 마음먹기에 달려있다고 생각한다. 프로그램에 치중하면 그런 생각 다 없어진다. 노래도 단명하고 연기자도 단명한다고 하지만 장수하는 비결을 자기가 발굴하면 된다.

이렇게 일을 즐긴다는 것은 취미처럼 즐기면서 일에 몰입한다는 것이다. 반대로 취미를 일처럼 열정적으로 활동하며 노년생활 활기를 찾아 즐겁게 인생을 보내는 사람들도 있다.

색소폰으로 아름다운 소리를 표현하며 사랑 바이러스를 전파하고 있는 '멋진소리 색소폰 연주단'(단장 김광엽)은 2010년 창단됐다. 유성구

평생학습센터 교육 강좌 중에 색소폰반이 개설되면서 평소 음악 또는 악기 연주에 관심 있었던 사람들이 삼삼오오 몰려들었고 강습을 받다 동아리까지 만들었다.

김단장은 "현재 단원은 30여명인데 대부분 공무원, 교직, 공기업에서 퇴직한 사람들이다. 단원들이 색소폰의 매력에 빠져 제2의 삶을 산다고 할 만큼 열성적이다"면서 "1년에 30회 정도 공연 무대에 선다"고 소개했다. 단원 대다수가 3년 이상 함께 색소폰을 연마해 실력이 쌓였고 공연 기회를 자주 만들어주려는 단장의 운영 방침에 따라 왕성한 대외 활동을 펼치고 있는 것이다.

색소폰은 짙은 호소력을 담아내며 연주자의 감정에 따라 각기 다른 느낌의 소리를 만든다. 색소폰 종류에 따라서도 다양한 소리가 난다. 높고 뻗어가는 음을 내는 소프라노 색소폰, 중간 음역과 고음 음역이 나고 크기와 호흡이 초보자에게 적합한 알토 색소폰, 호소력 짙은 낮은 음역을 내는 테너 색소폰이다.

멋진소리 색소폰 연주단도 소프라노, 알토, 테너로 나뉘어 연주한다. 파트별로 주고받으면서 소리를 만들어내는데 주로 알토가 멜로디를 이끌면 테너는 화음을 넣어준다. 단원들은 "합주할 때면 내 소리는 줄이고 상대방 소리에 귀기울여가며 소리내야한다. 서로 배려해야 멋진 화음이 나온다"며 "서로 마음이 잘 맞아서 연주도 조화롭다"고 한목소리로 자랑했다. 또한 색소폰 덕분에 폐활량이 좋아져 건강에도 도움이 되고, 무엇보다 정신건강에 좋다고 입을 모았다. 70세라고 나이를 밝힌 한 회원은 "색소폰을 불다보면 기분이 좋아진다. 말초신경을 자꾸 움직이게 되므로 치매예방도 된다"며 "많은 사람들이 색소폰을 불면서 노후

생활에 활력을 찾았으면 좋겠다"고 웃음 지었다.

## 3) 기타 뇌 노화를 늦추는 건강식품

뇌도 근육이나 피부처럼 늙는다. 뇌의 노화는 20대부터 시작되고 30대까지는 큰 문제를 일으키지 않으나 40대부터는 자신이 느낄 정도로 빠르게 진행된다. 이를 늦추는 방법으로는 위에서 언급한 바대로 적절한 육체적, 정신적 운동 및 섭생과 생활습관 개선이 우선시 되어야 함은 당연하다. 그리고 이와 더불어 활성산소로 인한 뇌세포 파괴를 막으려면 평소 항산화제나 비타민을 복용하거나 임상적으로 효과가 검증된 건강식품의 도움을 받는 것도 하나의 방법이다.

### (1) 은행잎 추출물

은행잎 추출물은 말초동맥 순환장애, 어지럼증, 귀울림, 치매성 증상 등에 약효가 있으며, 또 기억력과 집중력을 높이는 효과가 있다. 은행잎 추출물의 치매에 대한 메커니즘은 첫째는 항산화 작용으로 뇌신경이나 혈관을 보호하고, 둘째는 항혈소판 효과가 있어서 혈전이 생기는 것을 억제하기 때문으로 추정한다.

### (2) 인삼

인삼을 하루 4.5g씩 3개월 정도 복용하면 뇌의 인지 능력이 15% 증가한다는 연구 결과가 있다. 특히 은행잎 추출물과 같이 복용하면 기억력이 향상된다.

### (3) 비타민E

비타민E는 알츠하이머성 치매로 판정된 환자의 인지 능력 저하를 억제하는 효과가 전문 의약품과 비슷한 정도라고 보고되었다. 비타민E를 꾸준히 복용하면 가벼운 알츠하이머 환자들이 스스로 일상생활을 할 수 있는 기간이 늘어난다는 연구도 있다. 비타민E와 비타민C를 같이 복용했을 때는 혈관성 치매나 혼합형 치매를 예방하는 효과가 있다고 확인되었다.

### (4) 나이아신

음식을 통해 17~45mg의 나이아신을 섭취하는 사람은 그 이하로 섭취하는 사람들보다 알츠하이머성 치매에 걸릴 확률이 낮다. 나이아신이 많이 들어간 음식으로는 육류, 생선, 견과류, 커피, 시리얼 등이다. 그러나 영양제로 나이아신을 복용했을 때 치매가 줄어드는지에 대해서는 증거가 아직 없다.

### (5) 오메가3 지방산

음식이나 영양제로 오메가-3 지방산을 많이 섭취하는 사람들은 알츠하이머성 치매에 걸릴 위험에서 줄어든다. 인지능력이 약간 저하된 사람들이 더 악화되는 것을 늦추기도 한다. 많은 전문가들이 치매를 예방하기 위해서 하루 1번 이상 생선을 먹을 것을 권장한다. 오메가3 지방산은 고혈압이나 고지혈증 등 성인병에 대한 효과가 우수하기 때문에 치매 예방뿐만 아니라 노인들의 삶의 질을 유지하는 데 도움을 주는 영양성분이다.

### (6) 엽산

엽산을 권장량으로 섭취하는 사람들은 알츠하이머성 치매에 걸릴 확률이 낮다. 엽산은 세포 증식에 필요한 핵산의 합성에 중요한 역할을 한다. 또 동맥경화의 위험인자인 호모시스테인을 억제하는 효과가 알려져 있다. 엽산은 음식보다는 영양제로 섭취할 때 2배 정도 흡수가 더 잘되는데 특히 공복에 먹을 때 흡수가 잘된다.

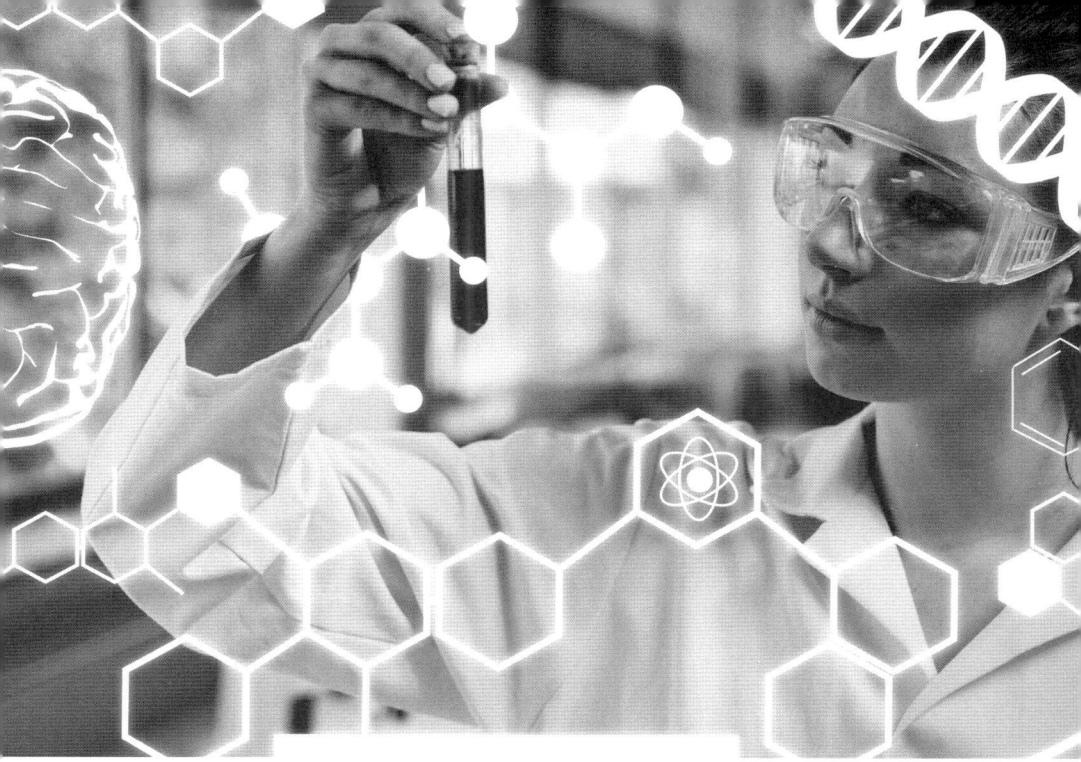

5부

# 치매환자 효율적 관리법- 이렇게 돌보자

PART 1
# 보호자와 가족들의 역할이 가장 중요하다

1) 치매를 극복하는 첫걸음 : 치매알기, 받아들이기, 대안 찾기

가족 중 누군가가 치매진단을 받게 되면 당사자는 물론이고 가족들이 느끼는 당황스러움과 막연한 공포감은 가족 전체를 불안감으로 몰아넣게 된다. 이는 치매치료에 대한 명확한 정보가 없는 상태에서 다소 과장된 주변의 이야기나 극단적인 모습의 드라마 등을 통해 아는 지식뿐이기 때문이다. 따라서 가족 중 치매환자가 발생하면 치매환자에 대한 정확한 진단을 받기 위해 의사의 병증에 대한 소견을 충분한 대화로 알아야 한다. 치매도 증상의 강약과 다양한 발생 원인이 있기 때문이다.

치매환자에 대한 진단결과를 알고 나면, 환자와 생활하는 시간을 보다 효과적으로 보내기 위한 방법을 찾는 것이 중요하다. 환자를 불안과

공포심으로부터 벗어나게 하는 등 환자를 편안하게 해주는 것도 급선무지만 보호자와 가족들도 긴 간병에 지치지 않고, 서로 갈등하지 않을 수 있도록 스스로를 돌보는 것이 환자를 잘 돌 볼수 있는 가장 중요한 일이기도하다.

나아가 치매환자에 대한 공적 서비스내용을 잘 알아서 지원도 받고 장기간 병치료에 발생하는 경제적 문제, 치매로 인한 유산 등에 대한 법적 문제 등 종합적인 대책을 미리미리 세워 두는 것이 향후 발생되는 보호자와 가족간에 일어날 수도 있는 갈등을 최소화 하는 지름길이다.

### 2) 치매를 알아야 환자도, 보호자도 잘 돌 볼수 있다.

치매환자를 대하는 가족들의 모습은 환자에서 위한다는 생각에 간난아이 대하듯 모든 것을 대신해주려는 모습을 보이거나, 때론 일방적으로 가르치려는 태도로 대하는 경우가 종종 발생한다. 이는 환자의 자존심을 무너뜨려 화를 내는 행동으로 거부하기도 하고 기억장애로 가뜩이나 불안한 환자에게 불안감이 더해져 오히려 말을 하지 않는 등 심리적 불균형을 가져다주기도 한다.

결국 치매환자의 여러 증상들을 사전에 많이 알면 알수록 환자는 물론 보호자와 가족들도 평안하게 해주는 길이다. 치매관련 도서를 통해 습득하거나 관련기관을 찾아가거나 인터넷을 통해서도 얼마든지 정보를 얻을 수 있다.

### (1) 눈높이를 치매환자에게 맞추자

치매가 진행되고 뇌기능이 퇴화되면 뇌 속에 가장 강하게 각인된 기능들이 주로 남는다고 한다. 남을 배려하는 것이 각인된 사람은 다른 기억들은 사라져도 여전히 남을 배려하고, 욕을 잘하던 사람은 욕을 많이 하게 되고, 물건은 모으는데 집착하던 사람은 필요하든 불필요하든 눈에 보이고 힘이 닿는대로 물건을 주워 모으게 된다고 한다.

나덕렬 삼성서울병원 신경과 교수(뇌신경센터장)는 "치매는 가족(보호자)들 행동과 처신에 따라 '예쁜 치매'와 '미운 치매'로 구분할수 있다"며 "가족전체의 병이라고 할 만큼 주변 사람들을 힘들게 하는 미운 치매환자가 있는가 하면, 치매에 걸린 후에도 무리없이 가족들과 행복하게 살아가는 예쁜 치매환자들도 있다"고 했다.

치매에 걸리기 전 평소 환자 성격은 치매발병 이후 행동에 큰 작용을 한다는 것이다. 평상시 매사에 긍정적이고 남에게 배려를 잘하는 사람은 치매에 걸리더라도 여전히 행동에 그러한 성품이 남기 때문이다. 예쁜 치매는 환자 가족들이 '지적'하기보다 따뜻하게 품어줘야 가능하다.

나 교수는 "인지기능이 떨어진 치매환자를 답답하게 여겨 가족들이 이것 저것 지적하지만 치매환자는 자신의 실수를 기억하지 못한다"며 "지적당한 순간 서운한 감정이 환자에게 남게 되고 이는 미운 치매로 악화된다"고 지적한다.

그렇다면 어떻게 해야 예쁜 치매가 될까? 나 교수는 "보호자와 가족들이 환자를 대하는 태도가 중요하다"며 "보호자와 가족들부터 눈높이를 낮추라"고 조언한다.

치매는 자신에게 질병이 걸렸다고 인식하는 대뇌피질(감각기능, 운동기능 등을 지원하는)에 이상이 생기는 질환이다. 그래서 치매환자들은 자신이 치매를 앓고 있다는 사실 자체를 잘 모른다. 갓난 아이들은 대뇌피질이 덜 발달해 자기 행동에 대한 분별력이 별로 없다. 그러다 보니 장난감을 사주지 않는다는 이유로 떼를 쓰고 울듯이 치매환자가 아이처럼 투정부리고 좌충우돌하는 것도 이와 비슷하다고 보면 된다.

### (2) '리보의 법칙(Ribot's Law)'—최근 기억부터 사라진다.

치매 노인들이 보이는 행동 중 두드러진 것은 자신이 젊었을 때, 심지어 어렸을 때로 돌아간 것처럼 행동한다는 것이다. 이미 쉰이 넘은 아들에게 학교는 잘 다녀왔냐고 묻기도 하고, 돌아가신 지 수십 년이 지난 아버지, 어머니가 자신을 찾는다며 집을 나서기도 한다. 은퇴한 지 20년이 넘은 교장 선생님은 아침 조례한다고 삐뚤어진 넥타이를 매고 식구들 앞에 나타나기도 한다. 이렇듯 엉뚱한 행동을 할 때도 있지만 수십 년 전 기억들을 젊은 사람들보다 더 생생하게 기억해 내기도 한다.

이런 현상들은 장년기의 기억이 송두리째 사라져버리기 때문에 일어나는 경우가 대부분이다. 중간 기억이 없어지니 20년, 30년 전의 일이 바로 어제 일처럼 느껴질 수밖에 없다.

영화로 만들어져 유명해진 스콧 피츠제럴드(Scott Fitzgerald)의 단편 《벤자민 버튼의 시간은 거꾸로 간다》의 주인공 벤자민 버튼은 태어날 때 아버지로부터 버림을 받는다. 약한 아내(벤자민버튼의 어머니)는 산고로 죽게 된다. 아내를 사랑한 아버지는 아들 벤자민이 미운데다 벤자민의 태어난 모습도 70대 노인의 육체적 모습을 가진 괴기스럽기까지 하여 결국 벤자민은 한 양로원 앞에 버려지게 되고, 양로원의 흑

인여자 보모가 벤자민을 키운다.

　벤자민은 보통의 사람들과는 다르게 시간이 흘러 70대의 나이로 태어나 어린아이 모습으로 죽는다. 모습은 10대지만 늙은이가 된 벤자민은 치매에 걸리게 되고 치매상태에서도 벤자민은 유년의 시절 그와 함께했던 사람들과 양로원으로 돌아온다. 치매에 걸린 노인들의 머릿속에는 유년기의 기억밖에 남지 않게 되고, 그 시절 그 추억 속으로 침잠되어 들어가는 것이다. 기억력이 감퇴하면 최근 기억부터 사라진다는 것은, 심리학이 처음으로 태동하던 19세기 중반부터 이미 잘 알려져 있었다. 당시 프랑스의 심리학자이던 테오뒬 리보(Théodule Ribot)는 기억뿐 아니라 살아오면서 획득하게 된 모든 심리학적 기능들은 획득한 순서를 역행하면서 잃어버리게 된다는 법칙을 마련하는데 이를 '리보의 법칙(Ribot's Law)'이라고 부른다.

　리보 법칙의 원인에 대해서는 아직도 확실히 알려져 있지 않지만 일반적 기억 이론에서는 최근에 있었던 일은 해마(hippocampus)라는 뇌 구조물에 일시적으로 저장되며, 이곳에서 대뇌연합피질로 정보가 반복적으로 전달되면서 영구적인 기억으로 조금씩 굳어진다고 설명한다. 그렇기 때문에 치매나 알콜 중독같이 해마에 문제가 생기는 질환에서는 최근 기억이 영구적 기억으로 새겨지지 못한다는 것이다. 하지만 이런 설명만 갖고는 1년 전 기억이 5년 전 기억보다 먼저 없어지고, 5년 전 기억이 10년 전 기억보다 먼저 사라지는 현상을 설명하진 못한다.

### (3) 꾸준함과 남아 있는 기능 중심으로

　치매 환자는 새로운 정보를 습득하는 능력이 가장 먼저 저하된다. 따라서 건강할 때에는 한두번 보거나 들으면 배울 수 있었던 것들을 수십 번 반복해도 습득하지 못하는 경우도 많다. 이런 모습에 실망하여 환자나 가족들이 아예 학습 자체를 포기하는 경우도 적잖게 있다. 어린 아이들이 구구단을 배울 때와 비교해 보면 좋다. 노래처럼 끊임없이 반복해가면 2단부터 9단까지 외워간다.

성인이 쉽게 익히는 것을 어린 아이들은 몇 달을 두고 배운다. 그리고 익히는 과정에서 가르치는 부모는 참아야 하고 어린아이들은 실수를 반복하고 고통스러워한다. 하지만 모두 익히고 나면 아이 스스로를 대견스러워하고 부모는 만족한다. 치매환자도 이런 시각이 필요하다. 끈기 있게 학습을 도와야 한다. 출입문 비밀번호를 외우지 못하더라도 끊기 있게 요령있게 두 세 달을 반복하면 대부분 외울 수 있다. 환자 스스로 대문을 출입할 수 있다는 사실이 때로는 보호자나 가족들에게 고맙게 느껴지는 순간이 올 것이다.

치매 가족들이 대부분 점점 나빠져 가는 치매 환자의 기억력을 되살려 보고자 많은 노력을 기울인다. 잃어버린 기억을 살리고자하는 노력이 매우 중요하기는 하지만, 그 보다 훨씬 더 중요한 것은 아직 건강하게 남아있는 다른 기능들을 최대한 상실되지 않게 유지시키는 것이다.

잃어버린 기억을 살리기 위해 하루에 한 두시간씩 성경을 베껴쓰게 하지만, 환자가 정작 하려고 하는 요리는 불이라도 내면 어쩌나 걱정스러워서, 미각기능이 떨어져 너무 짜거나 달아 못 먹게 될까봐, 또는 환자가 힘들까봐 아예 못하게 하는 경우가 적지 않다. 그러나 이렇게 되면 환자는 요리를 하는데 필요한 남아 있는 기능들마저 빨리 잃어버리게 된다. 따라서 최대한 환자가 스스로 요리하게 하면서 가스불만 챙겨

주거나, 간을 함께 봐주는 방법으로 기능을 유지시켜줘야 한다. 환자에게 남아있는 기능들을 지속적으로 사용하게 함으로써 사라져가는 속도를 지연시키고 일상의 일부분을 환자 스스로 이뤄내면서 존재감을 느끼게 해주는 것도 중요하지만 시간의 대부분을 환자에 매여있는 보호자에게도 매우 소중한 일이다.

### (4) 무서운 병 중증 치매―전문가에게 맡기자

최근 몇몇 드라마에서 치매 환자를 다룬 적이 있다. 그런데 어느 누구도 치매 환자를 병원에 입원시키거나 전문적인 요양원으로 보내지 않는다. 오히려 가족들이 병원이나 요양원에 치매 환자를 보내는 것을 죄악시 여기기까지 하고 있다. 반대로 치매 환자를 집에서 모시는 것이 효도이고 사랑이라고 포장까지 하고 있다. 지고지순한 사랑은 치매 환자까지도 보살핀다는 내용이 주를 이룬다. 심지어 시청자들도 치매 환자를 집에 모시는 상황을 아름답게만 바라본다.

그러나 시골의사 박경철의 치매에 대한 섬뜩한 사건을 보고도 그런 말이 나올까? 박경철은 의사로 근무하면서 가장 가슴 아프고 엽기적인 사건으로 치매 노인이 손자를 솥에 끓인 사건을 들고 있다. 해당 노인은 치매증상으로 태어난지 얼마 안 된 손자를 솥에 끓여버렸다. 심지어 아들과 며느리가 들어오니까 곰국을 끓여놨다며 한그릇 먹으라고 했다.

치매는 심각한 병이다. 심각한 질병은 사랑이나 효심으로 치료되지 않는다. 전문적인 치료를 받아야만 하고 폭력적 성향이 발생할 수도 있다고 진단 받았다면 즉시 격리, 예방을 해야 한다.

유교의 영향을 받은 한국은 특히나 치매 부모를 요양원에 모시는 것에 대해 반감을 가지는 경우가 많다. 하지만 왜 환자를 의사도 아닌 일반인이 집에서 모시려고 하는가?

치매 환자는 초기 소소한 기억상실만 있는 것이 아니다. 치매진행 속도에 따라 감정조절이 안되어 폭력적으로 변하기도 하고, 화재를 일으키기도 한다. 많은 보호자와 가족들이 치매환자 간호에 많은 시간을 소모하고 또한 고통을 받고 있다. 치매환자를 집에서 모시는 것은 여러 사회활동에 크게 지장을 받고 있어 감당하기 힘들다는 말들을 한다. 왜 요양원에 모시지 않느냐고 하면 차마 그럴 수 없다고 한다. 치매에 걸린 부모를 요양원에 모시면 남들이 불효를 한다고 인식되는 것이 두렵거나 요양원을 수용소로 오인하고 있는 경우가 많다.

그러나 치매 부모님의 정도가 중증 이상인 경우에는 시설에 입원시키는 것이 환자에게나 보호자나 가족들에게 오히려 큰 도움이 된다.

첫째, 치매환자를 돌보는 것, 그것도 중증의 경우에는 전문적인 지식과 기술, 그리고 장비나 기기를 필요로 한다.

요양원은 이미 치매간호 및 관리 전문가들이 돌보며 또한 필요한 여러가지 장비나 시설을 갖추어 놓고 만일을 위해 항상 의사와 연락을 할 수 있는 길을 열어 놓고 있다. 뿐만 아니라 요양원에서는 치매환자들에게 여러 가지 건강 및 활동프로그램을 가지고 있어 집에서 가족을 돌보는 것보다 훨씬 즐겁게 지내게 된다. 이것은 마치 병이 나면 병원에 입원하는 것과 같다고 생각해야 한다.

둘째, 대부분의 고령자들은 병에 걸리거나 또는 건강을 상실했을 때 가족이나 자녀들에게 부담을 주게 되는 것을 가장 크게 두려워하고 있다.

한사람의 부모가 치매이고 가족들이 돌본다면 그 가족이 받는 부담이나 고통은 대단히 심각할 것이다. 특히 현재와 같은 핵가족 하에서는 치매환자를 24시간 돌볼 수 있는 인력을 갖춘 집도 또한 없다. 집안에 시설과 장비를 갖추어 놓을만큼 여유를 가진 집도 거의 없을 것이다. 만일 치매 부모가 판단능력을 갖추고 있다면 당연히 요양원에 입원할 것을 선택할 것으로 생각한다. 부모가 치매에 걸린 경우 여러 요양원시설을 두루 살펴보고 결정하는 것이 좋다.

사실을 인정하자. 치매는 무서운 병이다. 암은 혼자 죽고 치매는 가족이 함께 죽는다는 웃지 못할 말이 나올 정도로 심각한 병이다.


## 3) 치매를 모르면 환자는 천국, 보호자는 지옥이다

얼마 전 70대 남성이 치매를 앓던 아내를 살해한 사건이 발생했다. 해당 뉴스를 요약하면 치매에 걸린 아내가 폭력과 폭언으로 2년간 남성을 괴롭혔고, 남성은 견디다 못해 아내를 살해하고 본인도 자살하려고 했던 것이다. 그러나 아들이 발견하여 남성의 자살은 막았지만 아들에게 아버지는 어머니를 죽인 살인자가 된 셈이다. 두 부자는 평생 지울 수 없는 상처를 안고 살아야만 할 것이다.

치매환자를 보살핀다는 것이 얼마나 힘든 일인지를 단적으로 알 수 있는 현실이다. 이는 모든 치매환자의 보호자와 가족들이 겪는 고통이다. 환자의 예기치 못한 행동에 달래기도 화를 내보기도 한다. 갑자기 사라져 애간장을 태우기도 하고 위험천만한 행동으로 가슴을 쓸어내리기도 한다. 오랜 간병으로 몸과 마음이 어느 순간 견디지 못할 때 돌아가시기를 바라기도 한다. 그리고 가슴을 때리는 죄책감에 또 한번 자신들을 자책하는, 참으로 지난하고 험난한 시간을 보내는게 치매환자를 돌보는 보호자와 가족들의 세월이다.

그래서 보호자와 가족들은 스스로를 잘 추슬러야 하고 다른 이들도 힘들어하고 팽개치고 싶은 마음을 가진다는 점을 알아야 한다. 인간이면 누구나 같다는 점을 인정하면 죄책감도 덜고 훨씬 가벼운 마음으로 환자를 돌보고 피로감도 줄일 수 있다.

전문가들이 말하는 치매환자를 돌보는 보호자와 가족들의 마음과 자세를 알아보자.

### (1) 자기감정 받아들이기

간병을 하다보면 누구나 속히 벗어나고 싶다는 생각을 하게 된다. 나는 왜 이정도 밖에 하지 못할까 자책감도 들기도 하고, 중증 환자일 경우 '고생 그만 시키고 빨리 죽기나 하지'라는 마음이 생길 때는 심한 죄책감이 들기도 한다. 그런 마음은 지극히 자연스러운 감정이다. 나쁜 마음이라고 자신을 지나치게 학대해서는 안된다.

보호자의 지나친 자책감과 죄책감은 나중에는 그 화살이 환자에게 향하게 된다. 보호자와 가족들이 처음에는 자신들을 자책하다가 스스로를 보호하기 위해 시간이 흐르면 환자 탓으로 돌리려하기 때문이다. 지친 몸과 마음에서 일시적으로 일어나는 현상으로 자연스럽게 받아들이는 자세가 꼭 필요하다.

### (2) 힘들다고 말하기

부부 중 누구 한사람이 치매에 걸릴 경우 아내는 자녀들에게 피해를 주고 싶지 않아 혼자 간병하려 하고, 남편은 가장이라는 책임감 때문에 주위의 도움을 요청하지도, 힘들다는 말도 하지 않고 혼자 감내하는 경우가 있다. 앞서 충분히 알아보았듯이 치매 간병은 길게는 10년 이상 장기간병이 필요한 질환이다.

홀로 짊어지고 가기에는 너무 큰 짐이다. 가족에게 알리고 도움을 받고 힘든 현실을 말해야 짐을 조금이라도 덜 수 있다. 말 할 수 있다는 상대가 있다는 것은 매우 중요하다. 누군가 함께한다는 믿음이 그 긴 터널을 벗어나는 동안 쓰러지지 않을 수 있기 때문이다.

### (3) 나 자신을 칭찬하기

대부분의 치매환자 증세는 시간이 흐르면 나빠지는 것이 일반적이다. 시간이 흐를수록 더 기억력은 나빠지고 이상행동도 심해진다. 신체적으로도 점점 일상생활을 스스로 못할 정도로 악화되면 왠지 보호자나 가족들의 돌보는 방법에 문제가 있는 것은 아닌지 스스로 자책하다가 어느 순간에는 다른 가족들에게 불편한 마음을 갖게 되는 악순환을 거듭하는 경우도 생긴다.

일반적으로 치매는 뇌의 노화에서 오는 노인병이므로 이는 시간이 흐를수록 노화에 의해 기능이 약해진다는 것이고 증세가 나빠지는 것이 자연스러운 현상이다.

진행이 악화되어 안 좋아지는 경우 환자의 상태가 나 때문에 더 나빠지고 있다고 생각할 필요가 없다. "나는 예전에도 잘했고, 지금도 잘하고 있어, 나니까 이정도 하는 거야"라고 자신을 스스로 격려하고 칭찬해 줘야 한다.

### (4) 주위에 도움 청하기

치매환자를 돌보는 시간은 1년 365일, 하루 24시간 온종일이라 해도 과언이 아니다. 언제 어떻게 돌발행동을 할지 모른다. 때론 보호자보다 힘도 훨씬 세서 거친 행동을 할 때는 두렵기까지 하다. 한사람이 이 모든 것을 홀로 책임지고 돌본다는 것은 현실적으로 불가능하다.

장보는 것은 첫 딸에게, 모임이나 외출이 꼭 필요할 시에는 둘째딸에게 간병을 맡기거나 휴일에는 아들, 며느리 등 가족들에게 구체적인 일거리 분담으로 간병스트레스를 줄이도록 한다. 그리고 치료를 계속 받고 있지만 증상이 나빠지는 것이 대부분인 점을 감안하여 시설과 간병인 이용에 대해서도 가족들과 미리미리 의논해 놓은 것이 좋다.

### (5) 보호자 모임 참여하기

치매가족모임, 지자체 치매지원센터 등에서 운영하는 치매치료프로그램에 참여하여 도움을 받는 것도 중요한 일이다. 치매가족모임은 간병에 실질적인 정보를 얻을 수 있다는 장점도 있지만 같은 어려움을 겪는 사람들이기에 공감과 위로의 힘을 얻게 되는 것이 무엇보다도 크다.

지차체 보건소, 치매지원센터 등에서 진행되는 각종 프로그램에 참여하는 것은 환자의 중세별, 질환 단계별로 맞춤형 치료를 받을 수 있다는 점에서 효과가 있다. 또한 전문가의 강의 등을 통하여 최신의 치료 및 공적서비스 정보도 알 수가 있어 환자 돌봄에 도움이 된다. 환자와 이동해야하는 다소간의 불편함은 있지만 프로그램 진행되는 동안 환자에게서 벗어나 자신의 시간을 가질수 있다는 것도 장점이다.

### (6) 재가 서비스 이용하기

보호자가 주변 가족들에게 도움을 요청 할 수 없는 경우가 있다. 가족자체가 없거나 경제적 어려움으로 생계에 매달려 있는 가족이 생업을 버리고 환자에게 전념할 수 없는 경우다. 이렇게 가족의 도움을 받기 어려울 때는 국가가 지원하는 재가 서비스가 유용하다.

대표적인 공적서비스인 재가서비스는 건강보험 가입자 또는 피부양자인 경우에 한하여 65세 이상이거나 65세 미만일이라도 노인성 질병 대상자일 경우, 국민건강보험공단에 장기요양 인정 신청을 하면 심신의 기능 상태에 따라 장기요양 등급을 받을 수 있다. 등급별로 지원되는 재가급여의 월 한도액 안에서 방문요양, 방문목욕, 방문간호, 주·야간보호, 단기보호 등의 서비스를 본인 부담금 15%를 내면 이용할 수 있다.

### (7) 자신 건강 챙기기

간병을 하는 보호자는 충분히 휴식을 취해야 한다. 특히 치매처럼 장기간병이 필요한 질환에서의 보호자는 다른 가족과의 교대를 통한 휴식시간을 갖거나 일정시간을 휴가를 가는 등 휴식이 필요하다. 치매간병은 성인을 간병하는 경우로 체력이 요구된다. 휠체어에 태우거나 목욕을 시킬 때 힘을 써야하기 때문에 근육이나 관절에 병을 얻는 경우도 흔하며, 치매환자 주변의 한정된 공간에서 환자를 보호하다보니 운동

부족이나 스트레스로 고혈압, 당뇨병에 걸리기도 한다.

  보호자나 가족의 건강은 곧 환자의 건강과 직결된다. 평소 간병을 하면서도 스트레칭 등 간단한 실내 운동이라도 꾸준히 하고, 건강검진도 놓치지 말고 정기적으로 받아야 한다.

PART 2
# 상황별 치매환자 돌보기

  치매는 초기에 단순한 기억력 장애가 증세가 심해지면 가족도 몰라보고 판단력이 떨어지면서 여러가지 이상행동을 보인다. 흔히 얘기하는 치매, 먹는 치매, 자는 치매, 욕하는 치매 등과 같은 증상을 보인다. 아직 이상행동에 대한 치매약물은 없다. 가족들의 적절한 대처와 마음가짐만이 치매환자 이상행동에 의한 괴로움을 줄일 수 있는 유일한 방법이다. 예를 들어 방금 밥을 먹었는데 내가 언제 밥을 먹었냐며 화를 내면, 보호자가 같이 화를 내거나 소리를 치는 행동은 환자에게 거부감만 들게 한다.

  계속 밥을 달라고 하는 것은 잊어버린 탓일 수도 있고 포만감을 담당하는 뇌가 손상되어 그런 행동을 할 수도 있다. 이 경우에는 식사를 조금씩 나눠 주는 방법을 택하거나 조금 후에 맛있는 간식을 드리겠다고 해도 좋다. 같은 질문을 계속할 때 보호자가 화를 내거나 짜증을 부리면 환자는 자존심이 상해 더 화를 내거나 자신감을 잃고 우울증에 빠질 수 있다. 기억력이 좋아지도록 일부러 알려주지 않고 스스로 생각해 내도록 하는 보호자들이 많은데, 이 때 부드럽게 격려하고 환자 상태에 적합한 수준의 자극은 좋지만 환자 능력에 무리한 과제는 오히려 자신감을 잃게 하고 증상을 악화시킬 수 있다.

치매로 인해 인지기능에 문제가 있지만, 치매 환자도 여전히 자신의 성격과 취향이 있고, 인생의 아름다운 추억의 단편들을 지니고 있으며, 호불호가 있는 한 사람임을 잊지 않아야 한다.

따라서 배려한다는 이유로 마냥 아이처럼 대해서도 안되고, 환자 자신에 대한 중요한 결정이나 가족의 대소사에 소외시키거나 없는 사람 취급을 해서도 안된다. 최대한 환자가 여전히 가족으로부터 존중받고 사랑받고 있으며, 가정에서 나름의 역할이 있다고 느낄 수 있도록 배려해야 한다.

### 1) 기억력 상실에 대처하고 의사소통을 돕는 법

치매하면 제일 먼저 생각나는 것이 기억력 상실이다. 처음에는 사소하고 익숙한 기억들이 사라져 불편을 보이는 정도에서 평생 함께 한 가족들을 몰라보고 평상시 다니던 집 주변이 낯설어 길을 잃어버려 낭패를 보는 상황이 벌어지면서 보호자나 가족들도 기억력 복구에 힘을 쏟는 경우가 많다.

기억력을 살린다는 것은 의사소통을 위해 중요한 일이기도 하기에 충분히 필요한 일이지만 잘 못 대처하면 환자의 불안감을 가중시키고 자신감을 잃게 만들어 끈기를 가지고 대하면서 편안하게 환자를 만들어 주어야 효과가 있다.

기억력이 저하된 치매환자들에게 일상생활에서 보다 원만한 의사소통을 위해 환자를 돌보는 방법은 다음과 같다.

- 환자의 기억력을 증진시키려는 목적으로 과도하게 기억하라고 하거나 윽박지르는 행위와 같은 고의적인 자극은 삼가한다.
- 물건을 자주 잊어버리므로 환자만의 전용상자를 만들어 준다.
- 수돗물을 사용하고 잠그는 법을 잊었을 경우나 가스불 위에 음식을 올려 놓고도 잊어 음식을 태우기도 하는 경우가 발생할 때 야단치거나 화를 내면 어떤 도움도 되지 않는다. 환자를 혼자 둘 때에는 수도도 가스밸브도 잠궈야 한다.
- 치매환자는 질문에 대답하여 주어도 금방 잊어버리고 같은 질문을 반복 하는데, 반복해서 물어보더라도 끈기있게 잘 대답해 주어야 한다. 이때 화를 내면 환자는 자신감을 잃게 되어 치매증상이 더욱 악화되는 경우도 있다.
- 환자를 불러도 아무런 대답을 하지 않고 시끄럽게 하지 말라며 화를 낼 때가 있는데, 환자에게 큰 소리로 다시 부르지 않도록 한다. 환자는 자신을 부르는 것을 모르거나 자신과는 관계없는 소리라고 생각해서 시끄럽다고 느낄 따름이다.
- 쉬운 이야기도 환자가 잘 알아듣지 못하면, 끈기와 애정을 가지고 천천히 반복해서 이야기한다. 좀 더 쉬운 말로 충분히 설명을 하도록 하고, 이해하지 못하면 제스처를 적절히 활용하는 것이 필요하다.
- 함께 사는 가족을 알아보지 못할 때에는 야단치거나 바르게 가르쳐 준다고 해

도 소용이 없고, 오히려 환자는 매우 혼란해지고 불안한 상태가 되는 경우가 많다. 환자의 말을 부인하지 말고 인정하면서 응대해 주는 것이 환자를 안심시키는 방법이다. 몇 번이라도 느긋하게 반응해 주도록 한다.

- 자신의 방을 못 찾고, 다른 방에 들어가서도 자신의 방이라고 하며 나오지 않는 경우가 있다. 환자는 자신이 무엇을 하고 있는지 모두 이해하고 행동하는 것이 아니다. 갑자기 나가라고 하면 매우 당황하거나 흥분할 수 있다. 잘못을 지적하지 말고 환자와 함께 행동을 해주면, 자신에게 관심을 가지고 있다는 생각을 갖게 되어 안심하게 된다.

- 앞뒤가 맞지 않는 이야기를 하거나 무슨 말을 하는지 잘 알아들을 수가 없는 말을 하더라도 무시하거나 야단치지 않아야 한다. 이치에 맞지 않는 이야기를 해도 고개를 끄덕여 주거나 맞장구쳐 주면서 들어주어야 한다.

- 환자가 한밤중에 가족들을 깨워 큰 소리로 불필요한 이야기를 늘어놓을 때도 있다. 치매환자들은 옆에 사람이 있으면 안심하므로, 이야기가 이치에 맞지 않더라도 이야기를 들어주는 자세가 중요하다.

## 2) 치매환자의 이상행동에 대처하는 요령

### (1) 망상질환에 시달리는 치매환자 대처법

치매환자들은 병이 진행되면서 남이 자기 물건을 훔쳐갔다고 하거나, 밥이나 약을 독약이라고 생각하는 피해의식도 있다. 이와 같이 사실이 아닌 것을 사실이라고 믿는 것을 망상이라고 한다.

이런 망상은 보호자가 아무리 설명해 주어도 고쳐지지 않는다. 이런 증상들은 보호자들을 아주 고통스럽게 한다. 환자가 의심증이나 망상이 심한 경우에는 약물 치료를 받아야 하는데, 이때는 정신분열증 환자의 치료에 쓰이는 신경이완제 계통의 약을 쓰게 된다. 그러나 치매환자들에게 이 약을 쓸 때는 여러 가지 부작용이 생길 수 있어 세심한 주의가 필요하다.

**치매환자의 망상형태별 대처요령을 살펴보자.**

- 환자가 다른 사람이 자신의 물건이나 돈을 훔쳐갔다고 계속 의심하고 걱정할 때에는 찾아보자며 행동을 함께한다. 물건을 준비해서 찾은 것처럼 하여 건네주는 것도 한 방법이다. 환자는 자신의 물건을 자꾸 잃어버려서 아주 불안하고, 아무도 자신의 말을 믿어주지 않아 불만으로 가득 차 있다. 이럴 때에는 시간적 여유가 있는 만큼 가능하다면 오랫동안 함께 행동 해주면 안심한다.

- 환자가 약을 독이라고 하며 치료를 받지 않으려 할 때에는 약을 가루로 만들어 꿀과 섞은 다음, 옆에 앉아 조용히 말을 걸면서 숟가락으로 먹이도록 한다. 이렇게 하여도 처음에는 거부를 한다. 이때 환자에게 약을 강제로 먹이거나 야단을 치게 되면 더욱 거부하게 되므로, 환자에게 충분히 잘 설명하여 약을 먹도록 권유하고 설득이 안 되면 약을 다른 형태로 만들어 복용시키도록 한다.

- 환자가 가족들이 음식에 독을 넣어서 자신을 죽이려고 한다며 식사를 하지 않으려 할 때에는 환자에게 주어진 음식을 함께 먹는 것도 좋은 방법이다. 먹어도 좋은 음식이라는 인식을 시각적으로 보여줘 안심시키는 것은 환자가 심리적으로 안정감을 찾는데 도움을 준다.

### (2) 폭력적인 행동을 보이는 치매환자 대처법

환자중 난폭성을 보이는 경우 대처하기가 가장 어렵다고 한다. 일단 환자가 폭력적이고 난폭한 행동을 할 때는 몇 가지 특성이 있다. 우선 폭력적이고 난폭한 행동 양상이 자주 일어나지는 않는다. 그리고 오래 지속되지 않고 금방 사그라든다. 또한 난폭하고 폭력적인 성향, 행동을 표현 할 때 감정 소모가 빨리 일어나게 되고 이러한 증상은 보편적으로 초기에 주로 일어난다.

그래서 더 당황 할 수 밖에 없다. 안 그러던 사람이 갑자기 화를 내고 욕을 하고 손찌검과 발길질을 하는 통에 치매는 다 이러는 줄 알고 어떻게 대처할지 생각하기 보다는 그냥 이 상황이 싫고 모든게 빨리 끝났으면 좋겠다 라고만 생각하게 된다. 그래서는 절대 치매환자를 간호하거나 관리 할 수 없다.

위에서 말한 특징은 첫째, 자주일어나지 않는다. 둘째, 오래 지속되지 않는다. 셋째, 감정소모가 빨리 일어난다. 넷째, 보편적으로 초기에 일어난다는 점이다. 이 네가지 특징을 잘 알고 있으면 환자의 상태나 증세를 더 쉽게 이해 할 수 있고, 잘 대처 할 수 있다.

우선 치매환자가 공격적 성향을 보이고 그것을 태도로 표출 할 때는 최대한 환자로부터 멀리 떨어져 있어야 한다. 치매에 걸리기 전부터 원래 힘이 세고 공격적이었던 환자도 감정 소모가 금방 되기 때문에 거리를 두고 방어 태세를 갖춘다면 금방 얌전해지는 걸 확인 할 수 있다.

치매환자의 특성 중 하나가 주변 환경에 영향을 많이 받는다는 것이다. 예를 들어 주변이 시끄러우면 시끄럽게 되고 주변이 조용하면 따라서 조용해진다. 이는 굉장히 모방적이기 때문인데 치매 환자가 공격성을 띠고 난폭스러운 행동을 한다고 소리를 질러 안정을 시키려 한다면 환자는 그 행동을 그대로 따라하게 되며, 더욱 난감한 사태를 겪게 될 것이다. 그러므로 최대한 주변 환경과 분위기를 최대한 조용하게 만드는 게 상책이다.

몇 달 전만 해도 온화하게 웃던 우리 아버지, 몇 주전만 해도 따뜻하게 날 안아주던 어머니가 너무나 안타깝게도 치매라는 질환에 걸려 예전 같지 않아 당황스러운 그 마음은 십분 이해하지만 치매환자도 가장 사랑했던 내 가족, 내 자녀가 본인을 두려워하고 무서워하는 걸 본능적으로 느끼게 된다. 그렇기 때문에 더 침착하고 부드러운 태도로 일관하면서 자연스러운 스킨쉽, 일상 대화를 나누는 게 좋다.

### (3) 기타 이상행동을 보이는 치매환자 대처법

치매환자의 이상행동 중 많이 보이는 망상증과 폭력적인 환자를 살펴봤으나 그 외에도 여러 이상행동을 보인다. 환자의 이상행동에 의한 증상은 상상을 초월한다. 실제로 벽이나 방바닥에 똥칠하는 경우도 있고, 대소변을 먹기도 한다. 얼마나 그 행동이 심했으면 환자가 사망했을 때 환자와 가족간의 정을 모두 다 떼어놓고 저 세상으로 갔다는 말이 나올까.

다음은 여러 이상행동과 대처법을 나름대로 정리한 내용이다.

- 가족들의 물건을 가져와서 모아두고 자신의 물건이라고 생각할 때에는 절대 강제로 뺏지 않도록 한다. 환자는 다른 사람의 물건도 자신의 물건이라고 생

각하고 있다. 환자의 물건이 아니라는 것을 설명해도 소용이 없다. 일단은 갖고 있게 하고, 시간이 지나 관심이 없어지면 돌려받도록 한다.

- 가게나 이웃집에 들어가 음식이나 물건을 훔치고서도 자신의 것이라고 주장한다. 환자는 남의 물건을 훔쳤다는 인식이 없다. 주인의 양해를 구하고 환자가 물건을 잠깐 가지고 있도록 하며, 시간을 두고 주인에게 돌려준다. 절대 환자의 행동을 나무라서는 안된다. 환자는 단지 자신의 물건이라 생각하고 있기 때문에 반발할 뿐이다.

- 화장실이 아닌 곳에서 대변을 보고 대변을 손으로 만지거나 옷, 방바닥, 벽 등에 묻힐 때에는 더럽다고 야단치지 말고, 아무렇지도 않은 것처럼 뒤처리 하여 자존심에 상처를 주지 않도록 배려해 준다. 그리고 환자가 대변을 만지다가 들켜서 당황하고 있을 때에는 걱정하고 있는 환자의 마음을 알아주면 안심한다. 환자는 배변전에 대개 어떤 낌새를 보인다. 환자가 안절부절 못하거나 방의 구석으로 가는 경우에는 곧바로 화장실로 데리고 간다.

- 환자가 한동안 계속해서 먹을 것을 찾다가 급기야는 자신의 대변을 집어먹는 행동을 할 때에 더럽다고 야단치면 환자의 혼란과 수치심만 가중시키게 된다. 말로 '대변은 먹는 것이 아니다'라고 설명하여 이해시키려하기 보다는 과자 등 다른 먹을 것을 주어서 관심을 돌리는 것이 좋다.

- 화장실 변기물에 세수를 하고 손을 씻거나 양치질을 하는 행동을 보일 때에 화를 내면 환자에게 혼란만 가중시킬 뿐 도움이 되지 않는다. 환자가 수치심을 느끼지 않게 조심하면서 변기라는 사실을 간단히 알려주고 세면기로 안내한다.

- 목이 마르면 방안에 놓아둔 간이 소변기의 소변을 마시기도 하므로, 간이 소변기는 소변을 보는 즉시 비워두도록 하며 환자 가까운 곳에 마실 물을 미리 준비해 둔다.

## 3) 치매환자의 심리적, 정서적 안정을 돕는 요령

### (1) 신체적인 보살핌 보다는 정신적인 보살핌

보통 사람들은 치매환자를 돌보는 데 신체적인 도움만 우선 생각하게 되는 경우가 많다. 그러나 그보다도 더 한층 중요한 것은 환자에 대한 정신적인 보살핌이라 할 수 있다.

#### 가. 인간으로서의 환자

"사람이란 기억만으로 존재하는 것이 아니다. 사람은 느낌이 있고, 상상력이 있고, 의지가 있고, 욕구가 있는 도덕체이다." 라고 올리버 삭스 박사는 말했다. 치매환자도 인간으로서 아직도 행복을 느끼고 만족감을 갖기를 원한다. 가족과 친구들과 같이 있고 싶어 하고, 자기 가정에서의 평안함과 안락을 희망한다. 만일에 환자가 병이 나기 전에 시를 즐겨 읽고, 음악을 즐기고, 산책을 즐기던 사람이라면, 그는 아직도 그런 것들을 즐기는 사람임을 잊어서는 안 된다.

#### 나. 품위

누구나 인간은 존경과 품위를 갖고 대하게 마련이다. 존경이란 흔히 사소한 일에서 나타난다. 즉 환자가 옷을 갈아입을 때 어떻게 도와주느냐, 화장실에 갈 때 어떻게 보살펴 주느냐, 환자가 방에 있을 때 다른 사람들과 어떻게 대화를 하느냐 하는 사소한 데서 환자에 대한 존경이 나타나게 마련이다. 이러한 사소한 행동이 얼마나 중요한가를 잊어서는 안 된다.

다. 종교

교회나 절이나 성당이나 어떤 종교라도 환자가 전에 다니던 종교에 그대로 참여하도록 도와주어야 한다. 집을 떠나 멀리 교회에나 성당엘 갈 수가 없게 되면, 목사나 신부를 집에 모셔 예배를 본다든가 TV에서 하는 종교 프로그램도 보게 하고, 종교 음악도 듣게 하여 환자의 종교적인 면을 무시하지 않도록 하여야 한다.

라. 인간관계의 변화(특히 부부관계)

치매환자도 사랑과 애정을 필요로 함에는 변함이 없다. 단지 인간관계의 여러 면에서 변화가 있을 뿐이다. 평소에 가깝고 중요하게 생각했던 사람과 동반 관계를 잃게 되므로 사랑이나 그 외의 감정을 표현하는 데 다른 방법을 강구해야 한다.

또한 성관계에도 영향을 받게 됨은 물론이다. 성에 대한 흥미에 큰 변화가 온다. 성적 욕구가 증가한다든가, 혹은 성적 흥미를 잃게 된다든가 한다. 이러한 점이 문제가 된다. 예를 들면 환자가 원하는 성적관계보다 더 요구하게 된다든가 하는 경우가 많다. 또한 성적으로 만족한 관계를 가질 수 있는 기능이 저하되는 경우도 있다. 환자의 신체 조정에 문제가 있는 경우 남자의 경우에는 사정이 어렵거나 불가능하게 될 수도 있고, 이러한 경우에는 부부관계에 어려움이 있게 되는데 부부가 다 같이 서로 위로해 주고 안심시켜 주어야 한다.

또한 환자는 사랑과 애정을 이상한 장소와 시간에 표현하여 사람들을 당황하게 만드는 경우가 있다. 이런 일이 있게 되면 주위사람들에게 치매가 어떤 병인가를 잘 설명해 주고 이해를 시켜, 환자의 행동을 이해하도록 해주어야 한다. 만일에 부부관계가 다루기 어려울 정도로 힘들게 되면 그때는 친구나, 가족이나, 혹은 전문의(정신과 의사, 심리학자) 등들과 만나 의논하고 정신적, 실질적 도움을 받는 것이 현명하다.

### (2) 치매환자 우울증 치료에도 도움되는 대화법

치매환자와 대화를 나눈다는 것은 큰 도전이라 말할 수 있다. 주위 사람들과 서로 좋은 관계를 유지하고 지내게 하기 위해서는 환자의 입장이 되어 주어야 한다. 점점 본인의 의사표시가 어려워지고, 상대방이 전하는 말도 잘 이해하지 못하게 되는 환자를 위하여 여러모로 환자와 대화를 나눌 수 있는 방도를 강구해야 한다.

예를 들면 살짝 어루만져 준다든지, 몸을 움직여 보인다든지, 얼굴의 표정을 달리해 보인다든지, 목소리를 높였다 낮추었다 한다든지 기타 여러 가지 방법을 써서 환자에게 의사를 전하고, 또 그러한 방법으로 환자의 반응도 이해할 수 있어야 한다.

환자와 의사소통하는 방법중 가장 중요한 것은 환자를 인간적으로 존중해야 한다는 것이다. 환자들 대부분이 큰 우울감을 느끼는데, 말벗을 통해 우울감만 줄여도 치매증상을 크게 완화시킬 수 있다. 대화를 할 때는 환자의 감정은 언어보다 오래도록 유지된다는 사실을 알고, 칭찬과 격려하는 좋은 말을 하며 자존심을 건드리지 말아야 한다.

환자와 대화할 때는 단순히 말만으로 의사소통이 어느 정도 가능한 일반인들과의 대화와는 상당히 다르다. 환자와 보호자가 있는 주위의 환경, 표정, 몸짓, 대화의 속도 등 하나하나가 환자에게 미치는 영향이 일반인들과는 다르기 때문에 가급적 다음과 같은 사항에 유의하여 대화한다.

- 대화를 시작하기 전에 환자를 불러서 대화에 집중하도록 한다.
- TV, 라디오 등의 소음을 피하면 환자가 대화에 더 잘 집중할 수 있다.
- 대화의 속도는 천천히 환자의 속도에 맞추어 말한다.
- 가능한 단순한 단어를 사용하고 짧은 문장으로 대화한다.
- 환자들에게 어린아이에게 하는 것처럼 말하지 않는 것이 좋다. 또한 환자가 거기에 없는 것처럼 말하지 않는다.
- 문장으로 명확하고 구체적으로 말한다.
- 복잡한 단어나 기억이 많이 필요한 사실을 물어보지 않는다.
- 환자의 반응에 시간이 걸리더라도 대답은 충분히 기다리고, 환자의 대답이 틀렸다고 지적하지 않는다.
- 환자가 단어를 생각해 내려고 애쓰면 부드럽게 도와준다.
- 온화한 미소와 몸짓을 보여준다.
- 차분하고 안정적인 말투와 목소리는 부드럽고 침착하게 하는 것이 좋다.
- 자세를 환자쪽으로 약간 기울이며, 가벼운 신체접촉을 시도한다.
- 환자와 시선을 맞춘다.
- 동작을 함께 사용하며, 오감을 모두 이용한다.
- 긍정 질문을 하고, 긍정적인 명령문을 사용한다.

### (3) 치매환자의 정서적 안정을 돕는 가족들의 수칙

치매환자를 돌보는 일이란 쉬운 일이 아니다. 병을 이해하고 병이 환자의 행동에 주는 영향을 잘 이해하는 일이 가장 중요하다. 그러면 보통 사람에겐 잘못되고 바보 같은 행동일지언정, 환자 자신에게는 아무렇지도 않은 행동이라는 점을 이해하게 된다. 예를 들면 만일 환자가 접시를 쓰레기통에 집어 던지는 것을 보았을 때, 그 행동이 보통 정상적인 사람에게는 잘못된 행동이지만 환자에게는 단지 더러운 것을 버린다는 생각에서 나온 행동임을 이해해 줄 수 있다. 치매환자를 돌보는 일은 어렵고 힘든 일일뿐 아니라, 한편으로는 보람있고 훌륭한 일임을 알 수 있게 된다. 어려운 문제를 해결하고, 내 힘으로 남에게 도움을 베풀어 줄 수 있다는 것을 알았을 때, 우리는 자신감을 갖게 되고, 만족의 큰 기쁨을 갖게 되는 것이다.

환자의 심리적, 정서적 안정이 얼마나 중요한지는 앞의 여러 상황에서 충분히 학습이 되었을 것이다. 환자의 심리적, 정서적 안정이 보호자나 가족들에게도 똑같이 안정감을 주어 지친 몸과 마음에 휴식을 주고 활력을 준다. 따라서 보호자나 가족들은 환자에게 심리적, 정서적 안정감을 주기위하여 다음과 같은 사항에 유의하도록 하자.

- 환자의 수준에 맞는 소일거리를 주어 주의를 돌리게 하고, 성취감을 가질 수 있도록 한다.(빨래접기, 걸레빨기 등)
- 환자들은 갑작스러운 변화나 복잡한 일을 하게 되면 매우 불안해한다. 따라서 가구이동 등은 줄이도록 하고, 이사와 같은 큰 환경변화는 가능하면 하지 않는 것이 좋다. 평상시 일과시간도 일정하게 하여 환자가 혼돈스러워 하지 않도록 한다.
- 지나친 TV시청이나 폭력적이고 자극적인 내용은 환자에게 공포감이나 환상을 만들어 심리적인 불안감을 가중시키기도 하므로 TV 시청시간을 조정하고

프로그램도 꼼꼼히 챙겨야 한다.
- 환자가 물건을 감추는 경우 집안의 물건을 간소화하여 쉽게 다시 찾을 수 있도록 한다.
- 환자가 계속 기분이 우울한 상태로 있거나 죽고 싶다는 이야기를 할 때에는 환자가 말을 하지 못하게 야단치거나 외면해서는 안된다. 환자의 호소를 관심있게 들어주고, 기분을 안정시킬 수 있도록 웃는 얼굴로 대하는 것이 좋다. 환자가 '죽고 싶다'라고 이야기하는 것은 자신을 도와달라는 신호이다.
- 환자는 주위 사람들이 이야기하고 있으면 자신을 욕하고 있다고 생각하여 심하게 화를 낸다. 치매환자는 의심이 심해지기 때문에 이런 생각을 하게 되는 것이다. 이때 환자를 야단치게 되면 점점 더 의심이 심해지고 흥분하게 된다. 부드러운 방법으로 대화에 참여할 수 있도록 권해 주는 것이 좋다.

### (4) 치매환자의 환경적 안전사고를 막는 요령

치매환자를 돌봐 주는 데 가장 중요한 것이 안전사고 예방이다. 환자의 안전과 편리를 위해서는 집안의 구조를 바꿀 필요가 있을 때도 생긴다. 환자에게 위험한 곳은 없나 집안을 잘 살펴보고 집 구조를 고쳐야 한다. 차차 환자의 증세가 심해질수록 고쳐야 할 곳이 더 생기게 마련이다.

최근 울산시 울주군의 한 요양병원 병동 앞에서 A(71세)씨가 숨진채 발견됐다. 경찰에 따르면 A씨는 지난해 말부터 입원한 알츠하이머 환자로 이날 5층 베란다 문을 열고 밖으로 나가려다 추락한 것으로 경찰은 추정하고 있다.

치매환자의 경우 행동을 예측할 수 없으므로 특히 가정에서 보살피는 경우에는 보호자의 안전의식과 환자를 보호할 수 있는 주변의 안전장치가 무엇보다 중요하다.

만약 배회하는 경향이 있는 환자가 있다면, 집 바깥으로 통하는 창문과 문에 안전 잠금장치를 해 둔다. 그러나 화장실에 환자가 갇히는 것을 막기 위하여 화장실의 문고리는 빼 두는 것이 좋다. 특히 환자가 배회하는 경우 집 안의 장애물을 치우고 가구나 벽 모서리에 부딪치지 않도록 주의한다. 현관문이나 대문에는 열릴 때 소리가 나도록 종을 달아둔다. 또한 되도록 환자를 혼자 두지 않도록 한다. 주변 이웃들에게 환자가 배회하는 경우가 있음을 알려두고, 주소와 전화번호가 기록된 명찰, 목걸이, 자녀의 명함 등을 반드시 가지고 다니도록 한다.

부엌은 특히 위험한 공간이다. 조리후에 가스레인지 등을 끄는 것을 잊을 수 있으므로 자동으로 꺼지는 장치가 있는 것이 좋다. 부엌 도구가 있는 수납장이나 청소 도구, 화학물질이 들어 있는 공간은 잠금 장치를 한다.

환자가 차고 뜨거운 감각을 느끼는데 어려움이 있는 경우 집 안의 오븐이나 다리미의 전원은 반드시 꺼놓고, 보이지 않는 곳에 둔다. 그리고 부엌이나 욕실의 온수와 냉수는 잘 알 수 있게 표시를 한다.

약병에는 이름을 적어두고 뚜껑을 잘 닫아둔다. 칼, 성냥, 라이터 등은 손이 닿지 않는 곳으로 치워둔다. 환자가 넘어지지 않도록 주의한다. 노인들은 골다공증이 흔해 넘어지면 골절되기 쉽다. 집 안에서도 넘어지는 것을 방지하기 위하여 환경에 주의를 기울이고, 미끄러지기 쉬운 슬리퍼보다는 운동화를 착용하도록 하며, 바지가 흘러 내리거나 길어서 걸려 넘어지지 않도록 주의한다. 작은 카펫 등은 미끄러져 넘어질 위험이 있으므로 주의하고 집안을 깨끗하게 치워 둔다. 집안의 조명을 밝게 해 둔다.

### 4) 치매환자의 일상생활을 돕는 요령

우리는 누구나 독립심을 갖고 있다. 그러나 치매환자에게는 이 점이 심각한 문제로 등장한다. 환자의 능력이 저하됨에 따라 매일매일 생활에 남의 도움을 받게 되는 일이 점점 늘어가게 된다. 환자가 앓고 있는 면을 누군가가 보충을 해주어야 되기 때문이다.

그러나 될 수 있는한 환자 자신이 할 수 있는 일은 본인이 손수 하도록 격려해 주어야 한다. 옷을 갈아입는 일, 머리를 빗고 목욕을 하고, 음식을 먹고 하는 일상생활에서의 일들을 환자가 할 수 있는 데까지 손수 하게 해주어 본인이 자부심을 갖게 해준다.

집안일은 늘 안전하고 환자에게 안정감을 주도록 해야 한다. 모든 일은 될 수 있는 한 간편하게 할 수 있도록 마련해 주고, 하루하루 일과에 무슨 일 다음에는 무슨 일을 해야 되는지 그 순서를 간단명료하게 해주어, 환자의 생활을 간편하게 해주어야 한다. 가급적 환자가 병이 나기 전에 살던 대로 계속 살 수 있도록 해주어야 한다. 즉 아침에 목욕을 하고 오후에 산책을 즐기던 사람이면 그대로 아침에 목욕을 하게하고, 산책은 오후에 하도록 예전대로 생활 순서를 지켜주는 것이 환자에게 편하다.

물론 누구도 어떻게 치매환자를 대처해야 되는지 정확히 이렇다 할

애기를 할 수는 없으나, 언제나 상상력을 발휘하여 나름대로 최선을 다해 돌봐 주는 것이 가장 이상적이다.

특히 초기에 유의해야 할 점은 이러한 것들을 적어 놓았다가 주위의 친구나 간병인에게 알려 주도록 하는 것이다. 예를 들면 무엇을 먹을 것인지 적어서 냉장고에 붙여 놓는다. 찬장 속에는 무엇이 들어 있는지 찬장문에 붙여놓는다. 그러나 글을 읽을 수 없는 정도의 단계에 이르게 되면 그 때는 그림을 그린다거나 색을 써서 해야 한다. 즉 칫솔의 그림을 그려 칫솔이 있는 곳에 붙여주고, 사과의 그림을 그려 냉장고 문에 붙여 놓고 꺼내 먹을 수 있게 해준다. 입을 옷들은 입는 순서대로 놓아주어 하나씩 입게 한다. 사고 방지를 위해 자주 화장실에 가겠냐고 물어 보는 것도 대단히 중요하다.

### (1) 옷 갈아 입히기

매일 같은 시간에 옷을 갈아입도록 하여 규칙적인 일상이 되도록 한다. 제한된 범위 내에서 환자가 원하는 옷을 직접 고를 수 있도록 배려한다. 환자가 특히 좋아하는 옷이 있다면 같은 옷을 여러 벌 사두는 것도 좋다.

환자가 입고 벗기 편한 옷을 고른다. 고무줄로 된 옷이나 벨크로(찍찍이)가 편할 수 있다. 옷을 갈아입힐 때 옷을 환자의 눈앞에 순서대로 늘어놓고 환자에게 옷을 입어야 한다는 것으로 이해시키며, 환자 스스로 옷을 입을 수 있도록 도와준다.

환자가 옷을 입거나 벗는 것을 제대로 하지 못하고 속옷과 겉옷을 바꿔 입거나 뒤집어 입고 다닐 때에는 환자를 야단치거나 무리하게 가르치려고 해서는 안 된다. 옷을 고쳐 입으라고 지시하게 되면 오히려 반감을 가지게 되니, 동작을 하나하나 떠올릴 수 있도록 친절하게 말을 걸면서 스스로 할 수 있게 도와주는 것이 좋다. 환자는 더러워진 옷을 갈아입히려고 하면 화를 내면서 거부하고 폭력을 휘두르기도 하는데, 이때 강제로 하려고 하면 자신을 괴롭힌다고 생각하고 더욱 저항하게 된다. 옷을 갈아입히기 전에 환자에게 충분히 설명하고, 강하게 거부하면 무리하게 갈아입히려고 하지 말고 시간을 두고 다시 시도해야 한다.

### (2) 목욕시키기

환자가 원하는 시간을 정하여 목욕하고, 규칙적인 시간에 목욕하여 규칙적인 일상으로 만든다. 치매환자는 혼자하기 어려운 상태임에도 도움받기를 거부하며 혼자서만 목욕탕에 들어가려고 경우가 있는데 이는 옷을 벗는 것에 대한 수치심을 느낄 수 있으므로 마음이 맞는 사람과 함께 목욕탕에 들어가도록 배려한다. 환자가 좋아하는 물온도로 맞추고, 부드러운 태도로 씻어주어야 한다. 환자 기분이 좋을 때 목욕을 하도록 권하고, 목욕 중에 일어날 수 있는 안전문제에 각별히 주의한다. 환자가 목욕하는 것을 두려워하거나 불편해 하는 것은 당연한 반응이다. 목욕 중에 폭력을 휘두를 때에는 우선 부드러운 태도로 목욕을 권하고 격려해 주고 환자 스스로 목욕할 기분이 될 때까지 기다리는 것이 좋다.

목욕을 시작하기 전에 목욕 과정에서 필요한 일에 대해서 미리 설명해 준다. 가급적 물 온도나 씻는 방법을 환자의 습관에 맞게 적절히 맞추고 신체적으로 불편한 곳이 없는지도 잘 살펴봐야 한다. 미끄러지지 않도록 목욕용 의자, 손잡이 미끄럼 방지 매트 등을 이용하면 도움이 된다. 목욕할 때는 위험하지 않도록 천천히 해야 하지만 너무 오래 하는 것은 피해야 한다. 몸을 씻어줄 때는 무엇보다도 부드럽게 말을 걸어주는 것이 중요하다. 말을 걸지 않고 몸에 손을 먼저 대면 불안해한다. 목욕시키는 일은 환자가 거부하면 어려운 일이다. 이를 무리하게 진행하면 환자와 보호자 모두 힘들다. 환자의 거부가 심하면 물수건으로 닦아내는것 도 좋다. 목욕을 매일 할 필요는 없다.

### (3) 대소변 도와주기

규칙적으로 화장실에 가도록 한다. 예를 들어, 낮에는 세시간 간격으로 가도록 하는 것이다. 환자가 말할 때까지 기다리지 않는다.

환자가 화장실에 가고 싶어하는 신호를 보내는지 관찰한다. 이러한 신호에는 안절부절 못하거나 옷을 끌어당기는 등의 행동이 있다.

환자가 화장실을 찾지 못해 집안에서 헤매는 경우에는 화장실 문에 인형을 달아두어 표시를 한다. 환자가 대소변 실수를 할 때에 환자를 안심시키고 침착하게 행동한다. 또한 밤에 실수하는 것을 예방하기 위해서 저녁시간에 카페인 섭취는 하지 않도록 한다. 외출할 경우에는 화장실이 어디 있는지 확인하고, 벗기에 편안한 옷을 입게 한다. 실수할 경우에 대비하여 갈아입을 옷을 준비한다.

방금 소변을 보고서도 계속 다시 화장실에 가겠다고 하거나 혼자 화장실을 찾지 못할 때에는 매번 요구에 응해 주도록 한다. 치매환자라고 해도 감정과 자존심이 있으므로 화내거나 무시하는 태도를 보여서는 안된다. 문제가 지속되면 의사의 진찰을 받게 한다. 환자가 화장실이 아닌 딴 곳에서 대소변을 볼 때에는 야단을 쳐도 자신이 왜 야단맞고 있는지를 이해하지 못한다. 이때에는 주의 깊게 관찰해서 배변의 낌새를 알 수 있도록 한다.

환자가 속옷에 대소변을 지리거나(실금) 싸고 이것을 어떻게 처리할지 몰라서 쩔쩔맬 때에 거칠고 난폭하게 옷을 갈아입혀서는 안 된다. 일정한 간격으로 배설을 유도하는 것이 도움이 된다. 대소변 실금으로 환자가 기저귀를 차고 있을 때 기저귀 교환을 거부하며 때로는 욕이나 폭력적인 행동을 하는데, 이때 야단치며 강제로 기저귀를 갈아 입히려고 하면 환자는 불안하고 혼란스러워져서 더 강하게 저항하고 거부하게 된다. 천천히 따뜻하게 말하면서 기저귀를 재빨리 갈아입히는 것이 좋다. 또한 반드시 먼저 설명한 다음 본인의 의사를 듣고 하도록 한다. 폭력적인 행동을 보일 때에는 강제로 하지 말고 여유를 두고 다시 시도해야 한다.

환자의 변비를 조절하기 위해서는 1일 6~8컵의 수분을 섭취하고 있는지 확인하고, 섬유소 함량이 많은 식품의 섭취량을 늘린다. 배변을 규칙적으로 하도록 하고, 배변 요구가 있을 경우 즉각적으로 반응해 주어야 한다. 치매가 진행됨에 따라 환자의 대부분이 변비, 요실금 등으로 고생한다. 변비는 치매 때문일 수도 있지만 다른 원인 질환이 있을 수 있으므로 주치의와 상의하도 록 한다.

PART 3
# 치매에 도움이 되는 적극적인 관리

주부 박 모씨(69·서울 노원구)는 자신이 치매의 진행 단계에 들어선 것을 알고 있지만, 철저한 자기 관리로 본격적인 발병을 막고 있다. 그녀는 1년 전 건망증이 급속히 심해지자 신경과 검사를 받고 경도 인지장애 판정을 받았다. 이후 의사 처방에 따라 약을 먹으면서 아침마다 걷기 운동을 하고, 집안일을 할 때는 라디오를 켜놓고 노래 가사를 따라 부른다. 2주전 정기 검진에서 주치의는 박 씨에게 '1년 전과 같은 상태를 성공적으로 유지하고 있다'고 말했다. 경도 인지장애일 때 치료를 시작하면 치매 발병을 1년 이상 늦출 수 있다는 전문의의 의견도 있다.

## 1) 가능하면 안전한 격리치료가 우선

'치매환자 실종신고 접수 현황'을 살펴보면 2011년 치매환자 실종신

치매발전예시

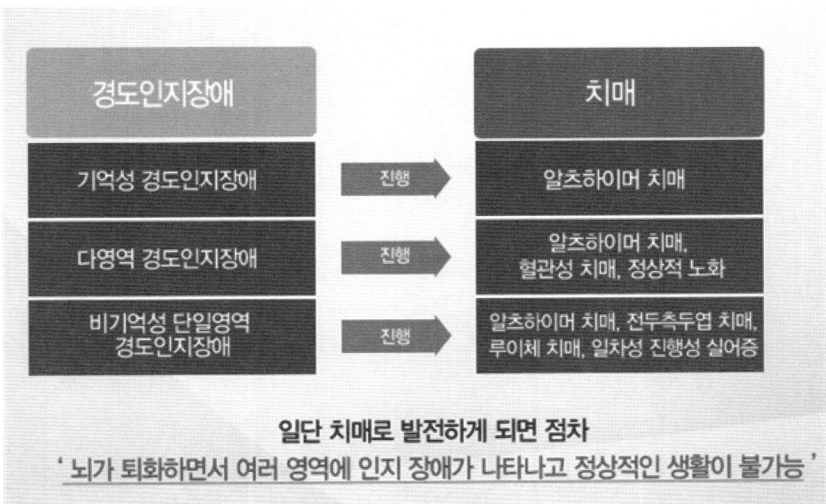

고 건수가 2,604명에서 2014년 8,207명으로 최근 4년 동안 꾸준하게 증가했다. 이는 하루에 23명꼴로 실종신고가 접수되고 있다는 이야기다. 집 주소나 전화번호 등을 기억하지 못해 귀가하지 못하는 등 치매환자의 실종 문제가 심각해지고 있는 가운데, 치매증상을 겪고 있는 환자의 보호자는 환자가 외출시 함께 동행하거나 집 주소, 전화번호 등을 적은 종이를 꼭 가지고 다닐 수 있도록 적절한 조치를 취해야 한다.

정부는 치매환자의 실종을 예방하기 위한 다양한 대책을 내놓고 있다. 보건복지부가 지원하는 치매환자를 위한 배회감지기와 인식표는 대표적인 사례다. 배회감지기는 위성항법장치(GPS)로 위치를 추적할 수 있는 시스템이 장착된 목걸이 형태의 전자기기다.

치매 노인이 배회감지기를 소지하고 있으면 보호자가 언제든지 휴대

전화로 치매 노인의 위치를 확인할 수 있다. 사전에 지정된 구역을 이탈하면 보호자의 휴대전화로 알림 문자를 보낸다.

인식표는 치매 노인의 주소나 보호자 연락처 등과 연계된 고유코드가 적힌 의류 부착물이다. 이 고유코드를 읽으면 치매노인의 인적사항을 확인할 수 있다. 인식표는 의복에 대고 다리미를 이용해 열을 가하면 반영구적으로 부착되어 세탁해도 인식표가 떨어지지 않는다.

경찰은 치매환자를 조기에 찾기 위해 지문사전등록제를 운영하고 있다. 치매 노인을 발견했을 때 신원을 쉽게 확인할 수 있도록 사전에 치매환자의 지문과 얼굴 사진, 신체적 특이사항, 보호자 연락처 등을 미리 등록해두는 제도다.

치매환자도 주민등록상 지문정보가 있지만 경찰이 지문정보를 쓸 수 있는 것은 수사 목적이 있을 때로 제한돼 있기에, 경찰은 별도로 치매환자 지문정보를 수집하고 있다. 하지만 사전에 지문 등의 정보를 등록한 치매환자는 전체 환자의 3%에 불과하다. 아직은 치매환자가 자신의 질환을 남에게 알리길 꺼리기 때문이다.

개인적 생각이나 경제적인 상황이 서로 다를 수 있으므로 치매환자를 모시는 방법이 다를 수 있지만 치매증세가 중증으로 심하면 가정에서 보살피는 것보다 전문요양시설에서 전문가들이 보살피는 것이 좋다는 것이 전문의의 공통된 의견이다.

### (1) 치매환자의 요양기관 이용

치매가 발병한 이후부터 장기 요양기관 입원이 필요하게 되기까지의 기간은 가족들에게 매우 중요한 관심사이지만 실제로 예측하기는 어렵다. 초조, 배회, 공격성 등과 같은 이상 행동은 환자를 입원시키게 되는 중요한 이유이고, 그 외 사회 복지 환경, 경제적 사정 역시 환자가 입원을 하는데 영향을 준다.

연구 결과에 따르면, 경증 치매환자의 12%가 1년 후에 전문 요양시설(너싱홈)을 이용하게 되고, 35%는 2년 후에 이용하게 된다고 한다. 중증 환자의 경우에는 1년 후에 39%, 2년 후에 62%가 전문 요양시설을 이용하게 된다고 한다. 주된 입원 사유는 대소변 실금, 초조감, 보행 장애, 배회, 과행동증, 야간행동 장애 등이다.

또 다른 연구에 따르면 치매로 진단된 이후 전문 요양 기관에 입원하게 되기까지의 기간은 평균 3.1년이었고, 독신환자의 경우는 2.1년으로 더 짧았다고 한다. 결혼 여부도 요양 기관 입원까지의 기간에 영향을 주는 것으로 나타났다.

### (2) 치매환자의 기대 수명

치매증상이 나타난 이후의 생존 기간에 관한 연구 결과 역시 다양하다. 보고에 따라 2~20년에 이르고 평균 생존 기간은 10.3년 정도이나, 임상적으로 관찰되는 수명은 이보다 짧다는 의견도 있다.

생존 기간을 짧게 하는 요인들은 영양 결핍, 탈수, 감염 등이 있다. 환자의 나이, 성별, 질병의 중증도도 영향을 준다. 나이가 많을수록, 남자 환자가 더 생존기간이 짧다고 하며, 생존기간과 인지 기능의 감소 속도도 밀접한 연관이 있다. 그 밖에도 교육 정도, 동반 질환, 이상행동 및 심리 증상, 체중 등도 연관이 있을 것으로 생각되나 확실하지는 않다. 일반적인 노인군과 비교하였을 때 알츠하이머 환자들은 암과 뇌졸중,

심혈관계 질환의 발생률은 오히려 낮다고 알려져 있다.

## 2) 치매환자를 위한 시설

### (1) 치매 지원센터

치매가 개인의 삶 속에서 생활 습관을 개선하려는 노력을 통해 예방할 수 있는 병이라는 인식은 치매 지원센터의 성격과도 연관 지어 생각해 볼 수 있다. 치매 지원센터의 성격은 우선적으로는 시설보호보다는 재가보호를 강조하여 치매 관리비용 증가를 억제하고자 하는 보건정책의 방향을 따르는 것으로 생각할 수 있다.

예를 들면 서울시 25개 자치구에는 치매 지원센터가 설치, 운영되고 있다. 치매 지원센터는 중증 치매환자를 대상으로 한 수용 시설 중심의 치매 관리와는 다른 역할을 담당한다. 치매 지원센터의 주된 사업은 조기검진, 치매 예방 교육, 인지재활 프로그램 운영, 저소득층 치매환자를 위한 검사비와 치료비 지원, 치매 환자 가족 지원과 조호에 필요한 물품 제공이다.

이 중 조기검진 사업은 자치구 내의 건강한 노인을 포함한 모든 노인들에게 치매 조기검진을 실시하는 것을 목표로 하고 있다. 치매 지원센터들은 조기 검진율을 높이는 것을 매우 중요한 목표로 삼고 있다. 각 자치구의 치매 지원센터들은 얼마나 많은 노인을 검진해서 얼마나 많은 치매 고위험군 환자와 치매 환자를 검진해 내었는가를 통해 평가를 받기 때문에 구내 주민센터로도 직접 찾아가서 검진 서비스를 제공하는 등 인적, 물적 자원을 투입하여 검진율을 높이려고 노력한다.

일단 조기 검진을 받고서, 치매 고위험군으로 진단된 노인들은 치매 지원센터에서 운영하는 비약물적 인지 치료 프로그램은 물론, 치매 지원센터와 연계된 병원들이 제공하는 약물 치료 등을 효율적으로 받을 수 있다. 그렇기 때문에 아직 심각한 인지력 저하 증상을 보이지 않거나, 심지어는 인지력 저하 증상을 전혀 보이지 않는 노인도 일단 60세가 되면 정기적으로 검진을 받을 것을 장려한다.

### (2) 요양병원과 요양원

요양병원에서는 일반적으로 기본적인 의료시설을 갖추고 의사가 매일 근무하므로 환자의 상태를 의학적으로 관찰하고 일부 시술을 할 수 있다. 간병인을 통한 일상생활 보조도 제공된다. 따라서 수액공급, 산소공급 등 지속적인 의료적 처치, 심한 문제행위에 대한 약물 조절, 심한 욕창에 대한 치료 등 중증 치매환자에 대한 치료와 요양이 동시에 필요한 경우에 적합한 시설이다

요양원은 일반적으로 간호사의 간호와 요양보호사의 보조를 통해 장기간의 요양을 제공하기 위한 시설이다. 외래방문이나 촉탁의 진료를 통해 안정적인 투약이 이루어지고 적절한 간호와 간병을 통한 관리 서비스가 제공된다. 따라서 신체적인 질병이 있더라도 자주 외래 방문을 통해 전문적인 진료가 필요하지 않은 경우에 적합한 시설이다.

### (3) 주야보호기관 및 방문요양 서비스

주야보호기관은 하루 중 일정한 시간동안 시설에서 보호하며 신체활

동 지원 및 심신 기능 유지향상을 위한 교육, 훈련을 제공한다.

  방문요양 서비스는 가정으로 요양보호사가 방문하여 목욕, 배설, 화장실 이용, 옷 갈아입히기, 머리감기, 취사, 생필품 구매, 청소, 주변 정돈 등의 서비스를 제공한다.

PART 4

# 치매치료에 도움이 되는 운동과 섭생

## 1) 치매환자 삶의 질을 향상시키는 운동법

### (1) 치매환자에게 권장되는 신체활동

지금까지는 치매 치료를 위해 약물치료가 주를 이루었다. 하지만 최근 비非약물요법인 사회 환경적 치료방법이 환자와 가족들에게 더 좋다는 인식이 확산되고 있다. 사회 환경적 치료방법은 사실상 광의의 대체요법으로 미술요법, 원예치료요법, 운동치료요법, 작업치료요법, 음악치료요법, 게임치료요법, 미술치료요법, 문학치료요법 등이 있다. 그 중 운동요법은 항상 걸어 다니거나 외출하고 싶어 하는 치매환자의 특성에 부합되고, 에너지를 발산시켜 주며 체력과 운동기능을 회복시켜 주기 때문에 좋다.

치매환자에게 있어서 운동치료의 목적은 운동을 잘하는 사람을 만들기 위함이 아닌 전적으로 '삶의 질 향상'에 있다. 화장실에 가고, 밥을 먹고, 볼일을 보러 집 밖에 나가는 모든 일상 행동들이 고통스럽지 않도록 근력을 강화하고 유연성과 평형성을 향상시켜주기 위함이다. 따라서 개인에 맞춘 프로그램을 통해 운동이 환자에게 고통이 되지 않도록 한다.

### (2) 운동을 하기전 주의사항

첫째, 안전장치가 있어야 한다. 치매환자는 쉽게 넘어질 수 있기 때문에 핸드레일(난간)은 기본적으로 있어야 한다. 그리고 딱딱한 바닥에서 운동을 하기보단 쿠션이 있는 바닥에서 운동하는 것이 좋다. 복잡한 동작보다는 단순하면서 리드미컬하게 반복되는 동작을 하도록 한다.

둘째, 치매환자는 늦은 오후나 이른 저녁시간에 혼란과 불안 증세가 더 심해질 수 있다. 그래서 운동은 해가 지기 전에 하는 것이 좋다. 외국의 몇몇 병원들에서는 해가 지면 증세가 심해지니 주의하라는 표시로, 해가 질 때쯤 치매환자의 가슴에 "Sundowning effects"이라고 라벨을 달아준다.

### (3) 치매 진행단계별 운동 프로그램

'치매가 얼마나 진행되었느냐'에 따라서도 운동프로그램이 달라져야 한다.

초기 치매환자는 대부분의 신체활동이 가능하지만, 기억소실 때문에 운동방법이나 운동하는 것 자체를 망각해버릴 가능성이 있다. 그리고 우울증을 동반하는 경우가 많기 때문에, 계속 격려를 해주면서 운동을 지속할 수 있도록 도와야 한다. 운동은 '걷기' 정도로 강도가 낮고 단순한 운동부터 시작한다.

치매 중기에는 행동조절이 힘들어 쉽게 동요하고 운동을 거부할 가능성이 높다. 중기부터는 기억력 상실이 뚜렷해지고 극도의 분노나 신체에 대한 공격 등이 나타날 수 있다. 때문에 환자와 가까운 관계에 있는 사람의 도움을 받아 흥분을 조절하면서 운동을 해야 한다.

의사소통이 불가능할 정도로 언어능력을 상실하고, 이해력이나 집중력이 매우 떨어진 상태의 말기 치매환자라면 관절 가동범위운동과 근력운동에 초점을 맞춘다. 환자는 의자나 침대에서 지내는 시간이 길기 때문에 옆 사람이 주물러주거나 문지르는 마사지를 해주고, 환자의 팔다리를 천천히 스트레칭 해주는 식으로 근육을 이완시켜 준다. 치매증상이 심한 환자는 일광욕을 하거나 흔들의자에 앉아 움직이는 것만으로도 우울한 기분을 달래는데 크게 도움이 된다.

**가. 치매환자 운동 요령**

- 보호자와 환자가 함께 즐길 수 있는 운동을 택한다.(걷기, 수영, 테니스, 댄스, 정원 가꾸기 등)
- 이러한 운동을 언제 어디서 할 것인지를 결정한다.
- 수행 가능한 목표를 세우고 서서히 진행한다. 예를 들면, 한 블록을 걷는다든지 하는 방식으로 적은 양부터 시작하여 서서히 늘려간다.
- 피로감이 심하지 않은지 주의 깊게 관찰한다.
- 가능한 한 독립적으로 운동을 할 수 있도록 활동계획을 세운다.
- 환자가 사는 지역에서 가능한 활동을 찾아본다. 동네에 있는 노인 센터의 그룹 프로그램에 참여하거나 지역 문화센터 등의 노인을 위한 운동 소모임

이 있다면 환자를 참여시키는 것도 좋은 방법이다.
- 운동을 계속 하도록 격려한다. 날씨가 좋다면 야외 활동이 좋다.

나. 실내에서 할 수 있는 간단한 운동

손바닥 운동법
- 손바닥누르기: 새끼 손가락 쪽에서 엄지손가락 쪽으로 3초간 3회 누르기
- 손뼉치기 : 큰소리가 나도록 20회 친다
- 손 돌리기 : 앞으로 뒤로 자유롭게 손 돌리기
- 손가락 잡아당기기 : 각 손가락을 5초간 잡아 당긴다.
- 팔 누르기 : 손목에서 팔꿈치 방향으로 3초간 지긋이 누르며 올라간다.
- 손목 스트레칭 : 10초간 유지하며 2회 반복
- 손가락 돌리기 : 시계방향과 반대방향으로 각 손가락을 5회 돌려 준다.
- 손가락 튕기기 : 각 손가락에 긴장감이 느껴지도록 튕겨준다

얼굴 두드리기
- 양손가락을 이용하여 이마→볼→인중→턱을 순서대로 부드럽게 눌러 주며 맛사지 해준다.
- 2~3회 반복한다.

눈동자 돌리기
- 눈동자 돌리기는 눈동자만 상하좌우 방향으로 2회씩 2초간 응시한다.

**(4) 치매환자의 인지력 저하를 막는 뇌훈련법**

치매 고위험군 노인을 위한 인지치료 프로그램들에 관한 언론 보도를 통해 인지력 저하를 막기 위해 적극적으로 노력한 사례를 살펴보자.

"박 씨가 대학 병원 신경과를 찾은 작년 8월. 진단 결과 경도輕度의 인지 장애라는 판정이 나왔다. 그는 병원이 제공하는 뇌 기능 활성화 프로그램에 참여했다.

이때부터 치열한 '머리싸움'이 시작됐다. 프로그램은 ▲ 매일 일기 쓰기 ▲ 하루 5개 이상의 전화번호를 순방향과 역방향으로 외우기 ▲ 병원에서 대여한 아이패드로 하루 20분 치매 예방용 컴퓨터 게임 하기(낱말 맞히기, 숨은 그림 찾기 등의 치매 예방용으로 제작된 게임) ▲ 각 나라의 국기가 그려진 100여 장의 카드로 국가 이름 외우기 ▲ 일주일에 네 번 이상 빠르게 30분 걷기 ▲ 햇빛 쬐며 산책하기 등으로 구성돼 있었다.

고등어와 같은 등푸른 생선 챙겨 먹기('오메가3' 성분이 뇌혈관 보호)며 일주일에 한 번 카레 먹기('쿠쿠민' 성분이 치매 예방)도 있었다. 박 씨는 이를 다 지키려고 무진 애를 썼다. 그렇게 하길 3개월, 놀라운 변화가 일어났다. 처음 병원에 왔을 때 24점이던 기억력 테스트 점수가 38점으로 급상승했다. 그는 20여 명의 프로그램 참가자 중 성적 향상 1등을 차지해 부상으로 아이패드까지 받았다. 박 씨는 '노년의 삶이 밝고 즐거운 일들로 채워지고 있다'고 말했다."


## 2) 치매환자의 증상을 호전시키는 식탁

### (1) 치매환자 건강에 좋은 식이요법

건강에 좋은 음식을 먹는 습관이 노인성 치매에 도움이 될 수 있으며 안전한 식생활은 다음과 같다.

- 환자의 식습관에 맞추어 음식을 준비한다. 음식은 섭취하기 좋은 형태로 준비하고 수분과 전해질의 영양균형을 고려하되, 과한 음식 섭취는 피한다.
- 매끼마다 균형식(곡류군, 어육류군, 채소군, 과일군, 우유군, 지방군 포함)이 되도록 준비한다
- 기호를 반영하여 식품을 선택하되, 오메가 3, DHA, EPA, 리놀렌산, 올리브유와 같은 좋은 지방이 들어 있는 해산물, 등푸른 생선, 견과류등 섭취하고, 나쁜 지방(오메가 6, 동물성 포화지방, 경화 식물성 기름, 전이 지방산, 채소 기름)으로 볼 수 있는 육류, 버터, 치즈, 마가린, 마요네즈, 가공식품, 옥수수 기름을 피한다.
- 비타민과 무기질의 섭취를 충분히 하도록 한다.
- 항산화 식품(자두, 건포도, 블루베리, 딸기, 시금치, 케일, 브로콜리, 근대 등의 색이 짙은 과일과 채소)을 섭취한다.
- 알콜 섭취를 가능한 금하고 지나친 카페인 섭취를 피한다.
- 음식의 간은 최대한 싱겁게 하고, 수분을 충분히 섭취하도록 한다.

### (2) 치매환자 식사 및 영양관리 요령

치매환자는 증상이 다양하므로, 수분을 충분히 섭취하고 다양한 증상에 맞추어 영양을 골고루 섭취하는 것이 제일 중요하다. 아울러 식사시간을 노인의 과거습관에 맞추고, 매일 일정한 시간에 식사하도록 한다. 그리고 식기는 안전을 고려하여 선택하고 환자가 사용하던 것을 준비한다. 그리고 식사시에는 환자의 치매증상에 따라 다음사항을 유의

하여 보살펴야 한다.

- 환자는 상한 음식을 구분하지 못하므로, 남은 음식물은 빨리 버려야 한다. 또한 이물질을 먹는 경우가 있으므로 식사시 세심한 주의를 요한다.
- 환자가 식사를 하고도 음식을 계속 먹으려 하는 경우에는 식단표를 만들어 식사했는지를 표시하고, 그래도 음식을 먹으려 한다면 깨지지 않는 그릇에 뻥튀기과자와 같은 칼로리가 높지 않은 간식을 준비하는 것이 좋다.
- 낮에는 탈수가 되지 않도록 물을 많이 마시도록 해야 하지만, 밤에는 소변실수를 할 수 있으므로 자기 전에는 음료를 주지 않는 것이 좋다.
- 환자는 근육 강도나 동작에는 아무런 이상이 없으나 뇌 기능의 마비로 특정 동작을 할 수 없게 되어 밥상을 앞에 놓고도 멍하니 앉아 있기만 하는 경우가 많다. 이때 환자의 손에 숟가락을 쥐어 주고 밥을 한 술 떠서 입에 넣도록 도와주면 그때부터는 점차로 먹는 동작을 진행할 수 있게 된다.
- 식탁에 너무 많은 음식이 차려져 있을 경우 환자는 무엇을 먹어야 할지 혼란스러워 하므로 한 번에 한 두가지 음식만 환자 앞에 놓아주도록 한다.
- 환자가 식사를 할 때에는 한 가지 도구만을 제공한다. 손에 익숙한 도구를 제공하여 혼자서 먹을 수 있도록 격려해 주는 것이 좋다.
- 저작 곤란이 있어 음식 섭취가 어려운 환자는 필요시 영양보충용 제품을 이용한다. 음식의 질감을 조정하여 부드러운 음식, 갈은 음식, 체에 거른 음식 및 액상 음식을 제공한다. 음식은 잘게 잘라서 주도록 하고, 잘 씹도록 계속해서 주의를 환기시켜 준다.
- 연하의 어려움이 있는 치매환자들은 어떻게 음식을 삼켜야 하는지 잊어버려서 음식을 마냥 입에만 물고 있다든지 뱉어 버리거나 삼키는 도중에 사래가

들리는 경우가 종종 있으므로 이러한 환자들에게는 연하보조식을 제공한다.
- 식사를 하고 난 뒤 얼마 되지 않아 또 밥을 달라고 조르고 지나치게 많이 먹으려 할 때에는 환자의 말이 사실과 달라도 무시하거나 야단치면 안된다. 이때에는 과식하지 않는 범위 안에서 환자의 요구에 응하며 재치있게 반응하도록 한다. 하지만 전체 식사량이 많아지는 것은 피해야 하므로, 소량씩 여러 번 주는 것이 도움 된다.
- 환자가 식사를 거부할 때에 야단을 치고 음식을 치워버리거나 강제로 먹이려고 해서는 안된다. 식사를 하지 않으려고 하면 시간을 두고 다시 권유해 보거나, 또는 환자가 좋아하는 사람이 권해 보도록 한다.
- 환자가 밥이나 국만 먹고 반찬을 잘 먹지 않을 때에는 환자의 의지와 상관없이 밥과 반찬을 섞어 무슨 음식인지 알 수 없게 하는 것도 좋다. 음식에 관심을 가질 수 있는 말을 걸면서 골고루 먹을 수 있도록 권한다. 환자가 좋아하는 반찬을 준비하고, 먹기 편하게 음식을 준비한다.

**어르신을 위한 식생활 지침_일부**

- 고기, 생선, 계란, 콩 등의 반찬을 매일 먹습니다.
- 다양한 채소 반찬을 매끼 먹습니다.
- 신선한 제철 과일을 매일 먹습니다.
- 국과 찌개는 국물을 적게 먹습니다.
- 식사할 때 소금, 간장을 더 넣지 않습니다.
- 세 끼 식사를 꼭 합니다.
- 오래된 음식은 먹지 않고, 신선하고 청결한 음식을 먹습니다.
- 목이 마르지 않더라도 물을 자주 충분히 마십니다.

- 술은 하루 1잔을 넘기지 않습니다.

〈자료: 보건복지부〉

### (3) 치매환자에게 좋은 음식

치매환자에게 좋은 음식은 4부의 치매예방에 좋은 음식과 크게 다를 바는 없으나 환기하는 의미에서 다시 한번 알아보기로 한다.

- 카레 : 카레에 들어있는 쿠르쿠민은 산화를 방지하고 염증을 감소시켜 치매 예방에 도움이 된다.
- 등푸른 생선 : 불포화지방산이 풍부하고 특히 EPA와 DHA는 뇌경색으로 인한 뇌졸증 예방과 뇌혈관성 치매 예방에 효과가 있다.(고등어, 꽁치, 삼치, 정어리, 참치, 전갱어)
- 견과류 : 비타민 E가 풍부해 혈전과 고지혈증을 개선하여 뇌졸중을 예방하고 치매의 진행을 막아주는 효과가 있다.
- 우유 : 뇌 활동에 꼭 필요한 신경전달물질의 원료가 되는 필수아미노산이 풍부하다.
- 신선한 야채 : 비타민과 무기질이 풍부하고 푸른야채에 많은 비타민 B12와 엽산은 신경전달물질을 만들어질 때 중요한 역할을 한다.
- 잡곡밥 : 현미, 메밀들 잡곡에는 비타민 B1이 충부하여 뇌의 에너지원이 되는 포도당 생성을 촉진한다.
- 은행 : 은행잎 추출물에 들어있는 징코 플라본 글리코사이드, 징코라이즈 등의 물질은 혈관 확장기능이 있어 혈액순환을 촉진시키고 혈액의 점도를 저하시키며 항산화제 성분이 포함되어 있다.

PART 5

# 전국 치매환자 전문기관 및 요양기관

1) 국가 지원기관

**(1) 국립중앙치매센터(www.nid.or.kr)**

보건복지부는 2012년 2월 발효된 〈치매관리법〉에 따라 2012년 5월 분당서울대학교병원을 '치매와의 전쟁'의 컨트롤 타워 역할을 수행할 〈중앙치매센터〉로 지정하였다. 〈중앙치매센터〉는 2012년 8월 실종노인상담지원센터 업무를 시작으로, 치매 서포터즈 발대식, 국가치매지식정보포털 관리, 치매극복의 날 및 치매극복 걷기 대회 등을 주관하고 있다. 주요 내용으로는 실종치매노인지원, 치매시설정보, 치매상담콜센터 운영, 치매극복캠페인, 치매전문교육 등이 있다.

**(2) 국립중앙치매상담콜센터(☎ 1899-9988)**

전국 어디서나 국번없이 1899~9988(18세 기억을 99세까지, 99세까지

88하게)

치매상담콜센터는 치매에 대한 것이라면 뭐든지 상담해주는 치매전문 상담전화센터이다. 국민들의 치매에 대한 궁금증, 치매로 인한 어려움을 해결해 주고자 보건복지부에 의해 개소하여, 중앙치매센터에서 운영하고 있다. 365일, 24시간 언제든지 손쉽고 편리하게 전문 상담사들이 맞춤형 상담서비스를 제공하고 있다.

(3) **치매정보 365**(www.edementia.or.kr)
치매에 대한 올바른 지식과 정보를 국민들에게 널리 알리는 역할을 하기 위해 보건복지부 주최로 국립중앙치매센터에서 주관하여 운영하는 홈페이지이다. 국내외 치매전문가 네트워크를 중심으로 치매에 관한 최신 정보와 지식 개발, 치매 진단과 치료, 예방법, 일상생활에서의 간병지침, 정신행동 증상에 대한 대처법 등 치매에 대한 다양하고 전문적인 정보를 보급하는 것이 주목적이다.

2) 비영리 민간단체

(1) **한국치매협회**(www.silverweb.or.kr)
치매정보 제공, 치매케어, 치매예방, 치매진찰 및 치매시설안내 등

(2) **대한치매학회**(www.thedementia.co.kr)
치매질환정보, 치매강좌, 치매전문병원소개, 치매치료 및 환자관리,

노인건강정보 등

### (3) 한국치매예방협회(www.chimae.or.kr)

실버인지건강학교 운영, 치매전문강사 양성 및 파견, 홈케어메이트 운영, 치매관리 프로그램 개발 및 교재발간, 자원봉사 조직 구축 등

### (4) 한국치매가족협회(www.alzza.or.kr)

치매 원인, 증상, 대처법, 가족수기, 시설안내, 자원봉사 안내 등

전국 요양기관 현황 (단위 : 개)

| 지역 | 요양병원 | 시설요양 | 재가요양 |
|---|---|---|---|
| 서울 | 80 | 550 | 2,230 |
| 부산 | 111 | 121 | 796 |
| 대구 | 41 | 261 | 670 |
| 인천 | 38 | 331 | 710 |
| 광주 | 21 | 110 | 461 |
| 대전 | 37 | 121 | 495 |
| 울산 | 27 | 44 | 171 |
| 세종 | 0 | 11 | 28 |
| 경기 | 162 | 1,530 | 2,637 |
| 강원 | 19 | 283 | 428 |
| 충북 | 28 | 255 | 353 |
| 충남 | 46 | 270 | 594 |

| | | | |
|---|---|---|---|
| 전북 | 60 | 232 | 714 |
| 전남 | 43 | 297 | 699 |
| 경북 | 74 | 367 | 873 |
| 경남 | 67 | 234 | 789 |
| 제주 | 7 | 66 | 151 |
| 총합계 | 861 | 5,089 | 12,826 |

자료 : 국민건강보험, 대한노인요양병원협회. 2015.10월

PART 5

# 외국 치매환자 관리 사례

## 1) 네덜란드 치매마을 운영사례

 네덜란드의 베스프(Weesp) 외곽에 위치한 드 호그웨이(De Hogeweyk)는 언뜻 보면 평범하기 그지없는 작은 마을이다. 이곳에 사는 주민들은 152명이며, 모두가 노인들이다. 노인들은 산책을 하거나 쇼핑을 하거나 레스토랑에서 식사를 하는 등 매일 평화롭고 안락한 생활을 누리고 있다. 하지만 평범한 시골 마을인 이곳에는 사실 비밀이 하나 숨겨져 있다. 이곳은 사실 치매나 알츠하이머를 앓고 있는 노인들을 위한 요양시설이다. '치매 마을'이라고도 불리는 이 요양시설의 목적은 환자인 노인들이 이곳이 병원이란 사실을 깨닫지 못한 채 평범한 생활을 하도록 하는 데 있다. 가령 그림을 좋아하는 노인의 집에는 그림을 걸어 놓고, 음악을 좋아할 경우에는 하루종일 집안에 음악이 흘러나오도록 한다. 또한 집안 장식은 노인들의 단기 기억이 멈춰있는 시대의 스타일로 꾸며 놓았다. 가령 1950년대, 1970년대, 혹은 2000년대 스타일의 가구들을 배치해 놓았으며, 식탁보 하나까지 그 시대의 것으로 완벽하게 준비해 두었다.

이 곳은 여느 도시와 같은 소음이나 위험에서 벗어나 조용하고 쾌적한 환경 속에서 입주민들이 심신의 안정을 느낄 수 있게 만들었고, 제빵, 미술, 원예, 운동 등 다양한 프로그램을 실시하고 있어 좀 더 폭넓은 활동도 가능하게 만들었다.

노인들은 6~7명씩 무리를 지어 한집에 모여 살고 있으며, 집집마다 한두 명의 관리인들이 거주하면서 노인들을 보살피고 있다. 이 마을은 치매 환자들이 안전하고 자유롭게 활동할 수 있도록 만들어져있고, 영화관, 쇼핑몰, 슈퍼마켓, 카페 등 없는 게 없고, 가는 곳마다 은은한 기타선율이 울려 퍼진다고 한다. 250여 명의 간호사들과 노인병 전문의들이 각각 캐셔, 식료품점 직원, 우체부 등으로 분장한 채 마을 곳곳에 숨어있기 때문에 노인들은 안전하고 자유롭게 마을을 산책하거나 벤치에 앉아 쉴 수 있다.

그렇다면 혹시 노인들이 마을을 벗어나는 경우는 없을까. 사실 2층 건물들을 따라 사방에 벽이 세워져 있기 때문에 마을의 출입문을 열고 밖으로 나가지 않는 이상 이는 불가능하다. 우연히 출구를 찾아낼 경우에도 직원이 정중하게 다가와 문이 잠겼다고 말한 후 다른 길을 안내해 주기 때문에 마을을 이탈할 염려는 없다.

마치 영화 '트루먼쇼'와 같이 환자들을 속이고 있다는 일부의 비난에도 불구하고 현재 이곳은 만실을 기록하고 있다. 적어도 거주민들 가운데 누군가 세상을 떠났을 경우에만 추가로 입소가 가능하다. 또한 이런 운영 방식이 긍정적이고 성공적이라는 평가도 있다. 실제 이곳에서 생활하고 있는 치매 노인들은 전보다 약물 복용량이 줄어들었으며, 식사도 더 잘하고 오래 장수하는 것으로 알려졌다.

〈일요신문. 2014.12.31.〉

### 2) 일본 치매환자 관리사례

**치매와 공존을 선택한 '노인의 나라' 일본**

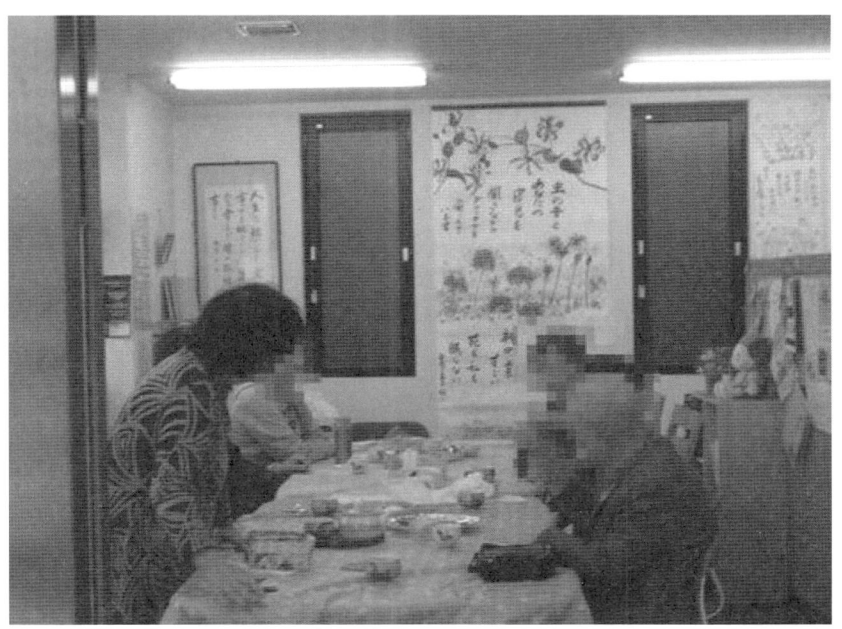

지난 7일 오후 구마모토현 시내에 위치한 '공익사단법인 인지증환자와 가족회' 치매카페에서 환자와 가족들이 다과를 즐기며 이야기를 나누고 있다. 노정연 기자

치매카페·콜센터…지역 사회 합심 '일상 속에서' 노인 도와

치매환자 도울 '서포터스' 800만명 넘어

지난 7일 오후 일본 남부 규슈의 구마모토 시내에 있는 치매카페 '공익사단법인 인지증환자와 가족회' 구마모토 지부 사무실에 사람들이 모여들었다. 이곳에서는 한 달에 두 번 인지증환자와 그 가족이 모여 서로 정보를 나누고 이야기를 공유한다. 인지증(認知症)은 일본에서 치매 대신 쓰는 용어다. 치매라는 단어가 지닌 부정적 이미지 탓에 2004년에 바꿨다.

다양한 종류의 다과가 준비된 공간은 그야말로 편안한 '카페' 같은 분위기를 자아냈다. 벽에는 환자들이 직접 쓴 시와 그들이 그린 그림들이 걸려 있다. 곳곳에 치매와 관련된 정보지들이 놓여 있어 누구나 손쉽게 치매 관련 소식을 접할 수 있다. 가끔 치매환자가 카페 스태프가 돼 직접 커피나 간단한 식사를 제공하기도 한다.

우에무라 다에코 사무국장이 익숙한 얼굴들을 반겼다. 안부를 나누며 둘러앉은 테이블에서는 금세 이야기꽃이 피어났다. 우에무라 사무국장은 "인지증환자들이 밖으로 나와 사람들과 교류하고, 인간관계를 지속한다는 것은 일상의 기쁨을 유지할 수 있음을 의미한다"며 "환자뿐 아니라 지역사회 내 다양한 사람들이 모여 치매를 생각해보고 '준비'하는 시간"이라고 말했다.

카페에서 20분 거리에 살고 있는 아키모토(49)는 경증치매 아버지와 함께 왔다. 그는 지난해 9월 아버지가 치매진단을 받은 후 카페에 나와 다른 치매가족과 교류하고 있다. 그는 "처음 아버지가 인지증 진단을

받았을 때 슬펐지만 카페에서 다른 사람들을 만난 뒤 위로를 받고 힘을 얻는다"고 말했다. 다른 카페 멤버인 고바야시(66)는 2년 전 구마모토 지진 이후 집을 잃은 치매 부모를 돌보고 있다. 그는 지진 탓에 자신처럼 치매 부모를 돌보게 된 가족이 많다며 "같은 재난을 겪은 지역인으로서 공감대가 형성돼 있고, 그러한 유대를 바탕으로 치매돌봄의 어려움을 나눌 수 있어 도움이 된다"고 말했다.

'치매카페'는 치매 문제로 고민해온 일본 정부가 환자를 집 안이나 시설에 격리하는 대신 지역사회와 공존하도록 하기 위해 도입한 사업이다. 65세 이상 노인인구가 총인구의 4분의 1(약 3180만명)에 이르러 세계 최초로 초고령사회에 진입한 일본에서는 치매환자 수도 급증하고 있다. 2012년 기준 462만명, 베이비붐세대가 75세가 넘는 2025년에는 약 700만명에 이를 것으로 전망된다.

### 생활 속으로 들어온 치매

1990년대부터 치매 대책을 수립해온 일본 정부는 2012년 '오렌지 플랜'으로 불리는 '치매를 위한 국가 5개년 계획'을 발표하며 치매 대책을 국가 전략의 하나로 삼았다. 2015년에는 '치매와 지역사회 공존'을 강화한 '신(新)오렌지 플랜'을 내놓았다. 한국 정부가 보건복지부만으로 치매 국가책임제를 제시한 것과 달리 일본은 주무 부처인 후생노동성과 내각관방, 내각부, 경찰청, 금융기관청, 소비자청 등 11개 부처가 공조 체제를 구축해 정책을 시행하고 있다. 정부 차원에서 분야별 연결체계를 갖추고 치매환자 관리를 위한 '촘촘한 사회안전망'을 구축하고 있는

일본 치매환자 수 추이

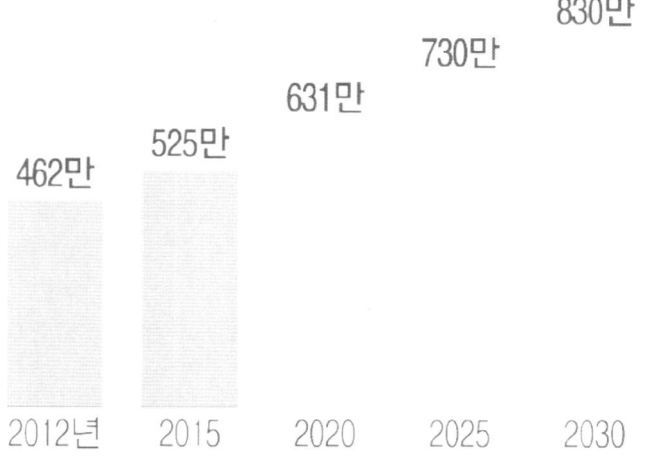

단위: 명, 2020년부터 예상치, 자료: 후생노동성

점은 의료와 복지의 분절로 치매환자들을 위한 체계적 관리와 서비스 제공이 어려운 한국 상황에 시사하는 점이 크다.

치매카페는 '오렌지 플랜'의 주요 사업이다. 전국에 지부를 둔 공익사단법인이나 복지시설, 지방자치단체를 중심으로 다양하게 전개되고 있다. 최근에는 체인약국인 '아이세이 약국'이 아이치현에 치매카페를 열었다. 주최자는 달라도 치매환자와 가족, 지역사회가 함께한다는 취지는 같다. 1회 참여비용은 100~500엔으로, 5000원을 넘지 않는다.

기자가 찾은 치매카페에서는 치매교육을 이수한 치매상담원이 전화와 면담, 방문 상담 등으로 치매환자와 가족을 지원하는 '인지증콜센터'도 함께 운영한다. 지역의 치매환자와 가족이 가장 가깝게 닿을 수 있는 치매안전연결망이다. 상담원들은 상담환자의 상태나 상황, 요구사항들을 종합적으로 고려해 그에 알맞은 시설과 병원, 도움을 받을 수 있는 공적부조자원을 연결해준다. 지역의 초기 치매환자들을 발굴하고 연계망으로 끌어올리는 1차 연결자들인 셈이다. 센터에는 전문상담원 1명과 치매환자 가족 1명이 2인1조 체제로 배치돼 상담에 대응한다.

2009년 구마모토 현청이 설치한 이곳에서는 2016년에만 1460여건의 상담이 이뤄졌다. 8년째 센터에서 전문상담원으로 일하고 있는 오쿠보 히로코(68)는 치매상담에서 가장 중요한 것은 '공감'이라고 말했다. 그는 "혹시 내가 치매가 아닐까, 혹은 우리 부모님이 치매가 아닐까 하는 불안감에 전화를 거는 사람들이 많다"며 "기계적으로 연계자원에 관한 정보만 제공하는 것이 아니라 상담자의 이야기를 잘 들어주고, 당사자가 상황에 침착하게 대응할 수 있도록 도와주는 것이 치매상담원의 역할"이라고 말했다. 상담원 가운데 치매환자의 가족을 배치하는 이유는 환자의 눈높이에서 문제를 파악해 가장 필요한 서비스를 제공하기 위해서다.

콜센터에서는 40대부터 60대 초반의 '젊은 치매'(장년성인지증) 환자를 위한 상담과 지원사업도 하고 있다. 현재 일본의 64세 이하 치매환자는 4만명가량으로 추정된다. 일본 정부는 2016년에 전국 47개 도도부현에 장년성인지증 코디네이터 배치를 의무화했지만 구마모토현은 이보다 2년 빨리 시작했다. 장년성인지증 코디네이터인 오타 지사토는 "장년성인지증은 노인인지증에 비해 국가에서 받을 수 있는 지원이 적고, 갑자기 실직하는 등 경제적 위기에 처하기 쉽다"며 "치매의 조기진단이 '조기 절망'으로 이어지지 않도록 환자의 위기상황에 맞는 관리와 치료, 취업 연계까지 지원하고 있다"고 말했다.

'3박자' 모두 갖춘 '구마모토 모델'

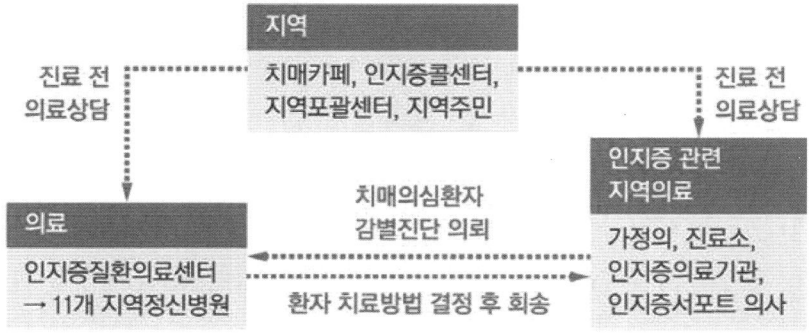

구마모토현의 '물 샐 틈 없는' 지역사회 치매관리시스템은 일본에서도 손꼽히는 사례다. 지역 전체를 포괄하는 치매총괄센터를 중심으로 1·2차 의료시설과 지역사회, 사회보장체계가 긴밀한 연결 시스템을 갖추고 있어 '구마모토 모델'로 불린다. 구마모토현은 인구의 약 30%가 65세 이상이다. 일본 전체 노인인구 비율(27.3%)보다 높다. 현 정부는 '장수를 두려워하지 않는, 장수를 즐길 수 있는 사회'를 목표로 치매 대책을 현의 주요 시책으로 수립했다.

구마모토 모델은 구마모토대학병원 신경정신과에 설치된 '인지증질환의료센터'의 관리 아래 현내 11개의 지역정신병원과 지역형 센터(치매카페, 인지증콜센터, 지역포괄센터, 지역주민) 3가지 축이 연합해 치매안전망을 구축하고 있다. 인지증질환의료센터의 진료과장을 맡고 있는 하시모토 마모루 부교수는 "센터는 인지증환자를 전문적으로 치료하는 동시에 현내 각 지역에서 인지증환자를 치료하는 11개 지역정신병원을 관리하고, 전문의료진을 양성해 지역사회와 연결하는 역할을 하고 있다"고 설명했다.

센터는 매주 지역정신병원에 전문의를 파견해 치매환자 운영현황을 확인하고 정기적인 사례검토회를 실시하는 등 표준화된 전문의료를 제공하기 위해 힘쓰고 있다. 이 같은 관리는 지역 내 흩어져 있는 소규모 의료기관에서도 치매환자 진단과 치료를 표준화하는 데 도움이 된다. 11개 지역정신병원은 지역사회에서 1차 의료기관 역할을 하는 가정의와 진료소, 치매전문요양병원 같은 시설들과 연결돼 있기 때문이다.

모델의 다른 한 축인 치매카페와 콜센터 등 지역형 센터에서는 주민들과 호흡하며 치매환자 조기 발굴과 1차 대응, 즉 가족 지원과 지원자원연계를 제공한다. 증상이 완화됐거나 지역사회에서 관리가 가능한 경증 인지증 환자의 경우 사회보장체제 안에서 개호(돌봄)서비스가 연계되도록 조정하며, 의료기관으로부터 연계받은 의료자문도 지속적으로 제공하고 있다. 지역형 센터 역시 치료의 표준화를 위해 자체 사례검토회를 하고, 의무기록 통계를 작성해 이를 현청에 정기적으로 보고하고 있다.

하시모토 교수는 "구마모토 모델의 효과는 상담 건수와 새로운 치매환자 수·외래환자 수의 증가로 확인할 수 있다"고 설명했다. 구마모토 모델이 본격적으로 정착돼 운영된 2010년을 기점으로 상담인 수는 전년도인 2009년 143명에서 471명으로 320% 늘었다. 치매초진환자는 106명에서 203명으로, 외래환자는 2777명에서 3200명으로 각각 증가했다.

치매돌봄의 기본, '구라시 아리키'

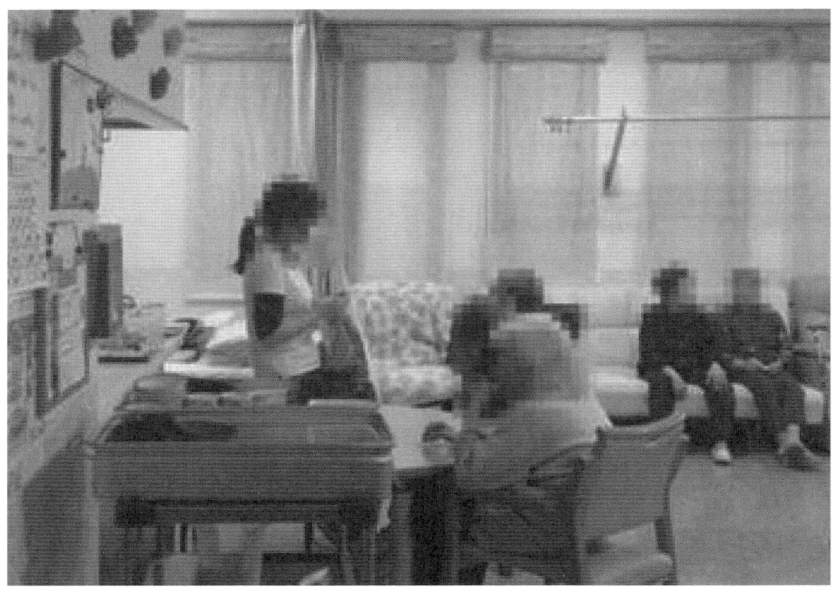

구마모토현의 노인복지시설 '미쓰구마치'의 치매환자들. 이곳에서는 생활기반 치매돌봄을 뜻하는 '구라시 아리키' 원칙에 따라 치매환자들이 본래 생활하던 곳과 최대한 유사한 환경에서 사람들과 교류하며 지낼 수 있도록 치료와 돌봄 환경을 조성하고 있다.    노정연 기자 dana_fm@kyunghyang.com

구마모토 시내에서 자동차로 20분 거리에 위치한 '미쓰구마치'는 치매전문병동과 진료소를 갖춘 노인복지시설이다. 일반 노인환자들을 위한 데이케어 프로그램과 입원병동도 함께 운영한다.

시설을 찾은 날은 비가 오는 궂은 날씨임에도 노인들로 북적였다. 탁자와 소파, 운동기구 등이 놓인 1층에서는 노인들이 다과를 먹으며 이야기를 나누거나 평상 위에서 마사지를 받고 있었다. 쓰노다 유코 부시설장이 보여준 스케줄표에는 날짜별로 서예와 악기연주, 전통춤공연, 음악감상 등 프로그램이 빼곡했다.

언뜻 한국 노인들이 이용하는 데이케어센터와 비슷해 보이지만 치매환자들을 위한 입원과 의료시설을 갖추고 있다. 2층은 일반 노인성 질환자와 경증 치매환자, 3층은 중증 이상 치매환자들이 각각 40명씩 입원해 생활한다. 맞은편 건물에는 특별관리 치매환자들을 위한 공간과 진료소가 따로 마련돼 있다. 치매환자를 위한 돌봄과 치료, 재활 등이 한곳에서 이뤄지고 있는 셈이다. 미쓰구마치에서는 의사를 비롯한 사회복지사와 케어매니저, 작업치료사, 정신사회복지사, 헬퍼 등 90여명의 전문인력이 20m 정도 떨어진 두 건물을 오가며 환자들을 돌본다. 요양원은 '돌봄', 요양병원은 '치료'로 기능이 나뉘어 한국의 치매요양시설과 대비되는 부분이다.

치매시설을 이용하는 일본의 노인들은 한국의 장기요양보험격인 '개호보험'의 지원을 받는다. 미쓰구마치의 경우 전체 이용료 중 개호보험에서 90%를 지원하고, 이용자가 나머지 10%를 부담한다. 식사와 목욕, 송영(픽업)서비스를 비롯해 인지기능 개선과 신체증진 활동이 포함된 주간활동프로그램은 하루에 1700엔(약 1만7000원)에 이용할 수 있다. 입원병동의 하루 입원비는 4000엔(약 4만원) 정도다.

쓰노다 부시설장이 옆 건물에 있는 '그룹홈'으로 안내했다. 현재는 용도변경을 위해 비워져 있지만 방마다 다른 무늬의 벽지와 구조, 커튼이 갖춰져 있었다. 치매환자가 천편일률적인 공간이 아닌, 자신의 취향에 맞는 주거환경을 선택할 수 있도록 배려하려 한 흔적이 엿보였다.

미쓰구마치 총책임자인 쓰노다 나오코 원장(방사선과 전문의)은 치매환자 돌봄의 가장 기본은 '구라시 아리키(일상생활기반)'라고 했다. 환자가 치매라는 이유로 일상을 포기하지 않고 본래 생활과 최대한 유사한 환경에서 사람들과 교류하며 지낼 수 있도록 배려하는 일이 중요하다는 의미다. 이는 치매환자와 가족이 가능한 한 본인이 살아온 지역에서 치료와 생활을 병행할 수 있도록 하는 '오렌지 플랜'의 기본 목표와도 연결된다. 일본 정부가 새롭게 추진하고 있는 '신오렌지 플랜'도 의료시설 입원이나 요양시설 입소보다 치매환자가 거주하던 지역에서 지속적으로 살아갈 수 있도록 하는 재택 생활지원서비스 강화에 초점이 맞춰져 있다.

일본에서 2000년대부터 도입된 '그룹홈'은 이러한 '생활기반 치매돌봄' 원칙을 가장 잘 보여주는 형태다. 소규모 공동주택 형식인 그룹홈은 한 집에 5~9개의 방과 거실, 부엌, 욕실 등을 갖추고 있다. 치매환자들은 평소 본인이 집에서 쓰던 이불과 책상, 가재도구들을 가져와 사용한다. 후생노동성에 따르면 현재 일본 치매환자 중 그룹홈 거주 환자는 20만명에 이른다. 그룹홈 시설도 도입 초반 600여곳에서 2014년 기준 1만1770곳으로 늘었다. 한국에도 노인요양공동생활가정이라 불리는 9인 이하 시설이 있지만, 치매환자에게 특화돼 있지 않고 장기요양보험 수가가 낮아 시설과 이용자가 점점 줄어들고 있는 실정이다. 쓰노다 원장은 "치매환자가 기존 삶터에서 치료와 돌봄을 받는 쪽으로 정책이 확대되고 지원이 늘어나면서 지역사회 내 생활기반 치매돌봄이 자연스러운 흐름이 되고 있다"고 말했다.

'의료 · 복지 연계'의 고리들…정신사회복지사가 환자 발굴 · 치료 · 복귀 맞춤 서비스

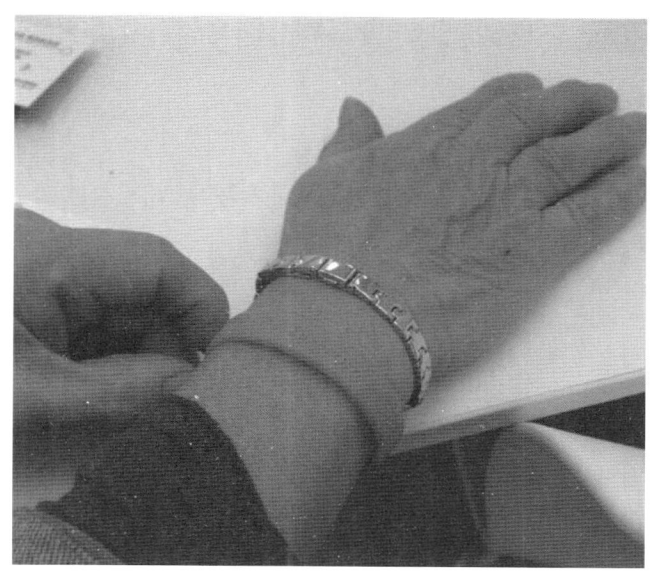

일본 정부는 치매인과 그 가족을 위한 의료 · 복지 영역에서 '이음새 없는' 서비스 제공을 목표로 하고 있다. '치매케어패스(Care-pass for Dementia)'로 불리는 일본의 치매연계망에서 지역포괄센터 내 '케어매니저', 병원의 '정신사회복지사', 치매대응교육을 이수한 '인지증 서포터스' 등 중간고리들의 역할이 크다.

이들은 지역사회 내 치매환자 조기 발굴과 중증도에 따른 치료와 관리, 삶터로의 복귀에 이르기까지 유기적 연계와 소통으로 환자별 맞춤 관리서비스를 제공한다. 특히 정신사회복지사는 가족 상담과 입원, 치료, 다른 병원과의 연락, 복지 연계까지 도맡아 치매환자가 의료-복지 연계 서비스 체계로 들어오는 입구이자 나가는 출구라 할 수 있다.

치매와 지역사회 '공존'을 추구하는 일본 정부는 치매교육을 이수한 인지증 서포

터스 양성에도 힘을 쏟고 있다. 치매 상식과 환자응대법이 담긴 90쪽 분량의 교본을 활용해 6시간 교육을 받으면 남녀노소 불문하고 누구나 자격을 얻을 수 있다.

인지증 서포터스가 차는 주황색 팔찌(사진)는 치매환자를 잘 이해하고 있고 도와줄 준비가 돼 있음을 뜻한다. 2017년 기준 인지증 서포터스 수는 800만명이 넘는다. 2020년이면 1200만명에 이르러 일본 전체 인구의 약 10%가 인지증 서포터스로 활동할 것으로 보인다.

각 지자체도 치매가족을 비롯한 지역주민에게 치매에 대한 이해를 높이고 대응방법을 숙지할 수 있도록 하기 위해 홍보책자를 제작하고 캠페인도 활발하게 벌이고 있다. 치매의 종류와 증상에 따라 알츠하이머성, 근육질환성, 뇌혈관성 등으로 나눠 각각의 특성과 대응법을 안내한다.

후쿠오카현 성마리아병원의 한광희 작업치료사는 "일본에서는 치매를 '치료'와 '격리'의 대상이 아닌 사회 전체가 '관리해나가는 질병'으로 보고 있다"면서 "치매환자의 인권 고양과 관리의 효율성, 고령자 의료비 재원 고갈 등의 문제가 맞물리며 정부 차원에서 지역사회 내 치매환자 돌봄 비중을 늘리는 추세"라고 말했다.

〈경향신문 2018년 3월 27일자 노정연기자〉

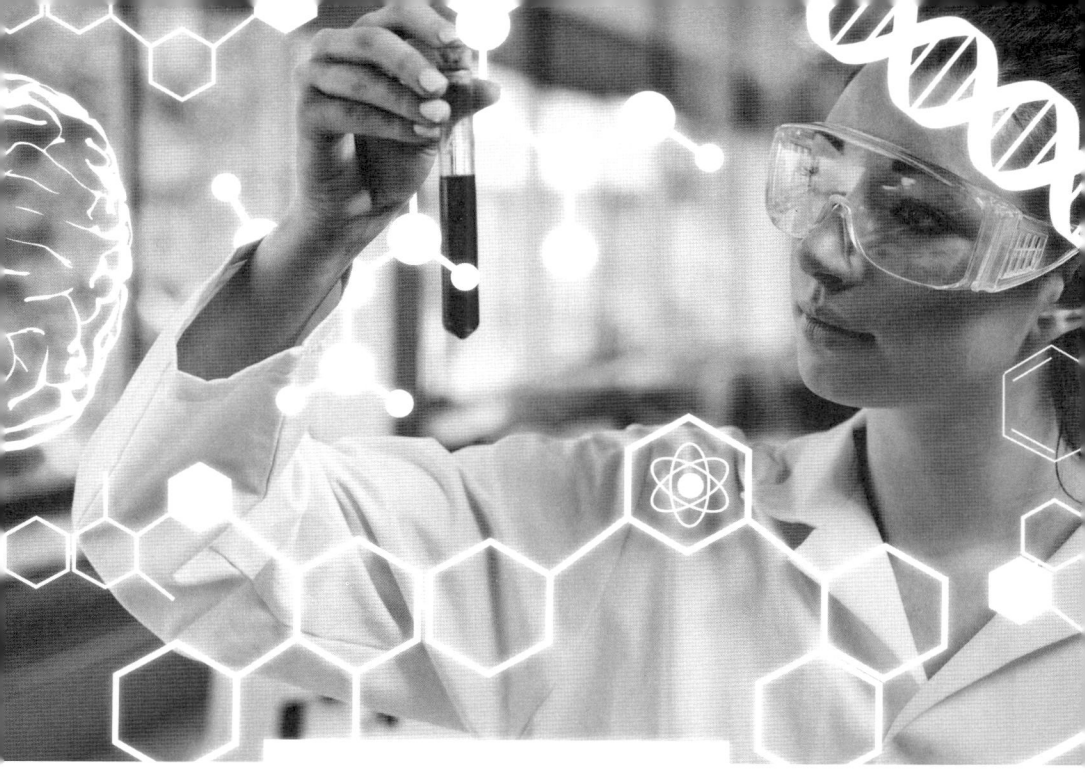

6부

# 치매관리 결국은 돈이다

PART 1
# 치매 치료를 위한 공적 서비스를 알아보자

    치매는 대략 10년 전후의 장기간 치료가 필요하여 환자 본인은 물론 가족, 보호자들이 정신적, 육체적, 경제적으로 부담이 큰 병이다. 어느 한가지 서비스로 이런 불편을 충분히 덜기는 어렵겠지만, 이용 가능한 서비스를 자신의 상황과 필요에 따라 잘 조합해서 이용하면, 장기적으로 치매 환자를 돌보는 피로를 현저히 줄일 수 있다.

    따라서 지금 당장은 크게 필요를 느끼지 않더라도 앞으로 이용할 수 있는 서비스들을 미리 잘 파악해 두면 유용하게 활용할 수 있다. 그러려면 우선 공적 서비스의 내용을 알고 있는 것이 중요하다. 국가에서 시행하고 있는 공적 서비스들을 이용할 수 있는 자격, 방법, 비용 등을 파악해서, 언제부터 어떤 서비스를 이용할 것인지를 미리 설계하는 것이 좋다. 서비스도 아는 만큼 보인다. 최근에는 치매 환자와 가족을 위한 서비스들이 너무 빠르게 생겨나고 또한 시대적 흐름에 맞게 변화하고 있어 가족들이 일일이 파악하기 어려울 수도 있다.

이 장에서는 치매치료를 위해 국가적인 사업으로 정부 해당 부처에서 진행하고 있는 정책들이 무엇이 있는지 살펴보고, 또한 실제적인 도움을 받을 수 있는 공적서비스의 현실을 알아본다.

가급적 현재 시행되고 있는 공적서비스를 가능한 상세히 안내하여 가족 중 치매 환자가 발생할 경우 쉽게 서비스를 받을 수 있도록 길잡이가 되어주는 것은 물론, 향후 시행될 지원 방향도 정부에서 발표된 내용들 중심으로 소개함으로써 보다 중장기적으로 효과적인 치료계획을 수립해 나갈 수 있도록 기술했다.


## 1) 〈치매관리법〉과 〈치매관리종합계획〉이란?

정부는 2008년 9월 〈치매와의 전쟁〉을 선포한 후 3차에 걸친 치매관리종합계획을 수립하여 추진하고 있고, 국회는 2011년 8월 〈치매관리법〉을 제정하여 치매와의 전쟁을 안정적이고 효율적으로 추진해 나갈 수 있는 기반을 마련하였다.

보건복지부는 지난 2008년 제1차 치매관리종합계획(2008~2012)을 발표하면서 정부차원에서 직접 체계적으로 치매환자를 관리하겠다고 밝혔다. 2012년에는 제2차 종합계획(2012~2015)을 통해 치매에 대한 부정적인 인식의 개선, 치매 관리시설 확충, 맞춤형 치료 및 보호를 강화하였으며, 이후 2015년 3차 치매관리종합계획을(2016~2020) 발표하면서는 공급자 중심의 1,2차 계획과는 달리 환자, 가족 중심의 수요자 중심 대책을 추진하기 시작했다.

이러한 노력 덕분에 치매 예방 및 조기발견의 중요성에 대한 사회적 인식이 높아져 치매와 관련하여 병원을 찾는 사람들이 늘어났다. 1,2차 치매관리종합계획을 통해 중앙치매센터와 시도광역치매센터, 시군구 치매상담센터를 통한 전달체계를 구축했고 2013년에는 치매상담콜센터, 2014년 장기요양특별등급 도입 등의 성과를 이루었다.

특히 치매특별등급을 도입하여 경증 치매노인까지 수급범위를 확대함으로써 가족부양 부담을 경감하고 노인치매환자의 인지기능 악화 방지에 기여했다.

## 2) 환자 및 보호자 중심의 〈3차 치매관리종합계획〉 주요내용

보건복지부는 2015.12.17일 정부서울청사에서 '제3차 치매관리종합계획(2016년~2020년)'을 발표했다. 그간의 계획이 광역치매센터, 치매상담콜센터 등 하드웨어 중심의 인프라 확충에 중점을 두었다면 이번 3차 치매관리종합계획은 지역사회 중심으로 환자와 가족의 부담을 경감시키는 소프트한 지원책을 마련하는데 중심을 두었다.

사업방향은 △지역사회 중심의 치매 예방 및 관리 △치매환자를 위한 진단·치료·돌봄서비스 통합 제공 △치매환자 가족의 부양 부담 경감 △연구·통계 및 기술 인프라 확충 등 4개 분야 10개 영역에서 38개 과제를 중심으로 사업을 전개해 나가기로 하였다.

제3차 치매관리 종합계획('16~'20)구성

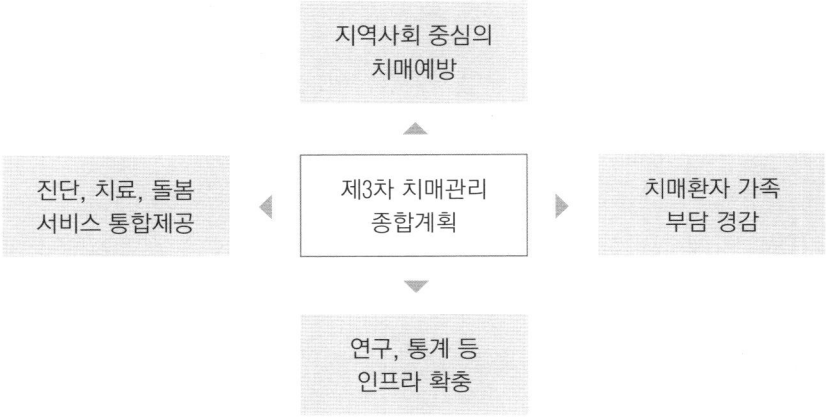

### 제3차 치매관리 종합계획 ('16~'20) 구성

제 3차 치매종합대책 주요내용

- 치매정밀검진에 건강보험 적용
- 인적공제 200만원 적용
- 치매가족상담 수가 신설
- 24시간 요양보호사 방문요양제공
- 치매가족 여행 바우처
- 치매 안심마을 조성 등

먼저 2016년부터는 치매신경심리검사(CERAD-K), 한국형신경인지기능검사(SNSB) 등 비급여 항목이었던 치매정밀검진을 건강보험 적용 대상으로 확대했다. 신경인지기능검사는 언어능력이나 기억력, 계산능력 등을 측정하는 것으로, 병원에 따라 최대 40만원의 비용이 드는

데 그동안은 환자 본인부담이 100%였다. 그러나 앞으로는 건강보험의 적용으로 환자 본인 부담액이 최대 8만원 수준으로 비용이 80% 절감된다.

이러한 치매정밀검사의 건강보험 적용에 따라 대부분의 치매진단과 예방관리가 좀 더 손쉽게 가능해질 것으로 예상된다.

현행 소득세법에서 장애인 부양자에 대한 세부담 경감과 소외계층에 대한 지원강화를 위하여 동거가족 중 장애인이 있을 경우 나이 제한없이 1명당 연 200만원을 추가공제할 수 있으며, 여기에 치매환자도 해당되도록 하였다.

또한 복지부는 그동안 치매 예방 및 치료관리가 소홀했던 경도인지저하자(경도인지저하란 건망증 등의 증세는 있으나 평상시 생활에 전혀 문제가 없는 '가벼운' 상태를 말한다. 10만 6000명), 75세 이상 독거노인(35만명), 치매진료 중단자7만명 등에 대해서도 관할 보건소 치매상담센터를 통해 내년부터 치매 예방 수칙·운동법을 전화·우편으로 제공하고 간호사 가정 방문을 실시하는 등 예방·관리에 나선다는 계획이다.

그 배경에는 경도인지장애 환자 중 연간 10~15%가 치매로 악화되며, 치매는 고위험군 대상자에 대한 사전 관리가 매우 중요하기 때문이다.

치매환자로 정신·물질적 고통을 받는 환자 가족에 대한 지원도 강화된다. 이를 위해 치매가족상담 건강보험수가를 신설해 신경·정신건강의학과 등 전문의가 진료에 나설 예정이다.

2016년 하반기 중에는 전국 78곳의 공립요양병원을 중심으로 망상, 배회, 폭력성 등 치매의 행동심리증상과 신체적 합병증을 효과적으로 치료·관리하는 치매전문병동의 운영모델과 수가기준 등을 마련하고 관련 시범사업은 오는 2017년부터 시작된다.

아울러 2017년부터는 1~2등급의 중중 치매환자에 대해 연간 6일, 하루 24시간 요양보호사가 가정에 찾아가 돌봐주는 방문요양 서비스를 도입한다. 치매환자 특성에 맞는 요양서비스 제공을 위해 2017년부터는 전국 요양시설과 주·야간 보호센터에 치매 유니트가 설치된다.

아울러 치매환자나 가족을 대상으로 여행 및 여가활동을 지원하기 위해 여행바우처 지원사업도 추진되어 1년에 6일간의 여행을 떠날 수 있게 된다. 정부는 치매환자 1인당 30만원 정도의 가족여행 비용을 지원하는 내용을 검토 중이다.

그리고 치매환자 가족이 전문의와 치매 대응법, 돌봄 기술과 관련해 상담할 때도 건강보험이 적용된다. 치매환자 가족을 대상으로 24시간 전화 상담서비스(치매상담콜센터 1899-9988)도 운영할 계획이다. 이 밖에도 복지부는 치매환자가 살기 좋은 환경을 조성하는 지방자치단체를 '치매 안심 마을'로 지정해 운영할 계획을 세우고 있다.

복지부 임인택 노인정책관은 "앞으로 5년간 치매환자나 가족을 대상으로 지원되는 예산은 국민건강보험과 장기요양보험을 제외하고 약 4,807억원으로 추산한다"며 "2018년에는 3년간의 정책이행 상황관리를 기초로 정책과제, 성과지표 등을 보완할 예정"이라고 말했다.

이번 3차 계획으로 치매 환자들의 부담이 일부 줄어들 전망이지만 여전히 넘어야 할 산은 많다. 치매 진단에 핵심적인 역할을 하는 불화디옥시포도당 양전자단층촬영(FDG-PET)검사 등은 여전히 비급여 항목으로 남아 있는 상태다.

한국보건의료연구원(NECA)이 2014년 12월 국민 1,000명을 대상으로 이메일을 이용해 온라인 설문조사를 벌인 결과 883명(88.3%)이 치매 진단 시 질병의 진행을 늦추는 치료를 받겠다는 의사를 밝혔다. 하지만 치매를 조기에 진단하기 위한 FDG-PET검사를 받겠느냐는 질문에는 688명(68.8%)이 '아니오'라고 답변했으며 이유로 비용에 대한 부담 593명(74.6%)이 가장 많았다.

FDG-PET검사는 방사성의약품을 체내에 주입해 이상 세포를 탐지한다. 자기공명영상(MRI) 검사보다 이른 시기에 치매를 진단할 수 있지만 비용이 비싼 게 흠이다. 비급여 항목으로 검사 한번에 60만~120만원(보건복지부 고시 70만원)이 소요된다. 그동안 MRI 검사가 치매 조기진단의 핵심검사로 활용됐지만 최근 들어 효용성이 부족하다는 문제가 제기되고 있다. 컴퓨터단층촬영(CT)은 MRI보다 더 낮은 진단 효율을 보인다.

기억력 감퇴나 사람을 잘 알아보지 못하는 증상이 나타날 때 나이 탓으로 여겨 병원을 찾지 않는 환자가 아직도 많은 것이 사실이다. 기억력 저하나 인지장애가 반복적으로 나타날 경우 치매선별검사로 치매가능성을 체크해서 하루라도 빨리 치료를 시작하는 게 좋다.

### 3) 치매가족의 경제적 부담을 줄여주는 〈노인장기요양보험제도〉

현대 국가는 정도의 차이는 있으나 모두 복지국가를 표방하고 있다. 대부분의 국가에서는 경제발전과 보건의료의 발달로 인한 평균 수명의 연장, 자녀에 대한 가치관의 변화, 보육 및 교육문제 등으로 출산율이 급격히 저하되어 인구구조의 급속한 고령화 문제에 직면하고 있으며, 이러한 사회변화에 따른 새로운 복지수요로 나타난 것이 장기요양문제이다.

노화 등으로 거동이 불편한 사람에 대하여 신체활동이나 일상가사활동을 지속적으로 지원해야하는 상황이 사회적 문제로 대두되었고 고령화의 진전과 함께 핵가족화, 여성의 경제활동 참여가 증가하면서 과거 가족의 부담으로 인식되던 장기요양문제가 이제 더 이상 개인이나 그 가족의 부담으로 머물지 않고 사회문제로 확산되어 이에 대한 사회적·국가적 책무가 강조되고 있는 것이다.

이와 같은 사회 환경의 변화와 이에 대처하기 위하여 이미 선진각국에서는 사회보험방식 및 조세방식으로 그 재원을 마련, 장기요양보장제도를 도입하여 운영하고 있으며, 우리나라도 급격히 노령사회로 진입하면서 나타나는 이러한 문제들을 해결해야 하는 당면과제를 안게 되었다. 따라서 선진국들과 마찬가지로 고령이나 노인성 질병으로 독립적인 일상생활의 영위가 불가능한 노인 등에게 신체활동과 가사활동 지원 등의 서비스를 제공하여 노후생활의 안정과 가족의 부담을 덜어주어 국민의 삶의 질을 향상시키려는 목적으로 2007년에 '노인장기요양보험법'을 법률로 제정하였다.

동 법에 의해 국가와 지방자치단체는 ① 노인이 독립적인 생활을 영위하도록 지원하는 장기요양예방사업의 실시 ② 장기요양예방사업에 소요되는 비용 지원 ③ 장기요양기관의 확충과 장기요양기관의 설립 지원 ④ 제도 시행을 위한 행정적·재정적 지원 ⑤ 노인장기요양 기본계획과 세부시행계획의 수립 및 시행 등의 의무를 진다.

### (1) 노인장기요양보험제도의 특징 및 기존제도와의 차이점

#### 가. 노인장기요양보험제도와 건강보험제도를 분리 운영

우리나라는 건강보험제도와는 별개로 노인장기요양보험제도를 도입하여 운영하고 있다. 즉,「국민건강보험법」과는 별도로「노인장기요양보험법」을 제정하였다. 노인장기요양보험제도를 건강보험제도와 분리 운영하는 경우 노인 등에 대한 요양필요성 부각이 비교적 용이하여 새로운 제도 도입시, 건강보험 재정에 구속되지 않아 장기요양급여 운영, 장기요양제도의 특성을 살릴 수 있다.

#### 나. 재원마련은 사회보험을 기본으로 한 국고지원 부가

우리나라 노인장기요양보장제도는 사회보험방식을 근간으로 일부는 공적부조방식을 가미한 형태로 설계·운영되고 있다. 국민건강보험법의 적용을 받는 건강보험가입자의 장기요양보험료와 국가 및 지방자치단체가 재원을 마련한다.

#### 다. 보험자 및 관리운영기관의 일원화

우리나라 노인장기요양보험제도는 이를 관리·운영할 기관을 별도로 설치하지 않고「국민건강보험법」에 의하여 설립된 기존의 국민건강보험공단을 관리운영기관으로 하고 있다. 이는 도입과 정착을 원활히 하기 위하여 건강보험과 독립적인 형태로 설계하되, 그 운영에 있어서는 효율성 제고를 위하여 별도로 관리운영기관을 설치하지 않고 국민건강보험공단이 이를 함께 수행하도록 한 것이다.

라. 65세 이상 노인중심의 급여

우리나라 장기요양보험제도는 ① 65세 이상의 노인 또는 ② 65세 미만의 자로서 치매·뇌혈관성 질환 등 노인성질병을 가진 자 중 6개월 이상 동안 혼자서 일상생활을 수행하기 어렵다고 인정되는 자를 그 수급대상자로 하고 있다. 여기에 65세 미만자의 노인성질병이 없는 일반적인 장애인은 제외된다.

마. 국민건강보험제도와의 차이

국민건강보험은 질환의 진단, 입원 및 외래 치료, 재활 등을 목적으로 주로 병·의원 및 약국에서 제공하는 서비스를 급여대상으로 하는 반면, 노인장기요양보험은 고령이나 노인성질병 등으로 인하여 혼자의 힘으로 일상생활을 영위하기 어려운 대상자에게 요양시설이나 재가기관을 통해 신체활동 또는 가사지원 등의 서비스를 제공하는 제도이다.

바. 기존 노인복지서비스 체계와의 차이

기존 「노인복지법」상의 노인요양은 주로 국민기초생활보장수급자 등 특정 저소득층을 대상으로 국가나 지방자치 단체가 공적부조방식으로 제공하는 서비스 위주로 운영되어 왔으나, 「노인장기요양보험법」상 서비스는 소득에 관계없이 심신기능 상태를 고려한 요양필요도에 따라 장기요양인정을 받은 자에게 서비스가 제공되는 보다 보편적인 체계로 운영되고 있다.

노인장기요양보험제도와 기존 노인복지서비스체계 비교

| 구분 | 노인장기요양보험제도 | 기존 노인복지서비스체계 |
|---|---|---|
| 관련법 | 노인장기요양보험법 | 노인복지법 |
| 서비스 대상 | - 보편적 제도<br>- 장기요양에 필요한 65세 이상 노인 및 치매등 노인성 질병을 가진 65세 미만자 | - 특정대상 한정(선택적)<br>- 국민기초생활보장 수급자를 포함한 저소득층 위주 |
| 서비스 선택 | 수급자 및 부양가족의 선택에 의한 서비스 제공 | 지방자치단체장의 판단<br>(공급자 위주) |
| 재원 | 장기요양보험료+국가 및 지방자치단체 부담+이용자 본인 부담 | 정부 및 지방자치단체의 부담 |

### (2) 노인장기요양보험제도 운영에 필요한 재원 확보

노인장기요양보험 운영에 소요되는 재원은 장기요양보험료와 국가 및 지방자치단체 부담 그리고 장기요양급여 이용자가 부담하는 본인일부부담금으로 운영된다.

가. 장기요양보험료 징수 및 산정(노인장기요양보험법 제8조, 제9조)

장기요양보험 가입자는 건강보험 가입자와 동일하며, '장기요양보험료'는 건강보험료액에 장기요양보험료율(2015년 기준 : 6.55%)을 곱하여 산정한다. '장기요양보험료율'은 매년 재정상황 등을 고려하여 보건복지부장관 소속 '장기요양위원회'의 심의를 거쳐 대통령령으로 정하고 있다.

나. 국가의 부담(동 법 제58조)

① 국고 지원금 : 국가는 매년 예산의 범위 안에서 당해 연도 장기요양보험료 예상 수입액의 100분의 20에 상당하는 금액을 공단에 지원한다.

② 국가 및 지방자치단체 부담 : 국가와 지방자치단체는 의료급여수급권자에 대한 장기요양급여비용, 의사소견서 발급비용, 방문간호지시서 발급비용 중 공단이 부담해야 할 비용 및 관리운영비의 전액을 부담한다.

다. 본인 일부부담금(동 법 제40조)

재가 및 시설 급여비용 중 수급자의 본인일부부담금(장기요양기관에 직접 납부)은 다음과 같다.

① 재가급여 : 당해 장기요양급여비용의 100분의 15

② 시설급여 : 당해 장기요양급여비용의 100분의 20

단, 「국민기초생활보장법」에 따른 의료급여 수급자는 본인일부부담금 전액 면제. 「의료급여법」의 수급권자, 소득·재산 등이 보건복지부장관이 정하여 고시하는 일정 금액 이하인 자, 천재비변 등 보건복지부령으로 정하는 사유로 인하여 생계가 곤란한 자 등은 본인일부부담금의 50%를 경감한다.

### (3) 장기요양급여를 받을 수 있는 인정 절차

장기요양보험 가입자 및 그 피부양자나 의료급여수급권자 누구나 장기요양급여를 받을 수 있는 것은 아니다. 일정한 절차에 따라 장기요양급여를 받을 수 있는 권리(수급권)가 부여되는데 이를 장기요양인정이라고 한다. 장기요양인정 절차는 먼저 공단에 장기요양인정 신청으로

부터 출발하여 공단직원의 방문에 의한 인정조사와 등급판정위원회의 등급판정 그리고 장기요양인정서와 표준장기요양이용계획서의 작성 및 송부로 이루어진다.

* 장기요양인정 신청자격 : 장기요양보험 가입자 및 그 피부양자 또는 의료급여 수급권자 중 65세 이상의 노인 또는 65세 미만자로서 치매, 뇌혈관성 질환 등 노인성 질병을 가진 자.

### 가. 장기요양 인정절차 요약

> 장기요양인정신청 및 방문조사(국민건강보험공단)

> 장기요양인정 및 장기요양등급판정(등급판정위원회)

> 장기요양인정서/표준장기요양이용계획서 통보(국민건강보험공단)

> 장기요양급여이용계약 및 장기요양 급여제공(장기요양기관)

### 나. 정기요양인정 신청

장기요양인정 신청은 신청인 또는 대리인이 인근의 국민건강보험공단 지사(노인장기요양보험 운영센터)에 방문하여 신청한다. 신청인의 주민등록주소와 실거주지가 다른 경우 신청은 전국 어느 곳이든 가까운 국민건강보험공단 지사에 할 수 있다. 부득이한 사유로 직접 방문이 불가할 경우에 우편, 팩스, 인터넷으로도 신청 가능하다.

장기요양인정 신청시 65세 이상 노인은 장기요양인정신청서(노인장기요양보험법 시행규칙 별지 제1호의 2서식)를 제출하면 되고, 65세 미만의 노인성 질병을 가진 자는 장기요양인정신청서와 의사소견서(대통령령으로 정한 노인장기요양보험법 시행규칙 별지 제2호서식에 기재된 노인성 질병이 기재된 의사소견서)를 함께 제출하여야 한다. 다만 소견서 대신에 진단서 등을 제출할 수 있으나, 이 경우에도 의사소견서를 별도로 제출해야 한다.

공단 홈페이지를 이용하여 인터넷으로 장기요양인정 신청을 할 경우에는 65세 이상 노인만 가능하며 신분확인을 위해 공인인증절차를 거쳐야 한다. 다만 65세 미만의 경우라도 갱신 신청인 경우는 인터넷 신청이 가능하다. 신청인 본인이 아닌 대리인이 인터넷으로 신청하는 경우 신청인과의 관계를 확인하기 위해 주민등록상 동일세대의 직계혈족, 동일 건강보험증에 등록된 가입자 또는 피부양자에게만 신청할 수 있는 자격이 부여된다.

**다. 장기요양인정 신청에 대한 조사**

국민건강보험공단은 장기요양인정신청서를 접수하면 소속 직원으로 하여금 다음 사항을 조사하되, 지리적 사정 등으로 직접 조사하기 어려운 경우에는 시.군.구에 조사를 의뢰하거나 공동으로 조사할 것을 요청할 수 있다.

- 조사자 : 공단 직원(소정의 교육을 이수한 간호사, 사회복지사 등)
- 조사방법 : 신청인 거주지 방문 조사
    ※ 방문조사 일정은 사전 통보하며, 원하는 장소와 시간은 공단직원과 협의

하여 조정 가능하다.

- 조사내용 : 기본적 일상생활활동(ADL), 수단적 일상생활활동(IADL), 인지기능, 행동변화, 간호처치, 재활영역 각 항목에 대한 신청인의 기능상태와 질병 및 증상, 환경상태, 서비스욕구 등 12개 영역 90개 항목을 종합적으로 조사하고 이 중 52개 항목이 요양인정점수 산정에 활용되고 있다.

### 라. 노인장기요양보험 등급판정 기준

신청인이 장기요양인정신청서를 국민건강보험공단에 제출한 날부터 30일 이내에 장기요양등급판정이 완료된다. 다만, 신청인이 의사소견서 제출을 지연하는 경우나 신청인에 대한 정밀조사가 필요한 경우 등 기간 이내에 등급판정을 완료할 수 없는 부득이한 사유가 있는 경우 30일 이내의 범위에서 연장할 수 있다. 이때 국민건강보험공단은 신청인 및 대리인에게 그 내용과 사유, 기간을 통보해야 한다.

장기요양등급판정은 '건강이 매우 안좋다', '큰 병에 걸렸다.' 등과 같은 주관적인 개념이 아닌 '심신의 기능 상태에 따라 일상생활에서 도움(장기요양)이 얼마나 필요한가?'를 지표화한 장기요양인정점수를 기준으로 다음과 같은 5개 등급으로 판정한다.

요양인정등급

| 요양인정 등급 | 1등급 | 2등급 | 3등급 | 4등급 | 등급외 A (5등급) | 등급외 B,C |
|---|---|---|---|---|---|---|
| 요양인정 점수 | 95점 이상 | 75점 이상 | 60점 이상 | 51점 이상 | 45점 이상 | 45점 미만 |

장기요양인정점수 구간별 장기요양인정등급

1등급 : 장기요양인정 점수가 95점 이상인 자로서, 심신의 기능상태 장애로 일상생활에서 전적으로 다른 사람의 도움이 필요한 자.
- 하루종일 침대에 누워서 생활함(대소변, 체위변경 등 전적인 도움)
- 중증치매 등으로 행동변화가 심함(물건부수기, 불결행동, 폭언폭행 등)

2등급 : 장기요양인정 점수가 75점 이상 95점 미만인 자로서, 심신의 기능 상태 장애로 일상생활에서 상당 부분 다른 사람의 도움이 필요한 자
- 스스로 이동할 수 없어 대부분 일상생활 도움 필요함(식사하기, 양치질 하기 등 )
- 치매 등으로 행동변화가 거의 매일 나타남(배회, 밖으로 나가려 함)

3등급 : 장기요양인정 점수가 60점 이상 75점 미만인 자로서, 심신의 기능상태 장애로 일상생활에서 부분적으로 다른 사람의 도움이 필요한 자
- 보행보조기 등으로 가까스로 실내이동은 가능하나 부분적으로 일상생활 도움이 필요함(세수, 양치질, 화장실 사용 등)
- 치매로 길을 잃는 등 행동변화가 있어 실외활동 불가함

4등급 : 장기요양인정 점수가 51점 이상 60점 미만인 자로서, 심신의 기능상태 장애로 일상생활에서 일정 부분 다른 사람의 도움이 필요한 자.

5등급 : 장기요양인정 점수가 45점 이상 51점 미만인 자로서, 일상생활 수행에 어려움을 겪는 치매환자(동법 시행령 제2조에 따른 노인성 질병으로 한정)

※ 장기요양등급 유효기간 ; 장기요양인정 유효기간을 최소 1년 이상으로 하고 유효기간 갱신시 결과가 직전등급과 같은 1등급으로 판정을 받을 경우 유효기간은 3년이고 갱신결과가 직전등급 2,3급과 동일한 등급을 받았을 경우는 유효기간은 2년이다.

마. 등급판정 현황　　　　　　　※2015.6.30일 기준, 장기요양보험공단

| 인정자 | 계 | 1등급 | 2등급 | 3등급 | 4등급 | 5등급 | 등급외 |
|---|---|---|---|---|---|---|---|
| 전국 | 445,779 | 36,549 | 70,335 | 173,468 | 149,132 | 16,295 | 160,803 |

※ 신청자는 총누적 1,393,207명이나 사망자 631,922명을 제외한 수치임
- 대한민국 인구 5,100만명
- 노인인구 662만명(인구대비 13%)
- 요양보험신청자 76만명(노인인구대비 11.4%)
- 요양등급 판정자 44만명(72.7%)
- 등급외 포함 60만명

(4) 장기요양급여 : 재가급여, 시설급여 및 특별현금급여

　장기요양급여는 크게 재가급여, 시설급여, 특별현금급여 등 3가지로 구분된다.

　재가급여는 수급자의 집을 방문해 간호, 목욕 등 신체활동과 가사활동을 도와주거나 주·야간 보호와 단기보호 등 신체활동을 지원하는 서비스다. 재가급여 서비스를 받을 때는 장기요양급여의 15%를 본인이 부담해야 한다. 하지만 국민기초생활 보장법에 따른 수급자는 본인부담금이 면제된다. 의료급여수급권자도 본인 부담금의 절반(7.5%)만 내면 된다.

　시설급여는 노인장기요양기관과 노인요양 공동생활가정 등에서 장기간 제공하는 서비스다. 식사를 비롯한 일상생활 전반에 필요한 서비스를 제공한다. 노인요양 공동생활가정은 주택과 같은 여건에서 생

활을 돕는다. 시설급여는 본인 부담금이 20%다. 아울러 음식재료비와 이·미용비 등은 추가로 부담해야 한다. 국민기초생활 보장법에 따르는 사람은 본인 부담금이 면제되고 의료급여수급권자는 본인 부담금의 절반(10%)만 내면 된다. 통상적으로 요양 시설을 이용할 때 본인 부담금은 40~60만원 수준이다.

장기요양기관이 수급자에게 재가급여 또는 시설급여를 제공한 경우 공단에 장기요양급여비용을 청구하여야 하며 공단은 이를 심사하여 공단부담금(본인일부부담금을 공제한 금액)을 당해 장기요양기관에 지급한다. 재가 및 시설 급여비용은 급여종류 및 장기요양등급 등에 따라 장기요양위원회의 심의를 거쳐 보건복지부장관이 정하여 고시한다.(법 제38조, 제39조)

특별현금급여에는 가족요양비, 특례요양비, 요양병원간병비가 있다. 이 중 가족 요양비는 도서 벽지 등 방문요양기관이 현저히 부족한 지역에 살거나. 비슷한 사유가 있는 수급자에게 매월 현금을 지급한다. 수가는 월 15만원이며 대상자는 장기요양 1~3등급 판정을 받은 사람이다.

### 가. 환자가 보호자 가정에서 서비스를 제공 받는 재가급여

재가급여 대상자는 장기요양급여수급자로 심신이 허약하거나 장애가 있는 65세 이상의 자로서 재가급여 서비스의 종류와 비용은 다음과 같다.

방문요양서비스

가정에서 일상생활을 하는 노인이 신체적·정신적 장애로 어려움을 겪고 있는 경우 1일중 일정시간동안 가정에서 필요한 각종 편의를 제공하여 지역사회에서 건강하고 안정된 노후를 보낼 수 있도록 하는 서비스

※ 재가급여비용 예시 : 29,610원(120분 기준, 시간에 따라 차등적용)

주야간보호서비스

부득이한 사유로 가족의 보호를 받을 수 없는 심신이 허약한 노인과 장애노인을 주간 또는 야간 동안 보호시설에 입소시켜 필요한 각종 편의를 제공하여 이들의 생활안정과 심신기능의 유지·향상을 도모하고, 그 가족의 신체적·정신적 부담을 덜어주기 위한 서비스

※ 재가급여비용 예시 : 44,530원(8시간이상~10시간 미만, 1등급 기준, 시간 및 요양등급에 따라 차등적용)

단기보호서비스

부득이한 사유로 가족의 보호를 받을 수 없어 일시적(월 1일 이상 15일 이하) 보호가 필요한 심신이 허약한 노인과 장애노인을 보호시설에 단기간 입소시켜 보호함으로써 노인 및 노인가정의 복지증진을 도모하기 위한 서비스

방문 목욕서비스

목욕장비를 갖추고 가정에서 일상생활을 하는 노인을 방문하여 목욕을 제공하는 서비스

※ 재가급여비용 예시 : 65,410원(차량이용, 가정내 목욕 기준)

방문간호서비스

의사, 한의사 또는 치과의사의 지시에 따라 간호사, 간호조무사 또는 치위생사가 수급자의 가정 등을 방문하여 간호, 진료의 보조, 요양에 관한 상담 또는 구강위생 등을 제공하는 급여

※ 재가급여비용 예시 : 40,940원(30분이상~60분 미만 기준, 시간에 따라 차등 적용)

재가급여 월 한도액

| 분류 | 1등급 | 2등급 | 3등급 | 4등급 | 5등급 |
|---|---|---|---|---|---|
| 월 한도액 | 1,196,900원 | 1,054,300원 | 981,100원 | 921,700원 | 784,100원 |

※ 주 : 방문요양, 방문목욕, 방문간호, 주·야간보호, 단기보호 급여를 이용하는 경우에 적용〈2016.1.1 기준〉

**나. 노인요양원 서비스를 제공 받는 시설급여**

노인요양원 시설을 이용하기 위해서는 노인장기요양보험 등급 중 노인요양원 입소가 가능한 시설등급을 받아야 한다. 즉 장기요양인정서의 '장기요양급여의 종류 및 내용'이 재가급여로 분류된 경우에는 입소가 불가능하다. 다만 가정 사정상 재가서비스가 힘든 경우에는 내용 변경 신청을 하여 시설급여로 변경후 입소가 가능하다. 노인요양원 입소 가능한 등급은 1~2등급의 경우 바로 입소가 가능하고, 3~5등급을 받은 경우에는 장기요양급여 종류 및 내용에 시설등급이 명시가 되어 있어야 한다.

시설급여 비용(1일당)
- 노인요양시설 : 1등급 57,040원 / 2등급 52,930원/ 3~5등급 48,810원
- 노인요양공동생활가정 : 1등급 51,290원 / 2등급 47,590원 / 3~5등급 43,870원

시설급여의 종류

(구)노인요양시설

- 장기요양기관으로 지정신청(2008.4.4)이전 기존규정에 따라 설치 신고된 무료, 실비, 유료 노인요양시설로서 법에서 정한 5년 유예 기준에 따라 장기요양급여를 제공하는 노인요양시설.
- 노인요양시설(단기보호에서 전환)
- 보건복지가족부령 제161호 노인복지법 시행규칙 일부개정령에 따라 단기보호를 제공하는 장기요양기관에서 노인요양시설로 전환한 시설.

노인요양시설

- 치매·중풍 등 노인성질환 등으로 심신에 상당한 장애가 발생하여 도움을 필요로 하는 자를 입소시켜 급식·요양과 그 밖에 일상생활에 필요한 편의를 제공하는 시설.

(구)노인전문요양시설

- 장기요양기관으로 2008.4.4이전 기존규정에 따라 설치 신고된 법에서 정한 5년 유예 기준에 따라 노인전문요양시설, 유료노인전문 요양시설로서 장기요양급여를 제공하는 시설.

노인요양공동생활가정

- 치매·중풍 등 노인성질환 등으로 심신에 상당한 장애가 발생하여 도움을

필요로 하는 자에게 가정과 같은 주거 여건과 급식·요양 및 그 밖에 일상생활에 필요한 편의를 제공하는 시설.

다. 특별현금급여

특별현금급여는 가족요양비, 특례요양비, 요양병원 간병비가 있다.

가족요양비

장기요양기관이 현저히 부족한 지역(도서·벽지)에 거주하는 자, 천재지변 등으로 장기요양기관이 실시하는 장기요양급여 이용이 어렵다고 인정된 자, 신체·정신·성격 등의 사유로 가족 등이 장기요양을 받아야 하는 자에게 지급한다.(2014.7월 기준 월 150,000원)

특례요양비

수급자가 장기요양기관으로 지정되지 않은 장기요양시설 등의 기관과 재가 또는 시설급여에 상당한 장기요양 급여를 받은 경우 장기 요양급여 비용의 일부를 지급한다.

요양병원 간병비

- 수급자가 [노인복지법] 상의 노인전문병원 또는 [의료법] 상의 요양병원에 입원한 때에 장기요양에 사용되는 비용의 일부를 지급한다. 다만, 특례요양비와 요양병원 간병비는 현재 시행을 유보하고 있다.

라. 필요한 용구구입 지원을 위한 기타 재가급여

심신기능이 저하되어 일상생활을 영위하는데 지장이 있는 노인장기요양보험 대상자에게 일상생활 또는 신체활동 지원에 필요한 용구로서 보건복지부 장관이 정하여 고시하는 것을 제공하거나 대여하여 노인장기요양보험대상자의 편의를 도모하고자 지원하는 장기요양급여이다.

※ 휠체어, 전동·수동침대, 욕창방지매트리스·방석, 욕조용리프트, 이동욕조, 보행기 등

기타 재가급여 연간한도액

- 급여비용 연간한도액 : 복지용구 연간 한도액 적용기간은 수급자의 유효기간 개시일로부터 1년간이며, 한도액은 보건복지부 장관이 고시하는 금액 (연간한도액 160만원)
- 연간한도액 계산방법 : 복지용구급여비용(공단부담액+본인부담액)은 구입과 대여를 합산한 금액으로 총액이 연간 한도액을 초과하면, 초과한 금액부터 전액 본인이 부담

〈자료 : 국민건강보험〉

## 4) 〈치매국가책임제〉의 주요내용

### (1) 치매국가책임제의 주요 내용

문재인 정부가 발표한 「치매 국가책임제」의 주요내용은 다음과 같다.

### 가. 맞춤형 사례관리

2017년 12월부터 전국 252개 보건소에 치매안심센터가 설치되어, 치

매환자와 가족들이 1:1 맞춤형 상담, 검진, 관리, 서비스 연결까지 통합적인 지원을 받을 수 있게 한다. 치매안심센터 내부에는 치매단기쉼터와 치매카페가 만들어진다. 이를 통해 치매 어르신의 초기 안정화와 치매가 악화되는 것을 최대한 막을 수 있도록 돕는 것은 물론, 치매가족의 정서적 지지 기반이 되어줄 예정이다. 치매안심센터에서 받은 상담, 사례 관리 내역은 새롭게 개통될 '치매노인등록관리시스템'을 통해 전국 어디에서든 유기적, 연속적으로 관리된다. 치매안심센터가 문을 닫는 야간에는 치매상담콜센터 1899-9988을 이용하도록 하여 24시간 상담이 가능한 치매 핫라인이 구축된다. 그리고, 앞으로는 보건복지콜센터(129)와도 연계를 강화하여 이용자의 편의성을 높이겠다는 계획이다.

### 나. 장기요양 서비스 확대

그간에는 신체기능을 중심으로 1등급부터 5등급까지 장기요양 등급을 판단하였기 때문에 신체기능이 양호한 경증 치매어르신들은 등급판정에서 탈락하였다. 하지만, 앞으로 신체기능이 양호한 치매어르신도 모두 장기요양보험의 대상자가 될 수 있도록 장기요양의 등급체계를 개선하는 방안을 추진한다. 새롭게 등급을 받는 분들은 신체기능 유지와 증상악화 방지를 위해 인지활동 프로그램을 이용할 수 있으며, 간호사가 가정을 방문하여 복약지도나 돌봄 관련 정보를 제공하게 된다. 치매환자에 특화된 치매안심형 시설의 확충도 추진한다. 치매안심형 시설이란, 일반 시설보다 요양보호사가 추가 배치되고, 신체나 인지 기능 유지에 관련된 치매맞춤형 프로그램을 제공하는 곳을 의미한다. 특히, 공동거실 등이 설치되어 가정과 같은 환경을 제공한다. 활동성이 강한 경증 치매어르신이 주로 이용하게 될 치매안심형 주야간보호시설(현재 9개소)과 중증 치매어르신이 주로 이용하게 될 치매안심형 입소시설(현재 22개소)도 2022년까지 단계적으로 확충할 예정이다. 아울러, 장기요양시설 지정갱신제 도입, 장기요양 종사자 처우개선 등을 통해 서비스 질 관리와 종사자 전문성 강화도 동시에 추진된다.

**다. 치매환자 의료지원 강화**

이상행동증상(BPSD)이 심해서 시설이나 가정에서 돌보기 어려운 중증환자는 앞으로 전국적으로 확충될 치매안심요양병원을 통해 단기 집중 치료를 받을 수 있게 된다. 이상행동증상(BPSD: Behavioral and Psychological Symptoms of Dementia)은 치매에 동반되는 감정적, 정신적 증상을 의미하며, 환각, 폭력, 망상 증상이 동반된 중증 치매환자 중 10~20%는 입원치료가 필요하다고 한다. 치매안심요양병원은 우선 전국에 분포되어 있는 공립요양병원에 시범적으로 치매전문병동을 설치하여 지정, 운영할 계획이며 향후 단계적으로 확대될 계획이다. 치매 이외에 다른 내·외과적 질환이나 치과 질환 등이 동반된 경우에도 걱정없이 진료 받을 수 있도록 치매통합진료 수가를 신설하는 등 관련 수가도 손을 볼 계획이다.

**라. 치매 의료비 및 요양비 부담 완화**

건강보험이 확대되면서 치매에 대한 의료비 부담이 줄어든다. 지난 8월 9일 문재인 대통령이 직접 발표한 건강보험 보장성 강화 대책에도 포함되었듯이 20%~60% 수준이었던 중증 치매환자의 의료비 본인부담률이 올해 10월부터 10%로 인하되고, 인지영역별로 기능저하 여부를 정밀하게 검사하는 종합 신경인지검사(SNSB, CERAD-K 등)와 치매가 의심되는 환자에 대한 자기공명영상 검사(MRI)도 올해 하반기부터 순차적으로 건강보험이 적용된다. 진단검사 비용은 상급종합병원 기준으로 100만원 정도였으나, 건강보험 적용에 따라 40만원 이하로 줄어들 것으로 보인다. 그동안 중위소득 50% 이하 수급자에게 적용되던 장기요양 본인부담금 경감 혜택도 대상을 늘려나가는 방안을 추진한다. 또한, 그동안 부담이 컸던 식재료비와 기저귀와 같은 복지용구도 지원하는 방안이 검토된다. 기저귀는 경제적 부담(월평균 약 6~10만원)으로 인해 치매환자 가족의 수요가 가장 큰 품목이다. 장기요양 급여가 적용되면 가정에서 치매어르신을 모시는 분들의 경제적 부담이 줄어들 것으로 기대된다.

### 마. 치매 예방 및 치매 친화적 환경 조성

전국에 350여개가 분포되어 있는 노인 여가시설인 노인복지관에서도 치매예방을 위한 프로그램이 제공될 예정이다. 주로 인지기능이 약화된 어르신이나 75세 이상 독거어르신 등 치매 위험에 노출된 분들이 대상이 될 전망이며, 이분들에게는 미술, 음악, 원예 등을 활용한 인지활동서비스가 제공된다. 66세 전 국민을 대상으로 실시하는 국가건강검진의 인지기능검사도 보다 정밀화되고 보다 촘촘해진다. 그간에는 5개 항목으로 구성된 1차 간이검사를 실시한 후 추가적인 검사가 필요할 때 15개 항목으로 구성된 인지기능 장애검사를 실시하였으나, 앞으로는 처음부터 15개 항목의 인지기능 장애검사를 실시하게 된다. 검사주기도 단축되어, 66세부터 4년마다 받던 것을 앞으로는 2년마다 받게 된다. 검사결과 치매가 의심되면 치매안심센터로 연결되어 상담, 치매검사, 약제비 지원 등 지속적인 관리를 받게 된다. 이 밖에도 치매가족 휴가제, 치매어르신 실종 예방사업, 치매노인 공공후견제도 등을 통해 치매 친화적인 사회 환경을 조성한다. 지역사회 주민의 교육과 참여를 통해 치매에 대한 인식을 개선하고 치매어르신을 서로 돕도록 유도하는 치매안심마을 조성 사업과 치매파트너즈 양성 사업도 확대해나갈 계획이다.

### 바. 치매 연구개발(R&D)

보건복지부와 과학기술정보통신부가 힘을 합하여, 치매에 대해 체계적인 연구 계획을 수립한다. 새롭게 구성되는 국가치매연구개발위원회를 통해 국가치매연구개발 10개년 계획을 세운다. 치매환자와 가족의 부담을 덜어주고, 일상생활에서 체감할 수 있는 기술 개발에 힘을 쏟을 계획이다. 또한 혈액검사등을 통한 조기진단과 원인규명, 예측, 예방 등 치매를 사전에 예방하고 관리할 수 있는 기술과 치매치료제 등 치매의 근본적 해결을 위한 중·장기 연구도 지원할 예정이다.

### 사. 치매정책 행정체계 정비

치매 국가책임제 대책을 속도감 있게 추진해나갈 수 있도록 보건복지부 내에 치매정책 전담부서인 치매정책과를 신설하고, 지방자치단체가 일선 현장에서 정책을 집행함에 있어 부담을 덜 느낄 수 있도록 국고 재정을 투입하고 지역 특화사업을 추진할 수 있는 여건을 조성해나갈 계획이다. 정부는 '치매 국가책임제는, 치매를 개인의 문제로 보던 기존의 인식을 바꿔서 국가가 치매환자와 가족의 고통을 분담하겠다는 것'이라고 강조하며, '더 이상은 치매로 인해 가정이 붕괴됐다는 비극적인 뉴스가 나오지 않도록 치매에 대한 종합적인 지원체계를 잘 준비해 나가겠다'고 밝혔다.

### (2) 치매국가 책임제를 통해 달라지는 내용들

① 치매어르신과 가족에 대한 정보 제공, 1:1 맞춤형 사례관리

| 치매 국가책임제 이전 | 치매 국가책임제 이후 |
|---|---|
| 가족이나 본인이 치매 진단을 받으면 어떻게 대처해야 할지 몰라 당황 | 가까운 치매안심센터에서 치매에 관한 1:1 맞춤형 상담, 서비스 연계, 관리를 받을 수 있게 됨 |

② 치매어르신 모두에게 장기요양 서비스 제공 가능

| 치매 국가책임제 이전 | 치매 국가책임제 이후 |
|---|---|
| 치매 증상이 가벼운 경증의 경우 장기요양 서비스를 받지 못함 | 경증 치매어르신도 장기요양 서비스를 받을 수 있게 됨 |

③ 안심하고 이용할 수 있는 장기요양 서비스 확충

| 치매 국가책임제 이전 | 치매 국가책임제 이후 |
|---|---|
| 치매전문 요양시설이 부족하고, 공격성이 심하거나 돌봄이 힘든 치매환자는 시설에서 거부하는 사례 발생 | 치매전문 주야간보호시설과 입소시설이 대폭 확충되어 어르신을 안심하고 맡길 수 있게 됨 |

④ 치매 환자에 대한 의료지원 강화

| 치매 국가책임제 이전 | 치매 국가책임제 이후 |
|---|---|
| 치매로 인해 과격한 행동을 보이는 어르신을 위한 치매전문 의료기관 부재 | 중증 치매어르신을 집중 치료하는 치매안심요양병원을 이용할 수 있음 |

⑤ 치매 요양비 및 의료비 부담 대폭 완화

| 치매 국가책임제 이전 | 치매 국가책임제 이후 |
|---|---|
| 치매를 진단받거나 장기요양서비스를 이용할 경우 높은 비용부담 | 치매 진단검사에 대한 건강보험 적용, 장기요양 본인부담 경감 등을 통해 비용부담이 낮아짐 |

⑥ 치매 친화적 환경 조성

| 치매 국가책임제 이전 | 치매 국가책임제 이후 |
|---|---|
| 치매어르신을 모시는 가족들은 심리적, 육체적으로 지치고 피로감 호소 | 치매환자 가족휴가제, 방문요양서비스 이용 등을 통해 실질적 휴식 가능 |

PART 2

# 장기간병이 필요한 치매치료비 어떻게 부담할 것인가?

## 1) 일반치료비의 3~4배가 넘는 치매치료비

### (1) 노인성 질환중 가장 높은 진료비―알츠하이머성 치매

지난해 65세 이상 노인의 입원비 가운데 가장 큰 비중을 차지한 것은 '알츠하이머성 치매'로, 치매로 인한 입원 진료비는 매년 20~30%씩 급증하고 있다.

건강보험심사평가원에서 2013년 진료비 통계지표를 통해 65세 이상 노인의 1인당 진료비 상위 10개 질환을 발표하였다. 주요질병 1위에서 6위까지 소요되는 연간 진료비용은 아래의 표와 같다.

통계에서 알 수 있듯이 노인성 질환중 치매환자가 가장 많아서 지출한 진료비(건강보험+본인부담금)가 1,092만원이나 된다고 한다. 이 금액은 국민 1인당 진료비 101만 5천원의 10배, 노인 1인당 진료비 339만 3,700원의 3배가 넘는 수치다.

진료비 상위질환

| 순위 | 주요질병 | 소요비용 |
|---|---|---|
| 1위 | 알츠하이머성치매 | 1,092만 |
| 2위 | 뇌경색증 | 745만 |
| 3위 | 무릎관절증 | 637만 |
| 4위 | 협심증 | 362만 |
| 5위 | 상세불명병원체폐렴 | 293만 |
| 6위 | 인슐린비의존당뇨병 | 271만 |

특히 알츠하이머성 치매의 진료비는 전년보다 31.3%나 증가하여 요추/골반 골절(14.9%)이나 뇌경색증(10%)을 2~3배 앞지르며 노인성 질환중에 진료비 증가율이 가장 가팔랐다. 알츠하이머성 치매는 환자들이 입원한 날도 치매환자 1인당 평균 160.4일로 가장 장기간 입원했다. 2위는 뇌경색증으로 환자 1인당 평균 70.4일이다.

이같은 진료비용은 단지 치매환자의 직접적인 치료에 소요되는 비용만을 산정한 것이다. 치매환자의 경우 실제로는 환자를 보호하기 위한 간병비나 환자가족의 기회비용 등을 감안하면 사회적 비용은 가히 걷잡을 수 없을 정도로 불어난다.

이는 개인뿐 아니라 국가적으로도 치매치료비용이 앞으로 점점 늘어나게 되어 국가의 복지재정에 커다란 부담으로 작용하게 될 것이라는 지적이다.

(2) 등급판정을 받은 치매환자의 요양원 입소비용

노인요양원 입소비용은 기관마다 조금씩의 차이는 있지만 큰 차이는 없다. 전체 부담금에서 80%는 공단에서 지급되며, 본인부담금은 20%이다. 단, 기초수급권자는 무료이고 차상위나 경감대상자는 10%를 부담하고 있다.

현재 요양원 1일 수가는 장기요양등급에 따라 다음과 같다.

- 1등급 = 52,640원
- 2등급 = 48,850원
- 3등급 = 45,050원

이를 한달(31일 기준)로 계산해서 본인부담금을 계산하면

- 1등급 = 326,370원(52,640원 x 31일 x 20%)
- 2등급 = 302,870원(48,850원 x 31일 x 20%)
- 3등급 = 279,310원(45,050원 x 31일 x 20%) 이다.

상기 비용은 모든 요양원이 동일하게 적용하고 있고 차이가 나는 부분은 비급여부분인데, 비급여에 해당되는 부분은 이/미용과 식재료비(간식비) 등을 말한다. 이/미용은 통상 봉사자들이 제공하여 추가비용이 발생하지 않는 곳이 많고, 식재료비는 기관마다 차이는 있지만 통상 월 15만원에서 20만원 정도이다. 따라서 요양원을 이용하는 경우 통상 월 45만원~ 55만원 정도가 소요되는 것으로 예상할 수 있다.

노인장기요양보험법에서 정한 비급여대상(환자가 직접 부담해야 하

는 비용)을 자세히 살펴보면 다음과 같다.

- 식사재료비
- 상급침실 이용에 따른 추가비용: 노인요양시설 또는 노인요양공동생활가정에서 본인이 원하여 1인실 또는 2인실을 이용하는 경우
- 이 · 미용비
- 그 외 일상생활에 통상 필요한 것과 관련된 비용으로 수급자에게 부담시키는 것이 적당하다고 보건복지부장관이 정하여 고시한 비용
  ※ 참고 : 노인장기요양보험법 제23조 제3항에 의한 동법 시행규칙 제12조~19조(장기요양급여의 제공기준 · 절차 · 방법 · 범위)

### (3) 장기요양상태가 되면 감당키 부담스러운 간병비

40대 이상 중장년층의 78%가 노후에 장기간 간병을 받을까 걱정하고 있지만 그들의 55%는 간병에 필요한 비용을 마련하지 못한 것으로 나타났다.

삼성생명 은퇴연구소는 40대 이상 고객 839명을 대상으로 이런 내용이 담긴 설문조사 결과를 발표했다. 이 조사에 따르면 오랜 기간 간병을 걱정하는 중장년층은 남자(74.6%)보다 여자(82.8%)가 더 많았다. 연령별로는 50대에서 걱정하는 비율이 84%로 가장 높았고, 40대는 74.7%로 상대적으로 낮았다. 60대 이상은 83%였다.

이들이 장기 간병을 받을 때 걱정하는 이유로 '가족에게 짐이 되는 것(66%)'을 가장 많이 꼽았다. 다음으로 '노후자금을 간병비로 소진하는 것'(16.1%), '나를 돌봐줄 사람이 없는 것"(12%) 순이었다. '가족에게 짐

이 되는 것'의 의미에 대해 '경제적 부담을 준다는 의미'라고 설명했다.

장기 간병상태 때 가장 걱정되는 것

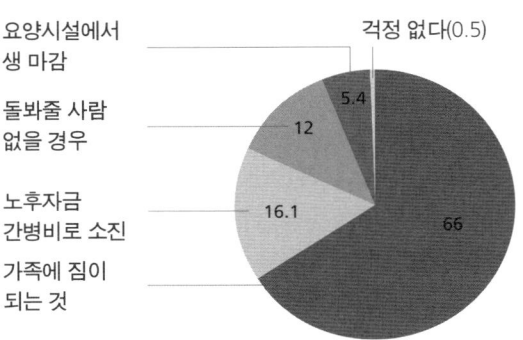

단위: %, 2015년 상반기 고객 패널 839명 조사 / 자료: 삼성생명

　장기 간병에 대한 걱정과는 달리 응답자의 절반이 넘는 55%는 간병비를 제대로 마련하지 못했다고 답했다. 남성이 여성에 비해, 그리고 연령대가 낮을수록 준비가 부족했다. 특히 40대의 경우 10명 중 6명 정도가 별도의 간병비 준비를 하지 않았다. 월 평균 가구소득이 400만원 이상인 집단에서만 장기간병비를 '노후 저축과 자산으로 충당할 수 있을 것'으로 예상하는 비중이 상대적으로 컸다.

　장기 간병이 필요할 경우 응답자의 61.6%가 전문 간병인에게 간병받기를 원했다. 32.4%는 배우자에게 받고 싶다고 답했고, 자녀에게 받기 원한다는 응답은 1.3%에 불과했다.

　가족 간병 경험이 있는 응답자는 실제 겪은 어려움(중복 응답)으로 경제적 부담 70%, 정신적 스트레스 69%가 꼽았다. 59%는 일상생활의 제약, 49%는 가족간의 갈등을 답했다. 여성 응답자의 경우 간병 관련 민간 실손보험에 가입한 비율이 17.8%로 남성 10.2%보다 높은 것으로 조사됐다. 장기 간병의 주요 질병인 치매의 경우 여자가 남자보다 더 오랜 기간 투병하지만 여자는 남자에 비해 연간 134만원 정도 간병 비용을 적게 예상했다.

연구소 책임연구원은 "본인이나 가족이 장기 간병을 받을 경우 재정적 부담뿐만 아니라 갑작스런 생활 변화 등으로 가족 전체가 위기를 겪을 수 있다"며 "사회적 차원에서 장기 간병을 위해 어떤 준비를 해야 하는지 공론화와 체계적인 교육이 필요하다"고 말했다.

〈자료: 중앙일보 2015.10.16. "장기 간병 걱정" 78% … "비용 부족" 55%〉

장기간병상태가 되었을 경우 무서운 건 병보다도 가족에게 돌아갈 간병비다. 환자 1인당 드는 월 간병비는 간병인이 돌보는 환자의 수나 치료환경에 따라 차이가 크게 나지만 개략적인 금액은 다음과 같다.

- 장기요양 환자 1인에 간병인 1명인 경우 : 약 200만원(일 6~8만원 기준)
- 장기요양 환자 8명에 간병인 1명인 경우 : 약 60~100만원(일 2~3만원 기준)

## 2) 치매치료 경제적 비용 해결방법은?

### (1) 베이비부머 4명중 3명은 은퇴준비 미흡

최근 국내 베이비부머 세대들의 은퇴가 빠른 속도로 이어지고 있는 가운데 이들의 76.6%가 경제적 은퇴준비가 제대로 안되어 있는 것으로 나타났다. 2015년 9월 메트라이프생명과 서울대학교가 발표한 '한국 베이비부머 패널 연구'의 3차년도 보고서에 따르면, 은퇴자금 준비 정도에 대한 질문에서 베이비부머의 61.6%가 경제적 은퇴준비가 전혀 되어 있지 않거나 미흡하다고 답했다. '저축 또는 투자 계획에 다소 차질이 있다'라고 답한 15.5%까지 더하면 무려 76.6%가 경제적 은퇴준비가 제대로 되어 있지 않은 것으로 나타났다.

베이비부머 가계의 자산 분포

| | |
|---|---|
| 1억원 이하 | 20.3% |
| 1억원 ~ 3억원 | 39.6% |
| 3억원 ~ 5억원 | 18.6% |
| 5억원 ~ 7억원 | 10.2% |
| 7억원 ~ 10억원 | 7.0% |
| 10억원 초과 | 4.3% |

〈자료 : 메트라이프〉

베이비부머의 월평균 생활비는 259만원으로, 이 중 가장 많은 부분을 자녀교육비(33.5%)에 지출하고 있는 것으로 나타났다. 우리나라 전체 가구의 자녀교육비 비중이 13.6%인 점을 감안하면 베이비부머는 자녀 교육에 상대적으로 많은 지출을 하고 있는 것이다.

베이비부머의 평균 자산은 3억 4,236만원으로 이 중 81.9%가 부동산인 것으로 집계됐다. 평균 채무는 4,567만원으로 이 가운데 41.8%가 주택 구입(전세자금 포함)과 관련된 부채인 것으로 나타났다.

경제적 은퇴준비 내역을 살펴보면, 개인연금 등과 같은 금융 및 보험상품의 비율이 2010년 89%에서 2015년 69.7%로 큰 폭으로 감소했다. 개인, 기업, 국가 등 3중 보장을 모두 준비하고 있는 베이비부머는 11.8%로 지난 2010년 13.1%에서 감소했다. 반면, 3중 보장 중 한 가지만 준비하는 단일보장 비율은 2010년 15.7%에서 27.5%로 큰 폭으로 증가했다.

연도별 은퇴자금 준비정도

| 구분 | 2010년 | 2012년 | 2014년 |
| --- | --- | --- | --- |
| 충분한 은퇴자금 | 8.4 | 7.0 | 6.1 |
| 차질없이 저축/투자 중 | 22.5 | 14.6 | 17.3 |
| 저축/투자계획에 다소 차질 있음 | 14,.9 | 11.7 | 15.5 |
| 저축/투자가 미흡한 편 | 29.6 | 41.0 | 40.0 |
| 계획없음/계획은 있으나 시작 못함 | 24.6 | 25.7 | 21.1 |

〈뉴스웨이. 2015.9.10. 베이비부머 76.6% 은퇴준비 미흡〉

## (2) 소득이 낮을수록 의료비 지출 많고 우울증 심해

한편 우리나라 의료비 지출 증가속도는 경제협력개발기구(OECD) 회원국 가운데 가장 빠른 것으로 나타났다. OECD '건강 통계 2015'에 따르면 2005년부터 2013년까지 한국의 국내총생산(GDP) 대비 경상의료비 지출 증가율은 7.2%로, OECD국가(평균 2.0%) 가운데 가장 높았다.

또한 소득이 낮거나 주거·의료비 등을 많이 지출하는 노인이 우울감을 함께 느끼는 경우가 많다는 연구결과도 있다. 한국보건사회연구원이 발간한 '보건사회연구'(2015년 9월호)의 '노인의 빈곤과 우울에 관한 연구'(김태완 외 3명) 보고서를 보면 65세 이상 노인의 빈곤과 우울 문제는 밀접한 관계가 있었다.

보고서는 2005~2013년 한국복지패널 조사자료를 활용해 노인의 소득, 주거비·최저주거, 건강보험 체납·의료비 등을 기준으로 소득·주거·의료빈곤층을 각각 구분하고 우울 여부를 판단했다.

분석결과, 2013년 기준 중위(가처분)소득의 50% 미만에 해당하는 노인중, 소득빈곤을 경험한 노인은 49.5%로 전체 노인의 절반에 달했다. 그 뒤로 의료빈곤 7.8%, 주거빈곤 4.2%이 뒤따르고 있다.

빈곤 노인을 대상으로 우울 정도를 살펴보면 주거빈곤 노인의 47.5%가 빈곤과 우울감을 동시에 경험했다. 특히 집을 빌려 쓰는 임차가구 노인의 우울 경험은 55.6%로 집을 소유한 경우(28.7%)보다 약 2배 가까이 높은 편이었다.

의료빈곤 노인과 소득빈곤 노인의 우울 경험 역시 각각 44.8%, 34.6%로 높은 편이었다. 보고서는 여성, 배우자가 없이 혼자 사는 노인, 학력수준이 낮고 도시보다 농어촌에 거주하는 노인 세대가 빈곤과 우울감에 많이 노출된다고 분석했다.

보고서는 "빈곤을 경험하는 노인의 절반 혹은 3분의 1 정도가 정신적 문제를 함께 경험하고 있다"며 "지역사회와 정부가 적극적으로 대처하고 극복 방안을 함께 마련해야 한다"고 강조했다.

(3) 치매는 본인 부담금 많아 노인인구 중 상당수가 치료 포기

사실 치매에 걸리면 가족이나 친구와의 관계와 같은 인간적인 부분뿐만 아니라 의료비가 매우 큰 문제로 작용한다. 큰 수술을 받는 것이 아니니 암이나 심혈관 질환보다 병원비가 적게 들 것이라고 생각하기 쉽지만, 치매 환자의 의료비는 일반인의 4배에 달한다.

보건복지가족부와 분당서울대병원이 발표한 치매노인실태조사(2011)에 따르면 일반인의 1인당 연간 의료비는 201만원 정도인데 반해 경도인지장애는 289만원, 치매 환자는 804만원으로 확 뛴다.

치매환자 1인당 의료비

| 구분 | 건강보험 | 의료급여 | 가중평균 | 정상대비 |
| --- | --- | --- | --- | --- |
| 정상 | 1,875(천) | 2,647 | 2,013 | 1.0 |
| 경도 인지 | 2,721 | 3,675 | 2,892 | 1.4 |
| 치매 | 7,967 | 8,415 | 8,047 | 4.0 |

※ 치매환자 보장형태별 환자수 분포를 이용해 건강보험 0.821, 의료급여 0.179의 가중치를 적용함.

거동이 힘든 65세 이상 노인에게 수발·가사지원·목욕서비스를 지원하는 노인장기요양보험제도는 자산과 소득에 대한 조사 없이 급여를 제공하지만 현장에서는 빈곤노인 상당수가 본인부담금 때문에 제도의 수혜를 받기 어렵다는 목소리도 나온다.

1, 2등급 환자의 경우 요양시설을 이용할 수 있는데 기초생활수급자가 아닌 경우에는 시설이용료의 20%를 환자가 내야 한다. 또한 식사재료비와 이·미용비 등은 비급여 항목이라 본인부담금이 더 늘어난다.

보건복지부는 시설을 이용하는 환자의 부담금을 50만원 안팎으로 추산하고 있다. 오래된 자료이긴 하지만 2008년 전국요양보호사협회의 조사에 따르면 요양보험 이용자 및 보호자가 요양보험에 대해 토로한 가장 큰 불만은 '본인부담금'(44.4%)이었다. 당시 협회관계자는 "실제로 70만원 정도는 내야 시설을 이용할 수 있다"며 "현장을 둘러보면 기초생활수급자에 포함되지 않은 차상위계층 중 자기부담금 때문에 시설을 이용하지 못하는 경우가 상당수"라고 말했다.

〈한국일보 2011.8.14. "대한민국, 복지의 길을 묻다"[2부] 복지 사각지대 현장 점검〉

### (4) 나누어 지면 가볍고, 한 명이 떠맡으면 지옥

치매는 팀으로 돌봐야 한다. 치매 환자는 진단 시점부터 주로 주보호자 한명이 돌보는 경우가 많고 본인이 견딜 수 없는 한계 상황에 이르기 전까지는 전적으로 혼자 짊어지려는 경향이 강하다.

**사례 1 : 치매남편의 괴롭힘을 견딜 수 없었던 70대 할머니**

2012년 11월 71살 이 모 할머니가 경찰에 붙잡혔다. 잠이 든 남편 81살 전 모 씨를 가정용 변압기로 내리쳐 살해하려 한 혐의를 받았다. 남편의 치매를 간병하다 괴롭힘을 못이겨 살해하려 한 혐의로 기소된 70대 할머니에 대해 법원이 살인 미수 혐의 대신 상해죄를 적용했다. 고의가 아닌 우발적인 범행이라는 판단 때문이다.

치매가 심해진 남편이 '다른 남자를 만나고 다니느냐'며 모욕을 주고, 폭행하는 등 심하게 괴롭힌 상황이었다. 법원은 살해의 고의가 인정되지 않는다며 이 할머니에게 적용된 살인 미수 혐의에 대해 무죄라고 판단했다.

  이 할머니가 성실히 가정생활을 해왔고 헌신적으로 병수발까지 했지만, 피해자인 남편의 괴롭힘을 못이겨 우발적으로 범행을 저질렀다는 판단이다. 배심원단도 다수결로 살인 미수 혐의를 인정하지 않았다.

  재판부는 다만 상해죄를 적용하되 건강이 좋지 않은 점을 참작해 징역 1년 2월에, 집행유예 3년을 선고했다. 당시 재판을 주관한 판사는 "치매 환자가 늘어나는 추세에 유사 범죄 예방을 위해 엄벌이 필요하다. 하지만 2년 동안 헌신적으로 수발을 해온 점을 참작해 집행유예를 선고했다"고 밝혔다.

  칠순의 할머니는 법정에서 당시 왜 그랬는지 모르겠다며 벌을 준다면 달게 받겠다고 말하고 눈물을 흘려 재판부와 배심원단에게 치매 간병의 고통을 짐작하게 했다.

**사례 2 : 경제적 어려움에 부모와 동반자살을 기도한 일본의 40대 효녀**

  40대 딸이 치매를 앓고 있는 어머니와 실직한 아버지를 태운 경차를 몰고 강으로 돌진했다. 부모는 끝내 숨졌지만, 딸은 목숨을 건졌다. 경찰은 딸을 살인과 자살방조 등의 혐의로 체포해 조사하였다.

  2015년 11월 어느날 밤 일본 사이타마(埼玉)현 구마가야(熊谷)시의 하천. 나미카타 아쓰코(波方敦子・40)가 경승용차에 치매를 앓고 있는 어머니(81세)와 실직한 아버지(74세)를 태우고 하천 속으로 들어갔다. 함께 죽기 위해서였다. 그러나 하천 물 속으로 들어가던 경차는 도중에 멈춰버리고 말았다. 나미카타는 어머니와 함께 차 밖으로 나온 뒤 하천 속으로 더 들어가 어머니가 물에 빠져 숨지게 했다. 그는 또 아버지의 자살을 도왔다. 강에서는 나미카타의 부모가 모두 숨진 채 발견됐다. 나미카타는 저체온 상태에서 발견됐으나 목숨을 건졌다.

경찰은 나미카타를 살인과 자살방조 혐의로 체포해 조사하였는데 나미카타는 어머니 등이 숨진 것에 대해 "내가 그랬다"고 진술했다.

나미카타는 효녀였다. 그의 주변 사람들은 그렇게 말했다. 나미카타의 어머니는 10여년전부터 치매를 앓아왔다. 나미카타는 지극정성으로 어머니를 보살폈다고 이웃들은 말했다. 나미카타는 주변사람들에게 "죽을 때까지 내가 어머니를 보살 필 것"이라고 말하곤 했다고 산케이신문은 보도했다.

이들의 생활은 신문배달 등의 일을 해온 아버지의 수입에 의존했다. 이들에게 어려움이 닥친 것은 약 1개월 전이었다. 그동안 열심히 돈을 벌어오던 아버지가 건강악화로 더 이상 일을 하지 못하게 된 것이다.

나미카타는 경찰에서 "저금도, 현금도 없었다. 아버지가 '죽고 싶다'고 해서 3명이 함께 하천 안으로 들어갔다"고 말했다고 산케이는 보도했다.

〈경향신문 2015.11.24. "치매 엄마 등 태운 경차 몰고 강으로 돌진한 40대 효녀…왜?"〉

치매 환자를 돌보는 일은 혼자서 전적으로 감당하기에는 부담도 너무 크고, 비효율적이며, 너무 긴 시간이다. 따라서 가족들은 비록 주보호자처럼 물리적으로 환자를 직접 돌보는 역할은 하지 못하더라도, 유용한 정보를 대신 찾아서 알려주거나, 정기적으로 전화나 방문을 통해 주보호자의 스트레스를 풀어주거나, 십시일반 경제적인 지원을 함께 해야 한다.

주보호자 역시 다른 가족들에게 절대 부담을 주지 않겠다는 각오만으로 버티는 것 보다는 각 가족 구성원에게 적절한 도움을 적극적으로 요청하는게 좋다. 전화를 걸어 필요한 물건을 정기적으로 사다달라고 해도 좋고, 주말에 반나절만 돌아가며 환자를 봐달라고 해도 좋다. 지치지 않고 환자를 최대한 잘 돌볼 수 있도록 가족이 하나의 팀이 되어 주보호자를 돕는 것은 환자나 주보호자뿐만 아니라 나머지 가족들의 삶에도 보람과 안정을 줄 수 있는 방법이다.

또한 정부의 지원제도를 본인의 형편에 맞게 적절히 이용하는 것이 보호자나 환자 모두를 위해 효과적이다. 예를 들면 병간호에 대해서도 장기요양보험 등급에 따라 시설이나 집에서 도움을 받을 수 있는데, 특히 중증 치매환자를 위한 24시간 방문형 단기보호서비스가 시작되면 치매 환자를 둔 가족들도 잠시나마 돌봄 피로감에서 벗어나는 기회를 가질 수 있다.

### (5) 경제적 부담을 효과적으로 대비한 사례

**사례 1 : 충청북도 미원면 딸 부잣집 8공주의 모친**

충청북도 청원군 미원면에서 한평생 살아온 박모씨는 약국을 운영하던 남편이 지병으로 먼저 타계한 후 자신에게 남겨진 유산을 자녀들에게 상속하지 않고 직접 관리하였다. 딸은 8명이나 되었지만 아들이 없었던 그는 향후 늙고 병들었을 때를 대비하여 남겨진 재산을 자녀들에게 상속하지 않았던 것이다. 자녀들을 모두 출가시킨 후 시골에서 혼자 지내던 박씨는 언제부턴가 기억력이 가물가물해지고 가스불을 켜놓은 줄 모르고 밖에 나갔다 집에 불을 낼 뻔 하는 등 건망증이 심해지고 있다고 생각하여 75세가 되는 자신의 생일날 모인 딸들과 사위들을 모두 불러 앉히고 당부하였다.

"얘들아. 이제 내 정신이 깜박깜박 하는 걸 보니, 아무래도 내가 혼자 시골에서 생활하기가 쉽지는 않을 듯 싶구나. 내 남은 여생을 너희에게 부담주기 싫으니 어찌하면 좋을지 의논해 봐라" 하면서 그동안 본인이 직접 관리해 왔던 남편의 유산목록과 통장을 내 놓았다.

딸들과 사위들은 서로 의논하여 어머니에게 양해를 구한 후 자녀들 대부분이 거주하는 서울인근의 경기도 용인에 위치한 모요양원에 모실 것을 결정하였다.

요양원을 결정할 때 우선적으로 고려한 것은 먼저 자녀들 대부분이 살고 있는 서울인근일 것. 그래야 자식들이 시간이 날 때마다 자주 찾을 수 있을 것으로 판단했다. 둘째, 시설관리가 청결하고 종사자들이 친절하여 어머니가 편안하게 생활할 수 있는 곳. 셋째, 제공되는 음식 식단이 전문적이고 계획적이어서 어머니의 건강에 도움이 될 것. 넷째, 어머니의 일상생활이 무료하지 않고 말동무 할 수 있도록 비슷한 정도의 치매상태와 연배인 친구들이 있는 곳. 다섯째, 수려한 경치와 맑은 공기로 건강에 도움이 될 수 있는 곳. 그리고 마지막으로는 적정한 비용 등 몇 가지 원칙을 정하고 여러 요양원을 수소문하고 찾아다닌 끝에 결국 현재의 요양원에 모실 것을 결정하고 먼저 어머니를 모시고 사전 답사를 다녀왔다.

자녀들이 요양원을 결정할 때 우선적으로 어머니의 건강과 입장을 고려하고 경제적인 부담은 마지막으로 고려할 수 있었던 것은 아마도 사전에 자신의 노후를 예견하여 미리 경제적으로 준비해 둔 것이 가장 큰 역할을 했음은 눈여겨 볼만하다.

    요즘도 자녀들은 각자 두달에 한번꼴로 당번을 정해 번갈아 찾아간다. 어머니도 요양원 생활에 잘 적응해서 늘 환한 모습으로 맞아주니 자식들 마음도 한결 가벼워질 수 밖에… "비용에 대한 자녀들의 걱정이 없다보니 어머니가 건강하게 오래오래 사시기를 바라는 마음이 절로 든다"는 막내딸의 이야기가 우리에게 시사하는 바가 크다.

**사례 2 : 마포구 상수동 이모씨 둘째딸의 선택**

    마포구 상수동 모아파트에 사는 이모씨(74세)는 현재 자식들과 따로 떨어져 혼자 살고 있다. 3녀 1남인 자식들은 대부분 서울인근에 거주하지만 아직은 혼자 생활하는 것이 편하다고 생각하여 자식들을 분가시킨 후 10여년이 넘도록 혼자 생활하고 있는 것이다. 평소 4녀 1남중 맏딸이었던 이모씨는 여동생 3명중 두명도 현재 자식들과 떨어져 홀로 살고 있기 때문에 틈만 나면 형제들끼리 모여 식사, 영화관람, 여행 등을 함께 즐긴다.

    딸들도 한달에 두세번은 정기적으로 만나 함께 가까운 먹거리 여행도 다니고 영화나 뮤지컬 등 문화생활도 즐긴다. 외아들은 경기도 용인에 살고 있지만 아직은 힘이 남아있어 혼자 생활하는데 불편을 느끼지 못하는 이씨는, 앞으로도 혼자 살아갈 만할 때까지는 계속 이렇게 살아갈 작정이다.

    생활에 필요한 경비는 국민연금, 기초연금, 금융기관에서 나오는 개인연금, 그리고 일부 자녀들의 용돈으로 충당해 살고 있다. 기존에 여유로 가지고 있던 빌라는 팔아 아들 집 장만하는데 보태주고, 현재 살고 있는 아파트는 혹시 모를 나중 일을 대비해 본인명의로 간직하고 있다.

가끔씩 노인성 질환때문에 들어가는 의료비는 생명보험회사에 오랫동안 다녔던 둘째딸의 권유로 평소 준비해 두었던 실손보험을 포함한 몇 개의 보험을 잘 유지한 덕분에 추가적인 비용 없이 충당하고 있다.

둘째딸은 홀로 오랫동안 생활하던 남동생이 어머니를 모시지 못할 상황에 대비하여 자매들과 상의하여 계 형식으로 매월 일정액을 모아 어머니의 건강보험을 준비해 두었다.

어머니가 국민연금을 타기 시작할 즈음엔 어머니를 설득하여 혹시나 닥칠지도 모를 장기 간병상태를 대비한 간병보험과 실손보험도 가입해 두었다.

"아파트 경로당 친구들을 보면 앞으로 몸이 쇠약해져 들어갈 의료비가 걱정인데 나는 딸들 덕분에 그런 걱정없어. 맘이 편하니 몸도 더 건강해지는 것 같네요" 라고 말하는 이모씨의 얼굴엔 근심걱정이 없어 보인다.

평소 둘째딸은 어머니가 마지막 순간까지 편안한 마음으로 사실 수 있도록 현재 살고 있는 아파트를 어머니 명의로 남겨두자고 어머니를 설득하였다.

"막내 동생이 얼마전 아파트로 옮기면서 추가적으로 부족한 자금을 내심 어머니께 기대했지만, 사람이라는게 자신이 의도해서 불효하게 되는게 아니라 돈이 사람을 속이고 배신하는 거잖아요? 저는 사회생활 하면서 안정적으로 보장되는 자신의 경제력이 바로 효자라는 걸 잘 알고 있기 때문에 그럴 수 밖에 없었어요. 보험도 만약 그때 그렇게 준비해 두지 않았다면 지금 생각해도 아찔해요"

　자녀들이 성장해서 한창 돈이 들어갈 때 연로하신 부모님에게 만약 무슨 문제라도 생기면 마음과는 달리 경제는 현실이므로 누구라도 선뜻 나서서 부양하기 어렵다는 걸 우리는 주변에서 너무나도 쉽게 볼 수 있기 때문에, 가능할 때 조금씩이라도 미리미리 준비하고 대비한다는 자세는 한번 새겨볼만 하다.

### PART 3
# 치매대책, 결국은 돈이다

### 1) 치매로 인한 사회적비용이 급증하고 있다

전문가들은 노인 진료비 가운데서도 치매와 같이 비용부담이 큰 질병군에 대한 관리가 필요하다고 조언한다.

오는 2050년에는 치매로 인한 사회적 비용이 무려 43조2,000억원, 국내총생산GDP의 약 1.5%까지 증가할 것이란 분석이 나왔다. 2013년 11조7,000억원보다 약 4배가 많다. 전문가들은 인구 고령화로 치매 노인이 가파르게 증가해 2050년 우리나라 전체 노인의 7명 중 1명이 치매를 앓을 것으로 추산한다. 국가 차원에서 '건강한 고령사회'를 서둘러 대비해야 하는 이유이다.

## 2) 보건복지부 실태조사를 통해 알아본 치매 치료비용

### (1) 1인당 연간 치료비용

보건복지부와 분당서울대병원이 발표한 치매노인실태조사(2011)에 따르면 2010년 치매환자 1인당 공식 치료비용은 1,851만원으로 확인되었다. 그중 직접 의료비의 비중이 53.4%로 가장 많았고, 직접비의료비가 32.7%, 그리고 장기요양비용이 13.0%를 차지하였다. 세부항목별로는 직접 의료비가 988만원으로 가장 많았으며 비공식 간병비가 357만원 지출되었다. 다음으로 장기요양비용, 본인부담약제비, 교통비, 유료 간병인 비용 순이었다. 환자의 생산성 손실비용은 연간 18만원으로 전체 치료비용에 미치는 영향은 미미하였다.

치매환자의 1인당 치료비용

| 구분 | 1인당 경제적 비용(원) | 비율(%) |
| --- | --- | --- |
| 총 비용 | 18,513,965 | 100.0 |
| 직접의료비 | 9,879,301 | 53.4 |
| 　의료비 | 8,607,990 | 46.5 |
| 　본인부담약제비 | 1,271,311 | 6.9 |
| 직접 비의료비 | 6,053,394 | 32.7 |
| 간병비용 | | |
| 　유료 간병인 비용 | 693,767 | 3.7 |
| 　비공식 간병비 | 3,567,934 | 19.3 |
| 　교통비 | 970,087 | 5.2 |

| | | |
|---|---|---|
| 보조용품 구입비 | 576,967 | |
| 시간비용 | | |
| 환자 시간비용 | 30,674 | 0.2 |
| 보호자 시간비용 | 213,965 | 1.2 |
| 장기요양비용 | 2,399,709 | 13.0 |
| 간접비 | | |
| 환자 생산 손실비용 | 181,561 | 1.0 |

보건복지부, 치매노인 실태조사. 2011

### 비용의 정의

① 직접 의료비 : 치매 환자가 치료를 위해 사용하는 공식적 의료비

② 직접 비의료비
- 교통비는 환자 및 보호자가 치료를 위하여 의료기관이나 시설을 방문할 때 소요되는 교통비
- 보조용품 구입비는 치매환자의 조호를 위해 필요한 장비구입비와 소모품비, 그리고 가정내 시설변경(문턱제거 등)에 소요된 비용(소모품 ; 기저귀, 도뇨관, 주사기 등)
- 간병비: 유료간병인비용과 비공식 간병에 의한 생산성 손실비용(기회비용 접근법)
- 시간비용(환자의 시간비용/ 조호자 의료 이용시 발생하는 시간비용)

③ 장기요양 비용: 장기요양보험을 통해 발생하는 지출 비용

④ 간접비
- 생산성 손실비용 : 질병으로 인해 노동능력이 손상 혹은 상실되거나 사망

으로 인한 생산성 손실분

### (2) 치매유형별 치료비용

치매유형별 치료비용은 알츠하이머의 경우 1,641만원, 혈관성 치매의 경우 2,013만원, 기타 치매의 경우 2,502만원으로 다른 치매에 비해 기타 치매의 치료비용이 다소 높았다.

치매 유형별 1인당 치료비용 (단위 : 천원)

| 유형 | 조호비용 | 직접<br>의료비 | 직접<br>비의료비 | 장기<br>요양비 | 간접비 |
|---|---|---|---|---|---|
| 알츠하이머 | 16,413 | 8,250 | 5,679 | 2,407 | 77 |
| 혈관성 | 20,129 | 11,974 | 5,520 | 2,104 | 531 |
| 기타 | 25,017 | 13,879 | 8,415 | 2,312 | 411 |

※ 직접의료비는 전체 진료비를 기준으로 비급여 본인쿠담률 9.5%를 고려한 금액이며, 약국 1인당 본인부담비용을 제외한 금액임

### (3) 치매중증도별 치료비용

중증도에 따른 치료비용은 아래와 같다. 중증도 증가에 따라 총 치료비용도 증가하는 경향을 보였다. 중증도 증가에 따라 직접의료비, 직접비의료비, 장기요양비 모두 증가하였으며 간접비만 감소하였다. 최경도(CDR0.5)인 경우 1,351만원을 지출하였으며 중증(CDR3 이상)인 경우 2,902만원까지 비용이 증가하였다.

치매 중증도별 1인당 치료비용 (단위 : 천원)

| 중증도 | 치료비용 | 직접 의료비 | 직접 비의료비 | 장기 요양비 | 간접비 |
|---|---|---|---|---|---|
| CDR0.5 | 13,512 | 9,063 | 2,685 | 1,491 | 273 |
| CDR1 | 15,835 | 9,209 | 4,652 | 1,841 | 133 |
| CDR2 | 23,410 | 10,381 | 9,978 | 2,854 | 197 |
| CDR3이상 | 29,023 | 10,195 | 14,775 | 3,957 | 96 |

※ CDR은 Clinical Dementia Rating의 약자이며, '치매임상평가척도'이다. 이 수치는 크게 6개의 영역(기억력, 지남력, 판단력과 문제해결, 사회 활동, 가정생활과 취미, 그리고 자기 관리)에 대한 평가점수를 종합해서 얻게 된다.

※ 점수에 따른 평가척도
  • 0 : 정상, 0.5 : 불확실, 1 : 경도, 2 : 중증도, 3 : 중증, 4 : 심각함, 5 : 말기

### 3) 경제적으로 준비 안된 치매는 가정을 파괴한다

노인진료비등 사회적 비용이 빠르게 증가하고 있다는 것은 결국 그에 비례하여 개인들이 부담해야 하는 경제적 비용 또한 빠르고 큰 폭으로 증가한다는 것을 말해준다.

부모님 연세가 하나 둘 늘어갈수록 자식들은 부모님, 특히 부모님의 건강에 대한 걱정이 커지게 된다. 젊어서 아무리 건강을 자신했다 하더라도 나이가 들수록 신체기능이 떨어지고 면역력이 약해져 몸 이곳 저곳에 이상이 생기고 병이 드는 것은 어쩌면 당연하다 하겠다. 그런데 빠듯한 생활과 자녀교육 때문에 당신의 노후는 미처 준비하지 못하신 부모님이 '갑자기 편찮으시기라도 하면 어쩌나' 하는 생각만으로도 막

막해 진다.

우리나라는 현재 급속한 고령화로 평균수명도 해마다 늘고 있어 이제는 100세 시대라는 말을 쉽게 접할 수 있는데, 이러한 평균수명의 증가의 가장 큰 원인으로 꼽히는 것은 눈부신 의료기술의 발달이다. 이제 암과 같은 큰 병에 걸려도 적절한 시기에 치료만 받는다면 충분히 치료가 가능하다고 말하고 있다. 그런데 문제는 이에 따른 노후의료비용의 부담이 갈수록 커지고 있다는 사실이다.

실제로 우리가 평생 살아가면서 병원에서 지출하게 되는 생애의료비는 현재 1억원이 훌쩍 넘는 실정이다. 특히 이중 절반이상이 노년기에 집중적으로 지출되고 있다. 은퇴후 소득은 없고, 길어진 노후를 감당하기엔 생계비로도 빠듯한 노후자금이다. 그런 상황에서 갑자기 병에 걸린다면 수백, 수천만원에 달하는 병원비는 어떻게 감당해야 할 것인가? 게다가 보험의 필요성을 잘 인식하지 못하였거나 경제적 이유로 보험가입조차 되어 있지 않은 상태라면 상황은 더욱 심각해질 수 밖에 없다. 최근 들어 메스컴에는 치매환자 가족의 평범한 생활이 서서히 무너져 종국에는 극단적인 선택으로 가정을 파탄내는 기사를 심심치 않게 볼 수 있다.

얼마 전 아이돌 그룹 한 멤버의 부친상과 조부모상이 메스컴에 크게 보도된 바 있다. 그 이유 중 하나가 조부모의 치매로 인한 우울증과 생활고 때문인 것으로 밝혀지면서 치매는 자신뿐만 아니라 온 가족을 죽음으로 내몬다는 위험성을 다시 한 번 인식하게 해준다.

준비가 안 된 치매는 환자뿐만 아니라 환자의 가정마저 파괴할 수 있다. 차라리 다른 질병이라면 질병을 치료하는데 필요한 치료비가 필요하지만, 치매는 일단 완치가 불분명하고 초기 증상후 장기간 생존하는데다가 치매환자 곁에서 보호자가 자신의 경제활동을 포기하고서라도 24시간 돌보지 않으면 안 된다는 점에서 다른 질병에 비해 2배 3배 경제적으로 어려움이 따르기 때문이다. 이런 점에서 만약 경제적인 준비가 전혀 되어 있지 않는 경우 이는 전체 가정의 정상적인 생활을 불가능하게 한다는 점에서 치명적인 것이다.

### 4) 부족한 간병비, 사보험으로 대비하라

앞서 언급되었듯이 은퇴에 따른 생활준비도 미흡한 현실에서 많은 비용이 예상되는 장기요양비용을 미리 준비한다는 것은 현실적으로 매우 어렵다. 자녀교육비, 결혼비용 등을 감안한다면 일부 사람을 제외하고는 거의 불가능에 가깝다고도 말할 수 있다. 이러한 상황에서 저비용으로 일정의 장기간병비를 마련할 수 있는 방법은 제도권 금융상품에서는 민영보험상품이 효과적인 대안이 될 수 있다.

우리는 집안에 모두 가족수 만큼의 우산을 늘 준비하고 있다. 365일 중 비오는 날이 며칠이나 된다고 미리 우산을 준비하겠는가? 비나 눈은 언제 올지 모른다. 하지만 막상 비나 눈이 왔을 때 우산을 준비하지 않았다면 어떻게 될지 쉽게 상상이 된다.

보험도 우산과 같다고 말한다. 우리는 평상시 건강한 삶을 살아가지만 현재의 육체적, 정신적 건강이 영원하리라는 것은 누구도 장담할 수 없다. 서서히 건강에 문제가 생길 수도 있고 갑작스레 고장이 날 수도 있다. 그러나 그 시기는 아무도 알 수가 없다. 보험은 이러한 만일의 사고나 문제에 대비해 미리미리 조금씩 준비하는 것이다. 나 자신을 위한 것이기도 하지만 남겨질 가족을 위한 것이기도 하다.

우리는 자동차를 사게 되면 당연하게 보험에 가입한다. 생물도 아닌 기계에 불과한 자동차가 고장나고 부서질 것을 대비해 자동차 보험에 가입하는 것이 당연한 것으로 여긴다면, 나와 가족에게 언제 닥칠지 모르는 위험에 미리 대비하여 준비하는 것은 더욱 중요하다 하겠다.

생명보험회사나 손해보험회사에서는 치매나 중대한 질병 등에 걸려 장기간병상태가 되었을 때 이를 보장하는 상품을 오래전부터 판매해 왔다. 주로 실버보험이나 간병보험, CI 보험 등의 이름으로 판매되어 왔으나 회사별로 명칭이나 가입조건 및 보장내용이 모두 다르므로, 사전에 보험의 특성이나 상품내용에 대해 충분히 이해하고 자신에게 맞는 보험상품을 적절하게 선택(특약부과 등)한다면 현실적으로 어려운 노인장기요양비를 해결하는데 많은 도움을 받을 수 있을 것이다.

실버보험과 간병보험 모두 노인성질환을 대상으로 한다는 면에서 전반적으로 유사한 상품이나 간병보험의 경우 간병비에 보장기능을 좀더 강화한 상품으로 이해하는 것이 좋다. 민영보험을 가입하는 경우에는 무조건 가입하기 보다는 개인의 형편과 사정에 맞게 가입하되, 보험가입은 가급적 노후건강보험(간병보험), 실손의료보험, 실버암, 간편심사보험, 무심사보험 등의 순으로 가입을 고려하는 것이 좋다.

### (1) 노년층을 대상으로 한 실버보험

가. 실버보험은 이름과 같이 노년층을 대상으로 한 보험이다.

실버보험이란 노인들에게 빈번하게 일어날 수 있는 골절이나 화상과 같은 생활위험은 물론 암, 뇌출혈, 급성심근경색, 치매 등 노인성질환에 대해 집중적으로 보장하는 상품이다. 또한 사망시 장례비와 추모비까지 지급하는 상조 특약도 함께 가입이 가능해 실용적이다.

실버보험의 가장 큰 장점이자 특징은 이름에 알맞게 가입조건이 상품에 따라 최대 70세까지로, 연세가 많으신 분들도 충분히 가입이 가능하다는 점이다. 실버보험은 우리나라에서 80세까지 생존한다고 가정했을 때 3명중 1명이상이 걸린다는 암과 노후에 가장 두려운 질환 1위인 치매를 포함하여 심장질환, 뇌혈관질환, 신부전, 간질환, 백내장, 당뇨병과 같은 노인성 8대 질병은 물론 장기이식 수술비까지 보장하고 있어 노후 질병을 대비하는 보험이라 할 수 있다.

특히 실버보험은 노년생활보호를 목적으로 한 보험으로 자식들이 대신 가입하는 경우가 많기 때문에 효도보험이라고도 한다. 입원비와 치료비는 물론 부모의 거동이 불편할 때 간병 자금이나 치매에 따른 진단금까지 보장을 받을 수 있다.

### 나. 실버보험 가입시 체크포인트

<u>가입하고 있는 상품의 보장자산부터 확인하는 것이 필요하다.</u> 현재 가입하고 있는 상품의 보장내역을 확인하여 부족한 부분을 보완할 수 있게 상품을 선택하는 것이 좋다. 기존의 보장자산을 개인적으로 확인하기는 어려우므로 거래하고 있는 보험재무컨설턴트의 도움을 받는 것이 효과적이다.

<u>보장기간은 종신 또는 100세까지 보장받도록 설계하는 것이 좋다.</u> 젊은 사람

에 비해 노년이 되면 같은 질병임에도 면역력 약화 등의 사유로 통상 치료기간이 2배 이상 소요될 수도 있다. 평균수명의 연장으로 보장기간이 긴 상품으로 선택해야 효과적이다. 실버보험은 특히 치매 등과 같이 장기적인 치료가 필요한 경우가 많으므로, 장기간 간병비를 지원하는 보험을 가입하는 것이 좋다.

보험금액은 치료후 생활안정자금까지 감안하는 것이 좋다. 개인적인 형편을 고려하되 가능하다면 질병 및 상해사고에 대한 의료비 외에 약값이나 정기검진비용, 치료자금을 높게 가입해 놓는 것이 좋다.

납입하는 보험료의 부담을 줄이기 위해서는 만기환급형 보다 순수보장형으로 가입하는 것이 좋다. 실버보험은 대부분 고령층이 가입하는 상품으로 보험료가 비쌀 수 밖에 없다. 만기 생존시 받는 금액에 연연하기 보다는 보장 자체에 비중을 두고 판단하는 것이 좋다.

사망보험금을 보장하는 상품을 선택한다면 사망 시 받는 금액을 적정하게 선택해야 한다. 사망보험금이 많으면 좋겠으나 당연히 보험료가 비싸지게 되므로 사망 시 필요한 금액을 고려하여 적정하게 선택하는 것이 좋다. 또한 보장기간이 종신토록 보장하는 상품과 80세 등 일정기간까지만 보장하는 상품이 있다. 종신토록 보장하는 상품은 무조건 보험금을 받을 수는 있으나 그만큼 보험료가 비싸지게 되므로 역시 이점을 유의하여 선택하는 것이 좋다.

원하는 보장이 있는데 보험료가 비싸서 부담이 된다면 갱신형 가입도 고려해 볼 수 있다. 암, 입원 등 위험률이 점차 높아지는 상품의 경우 가급적 갱신형 보다는 비갱신형이 유리할 수 있다. 그러나 비갱신형은 처음에 보험료가 비싸서 부담이 될 수 있으므로 본인이 꼭 보장을 받으려 한다면 적절한 수준의 금액을 보장하는 갱신형 상품도 고려해 볼 필요가 있다.

　<u>보험료 납입기간은 소득 가능한 시기와 보험료 수준을 고려하여 선택해야 한다.</u> 보험료 납입기간은 피보험자 본인이 가입하는 경우에는 본인의 소득이 가능한 시기와 보험료 수준을 고려하여 선택해야 하고, 자녀가 부모를 위해 가입하는 경우라면 자녀의 재무상황에 맞게 납입기간과 보험료를 설계하는 것이 좋다.

　<u>사망보장을 하는 정기특약이나 질병사망특약 등을 선택하면 사망시 일시금을 장례비로 활용할 수 있다.</u> 건강보험에도 사망을 보장하는 특약을 추가로 선택할 수 있다. 이를 적절하게 활용하면 본인에게 맞는 상품설계가 가능해진다.

　<u>의료보험수가를 어느 정도 감안하여 가입하는 것이 좋다.</u> 보험가입시 진단자금과 수술비 및 입원비는 동일하게 정액으로 지급되므로 가급적 실비가 지급되는 상품으로 가입하는 것이 좋다. 일정한 진단자금의 보험과 실비처리되는 보험사의 상품을 보완적으로 가입하는 것도 요령이다.

　<u>일반보험상품과 마찬가지로 실버보험도 하루라도 먼저 가입하는 것이 유리하다.</u> 보험료 및 보장기간 등을 감안하여 한살이라도 젊을 때 가입하는 것이 좋다. 나이가 많을수록 가입이 안되는 보험이 많고 보험료가 비싸진다. 또한 치매의 경우 초기진단이 어려워 가입일로부터 2년동안 면책기간이 있으므로(예를 들면 암의 경우 3개월) 이를 잘 알고 가입하여야 한다. 고령층의 경우 언제 갑자기 질병에 걸릴지 모르고 또한 최근에는 일부 보장이 축소되거나 사라지고 있어 늦어지면 본인이 원하는 보장내용의 상품을 가입하지 못할 수도 있다.

## (2) 치매를 포함한 노인성질환을 대비한(장기)간병보험

### 가. 간병보험은 요양급여의 부족분을 보장한다

건강보험심사평가원에서 2016년 2월에 발표한 2015년 기준 70세 이상 건강보험 가입자의 1인당 진료비는 392만원으로 국민 1인당 평균 진료비 115만원의 3.4배나 되었다. 하물며 일반 의료비가 이 정도인데 간병비는 오죽할까. 만일 간병보험 없이 노후에 간병상태가 된다면 본인은 물론 자식을 포함한 가족에게까지 엄청난 자금압박을 주게 될 것이다.

일반적으로 장기간병보험이란 가입자(피보험자)가 노인성질환 또는 중증 치매상태로 일상생활 장해상태가 되어 장기간 타인의 간병을 요하는 상태가 되었을 경우 간병비용을 지급해줌으로써 노인장기요양보험에서 보장하는 요양급여의 부족분을 보장하는 보험상품이다.

여기서 일상생활장해상태란 이동하기를 스스로 할 수 없고 '식사하기, 화장실 사용하기, 목욕하기, 옷입기' 중 한가지라도 스스로 할 수 없는 상태를 말하며 해당분야 전문의 자격증을 가진 자의 객관적인 소견을 기초로 국민건강보험공단의 장기요양등급(1~3급) 판정을 받은 환자에 한하여 지급한다.(판정기준은 각 보험사별로 서로 다를 수 있으므로 사전에 확인이 필요하다.) 대부분 민영보험사의 경우, 치매에 의한 재정적 어려움을 대비할 수 있도록 장기간병보험을 출시하고 있으므로 사전에 개인적인 준비가 가능하다.

### 나. 병원비보다 간병비가 더 무섭다

요즘 실제로 병원비보다 간병비가 더 무섭다는 사람들이 많다. 100세 시대를 맞아 오래 산다는 게 축복이 아닌 재앙이라고까지 표현되는 현시점에서, '나는 질병에 걸리지 않고 오래 살 수 있을 거야'라고 장담할 수 있는 사람은 몇이나 될까?

실제로 가족 중 간병이 필요한 환자가 생기게 되면 가족들은 물리적, 정신적 고통은 물론 엄청난 경제적 부담까지 동시에 떠안게 된다. 특히 갈수록 평균수명이 높아지면서 치매와 노인성질환 발병률은 해마다 증가 추세이기 때문에 간병보험의 수요는 앞으로 계속 높아질 것이다.

간병보험은 간병하기 힘들어서 가입하는 보험이다. 누군가의 도움의 손길이 반드시 필요한 상태가 간병상태이다. 예컨대 치매라든지, 반신 또는 전신마비 등의 경우를 들 수 있다. 고령화가 가속화 되면서 이런 간병이 필요한 환자는 점점 늘어나고 있는 추세다.

간병상태의 환자 옆에는 한시도 빠짐없이 누군가가 있어야 한다. 먹을 때도, 이동할 때도 심지어는 대소변을 볼 때도 그렇다. 그러므로 만약 일을 하는 보호자라면 스스로 일하는 시간을 줄이거나, 심지어 그만두어야 하는 사태가 발생하게 된다. 이렇듯 보호자의 수입은 줄어드는 반면 지출해야 하는 비용은 증가하는 현실에서 간병보험은 이를 보완해 줄 수 있다.

간병보험은 간병비를 제공하는 보험사에 따라 보상 정도와 범위가 다르기 때문에 처음 보험을 선택할 때 신중하게 최대한 보장 혜택이 우수한 곳을 선별해서 가입하는 것이 중요하다.

또한 간병보험은 요양이 필요할 때에 일시금이나 연금 형태로 지급을 받는 것이기 때문에, 이미 다른 질병을 앓고 있거나 고령으로 가입이 어려운 상황이라면 무리해서 새롭게 가입하기보다는 차라리 연금을 확대하거나 저축형 보험에 가입하는 등 다른 형태의 상품을 찾아보는 것이 유리할 수도 있다.

### (3) 큰 병에 대비할 수 있는 중대질병(CI)보험

암과 같은 중대한 질병은 더 이상 남의 일이 아니다. 보건복지부에 따르면 우리나라 국민이 평균수명인 81세까지 살 때 3명 중 1명(36.2%)은 암에 걸린다. 4인 가족을 기준으로 보면 가족 중 언젠가 암 환자가 생길 확률은 80%에 달한다. 문제는 많은 치료비로 인한 경제적 부담이다. 가족 중 누군가가 큰 병에 걸려 장기간 병원신세를 지게 된다면 온 가족이 정신적 고통과 함께 경제적 어려움에 직면하게 된다. 따라서 질병 발생시 진단, 수술, 입원, 요양 등으로 인한 생활자금을 보장해주는 건강보험에 가입해 이에 대비해야 한다. 암과 같은 큰 병에 대비할 수 있는 대표적인 건강보험으로는 중대질병(CI)보험을 들 수 있다.

※ CI(Critical illness)란 보험약관에서 정한 보장기준에 따른 "중대한 질병, 중대한 수술, 중대한 화상 및 부식(화학약품 등에 의한 피부 손상)"을 말함.

CI보험은 종신보험처럼 사망을 평생 보장하면서도 중대한 질병 발생 시 사망보험금의 일부를 미리 지급하는 보험을 말한다.

CI에는 암과 뇌혈관질환, 심장질환 등 3대 질병뿐만 아니라 급성심근경색증, 말기신부전증, 5대 장기 이식수술(심장·간장·폐·신장·췌장), 관상동맥우회로 이식수술, 심각한 화상 등도 해당된다(일부 보험사는 LTC도 보장). 대부분의 CI보험은 중대한 질병이 발생하면 사망보험금의 50~80%를 선지급해 고액의 치료비와 간병비, 가족생활자금 등으로 활용하도록 하고 있다. 또한 사망 시에는 남은 보험금을 유가족에게 지급해 가정의 생활안정에 도움을 준다.

CI보험에 가입할 때는 보장내용을 꼼꼼히 살펴봐야 한다. 많은 CI보험이 3대 질병을 포함해 폐질환, 간질환 등 다양한 질병을 보장해주고 있으니 체크해 볼 필요가 있다. 또 두 번째 발생한 CI에 대해 보장해주는 상품도 있으니 미리 확인해보는 것이 좋다. 대부분의 보험이 한번 보험금 혜택을 받으면 추가보장을 해주지 않고, 암과 같은 큰 병에 걸리면 신규 보험가입 또한 불가능한 게 현실이다.

하지만 두 번 보장하는 CI보험에 가입하면 CI로 진단받은 후 다른 사유의 CI가 발생할 때 한 번 더 보장을 받을 수 있다. 암의 경우 첫 번째 암이 발병한 지 1년이 지나 처음 생긴 암과 부위가 다른 2차 암 또는 전이암이 발생하면 보장이 가능하다.

최근 평균수명 증가로 인해 노인성 질환이 늘어나는 점을 고려한다면 장기간병상태(LTC)를 보장하는 CI보험에 가입하는 것이 좋다. 이 경우 질병과 사고로 인해 보행이 힘들고 간호가 필요한 일상생활장애상태가 되거나 중증치매로 진단받은 때에도 보장을 받을 수 있다.

※ LTC(Long Term Care)란 보험약관에서 정한 보장기준에 따른 "중증치매 상태 또는 일상생활장해상태"를 말함.

나이가 들수록 CI 발병률이 높아지는 점을 감안해 최근에는 선지급금 비율을 연령대에 따라 50%에서 단계적으로 80%, 100%로 높여 지급하는 보험도 출시됐다. 이처럼 연령에 따라 보험금을 높여주는 CI보험에 가입한다면 노후 의료비 부담을 줄이는 좋은 선택이 될 수 있다. 중요한 문제는 이렇게 다양한 중대 질병에 걸릴 확률이 높아졌음에도 불구하고 이에 따르는 의료비, 이후에 발생하는 간병비, 그리고 전이·재발로 인한 치료비용 추가 발생 부담에 대해 개인적으로 준비돼 있는 가정이 많지 않다는 것이다. 통계에 따르면 암 진단 후 실직한 사람이 전체의 83.5%에 달하고, 비용 때문에 암 치료를 포기한 사례도 13.7%에 이른다고 한다. 이제 무엇보다도 질병으로 인한 경제적 어려움을 이겨낼 수 있는 노후를 준비해야 한다.

질병의 위기는 어느 가족에게나 닥칠 수 있다. 더군다나 만에 하나 가족중 누구라도 치매에 걸렸다고 가정하는 경우, 투병 과정 동안 환자가 겪어야 하는 육체적 고통, 이로 인해 가족이 겪어야 하는 정신적 괴로움은 막을 수 없겠지만 적어도 이로 인해 경제적인 부담까지 가중되지 않도록 미리 대비해야 하지 않을까?

이러한 관점에서 보험은 하나의 경제적 안전장치가 될 수 있다. 비오는 날을 대비해서 미리미리 우산을 준비하는 것처럼 우리가 평소에 철저하게 준비하고 당당히 맞설 수 있다면 불행은 우리를 비껴간다. 보험은 우리에게 정신적인 안정감을 가져다 줄 수 있다는 점에서 스스로에 대한 일종의 안심케어 장치인 것이다.

### (4) 실버보험, 간병보험 가입 예시

아래 예시된 보험은 현재 ○○생명에서 판매되고 있는 보험을 예로 든 것이다. 두 보험 모두 피보험자 연령이 45세 전후로 20년간 보험료를 납입하고, 90세 또는 종신토록 보장을 받는 형태로 구성하였다.

기본적인 보장내용을 보면 두 보험 모두 장기간병상태 진단시 일시금에는 차이가 있으나, 간병연금(간병비)는 월 100만원이 지급되도록 설계한 것이다. 간병비는 치매환자의 확정진단후 평균 생존기간인 10년을 기준으로 하였다.

계약자가 납입하는 보험료는 기본적인 특약만을 부과하여 각각 10만~20만원 대로 설계하였다. 최근 보험은 피보험자의 개인별 상황과 필요에 맞게 추가로 여러 가지 특약을 선택 부과할 수가 있으므로, 선택하는 특약에 따라 보험료 및 보장금액은 더 늘어날 수 있으므로 자세한 설계는 반드시 전문가와 상의하는 것이 좋다.

---

**예시 1 : 무배당 실버케어보험(○○생명)**

피보험자 : 45세(여)

고객이 납입하는 보험료 부분
- 납입보험료 : 월 97,920원(주계약+장기간병특약, 2대질병특약, 입원특약, 재해치료특약, 수술특약, 암진단특약 선택시)
- 수술/암특약은 3년마다 보험료 갱신
- 납입기간 : 20년

고객이 보장받는 기간
- 보험(보장)기간 : 90세 만기(입원특약 등 일부는 80세 만기)

사유발생시 지급되는 보험금
- 사유 : 일상생활 장해상태 또는 중증 치매상태로 진단확정시
- 장기간병 일시금 : 2,500,000원(최초 1회 지급)+가산보험금
- 장기 간병연금 : 매월 1,000,000원(10년 지급, 60회 보장지급)

- 장기 간병위로금 : 1,500,000원(진단후 3년마다 3회)
- 만기환급금 : 2,500,000원(보험금 지급사유 미발생후 생존시)
- 2대질병 치료비 : 10,000,000원(뇌출혈/급성심근경색 진단시)
- 암진단보험금 : 10,000,000원(암 진단확정시)
- 입원 급여금 : 입원일수 1일당 10,000원(질병/재해 입원시)
- 재해수술/골절 치료비 : 300,000원(재해수술 및 골절치료시)
- 기타 수술비 : 수술 종류에 따라 회당 100,000원 ~ 3,000,000원

해당 보험상품의 특징

- 일상생활장해상태 또는 중증치매상태로 진단 확정될 경우 간병비용 지급
- 70세까지 폭 넓게 가입할 수 있는 노인을 위한 보험(60세까지는 건강진단 없이 간편 가입)
- 노인장기요양보험에서 보장하는 요양급여의 부족분을 간병비용 등으로 충족시켜 주는 민영 장기간병보험
- 배우자형 특약 선택시 한건 가입으로 부부가 종시에 간병 보장을 받을 수 있는 부부간병보험
- 가입시 차별화된 실버케어서비스 제공(건강정보 컨설팅, 간병 컨설팅, 노화방지 컨설팅 등)

예시 2 : 무배당 LTC 종신보험(○○생명)

피보험자 : 40세(여)

고객이 납입하는 보험료 부분

- 납입보험료 : 월 225,000원(주계약)
- 20개 내외 특약중 개인 사정에 맞게 선택 부과 가능

- 납입기간 : 20년

고객이 보장받는 기간

- 보험(보장)기간 : 종신

사유발생시 지급되는 보험금

- 장기간병상태전 사망시 : 1억+가산보험금
- 장기간병상태 진단시 : 장기간병진단보험금 3,000만원 +장기간병연금 1억(매년 1,000만 x 10회)
- 사망시 : 2,000만+가산보험금
- 기타 CI보장, 배우자보장, 수입보장, 재해사망, 입원특약, 수술특약, 암진단 등 계약자의 자유로운 특약선택(특약보험료 추가)에 따른 관련 보험금 지급

해당 보험상품의 특징

- 중증치매 등 장기간병상태 진단시에는 장기간병진단보험금과 장기간병연금을, 이후 사망시에는 사망보험금을 지급하는 종신보험
- 두 번 보장 특약을 가입하는 경우 CI를 두 번 보장
- 경제 활동기에는 사망보장을 받다 은퇴후 연금으로 전환하여 노후자금을 마련할 수 있는 연금전환 기능
- 배우자 및 자녀 특약시 온 가족이 한건 가입으로 보장이 가능함
- 여윳돈은 추가납입, 필요한 자금은 중도인출이 가능하여 자금을 보다 효율적으로 활용할 수 있음

## 5) 민영보험사의 〈실버케어서비스〉를 잘 알고 활용하자

### (1) 노화 방지프로그램

고객을 위한 보장유지서비스를 강화하기 위해 각 보험사에서 종합병원과 협약을 맺어 개발한 위험평가프로그램 등을 통해 노인성질환 예방상담을 제공해 주는 것으로 주로 건강위험, 질병위험, 신체활동 및 신체기능 평가, 인지감정평가 등을 계약자들에게 제공하고 있다.

### (2) 간병상담, 건강정보 컨설팅 등

장기간병상태가 발생할 경우 본인 및 배우자(보호자)를 대상으로 악화방지 및 회복에 필요한 1:1 맞춤형 전화/인터넷 상담서비스 및 다음과 같은 각종 정보를 제공해 준다.

- 일상생활 간병상담
- 전국 케어전문시설 안내
- 의사소통 및 심리상담, 운동 및 재활 상담
- 제휴 케어전문시설 우대
- 간병정보 제공 등

또한 인터넷 홈페이지를 통해 다음과 같은 주요 성인병 및 노인성질환 예방을 위한 각종 정보를 제공한다.

- 주요 성인병 및 노인성 질환의 원인/증상/치료정보/관리 등

- 질병예방을 위한 생활습관 개선법
- 건강위험도 평가 및 건강문진
- 정기적인 최신 건강뉴스 및 건강강좌 안내

### (3) VIP 건강검진 맴버십 프로그램(헬스케어서비스) 활용

주로 종신보험, CI보험, 건강보험 등에 일정금액 이상 가입한 고객에게 제공하는 서비스로 건강상담 등 평상시 건강관리 서비스, 병원과 의료진 안내 및 예약 대행 등 치료지원 서비스, 가족지원 서비스 등이 제공된다.

일부 보험사의 경우, 대형병원과 협약을 맺어 VIP고객에 대한 특화 검진프로그램(건강검진+건강관련 서비스)을 실시하고 있다. 특화 서비스란 개인별 1:1 맞춤형 건강검진프로그램을 전문의료진(교수급)을 통해 사전문진을 시작으로 진행하며, 담당 간호사를 배정하여 검진당일 운동 및 영양에 대한 상담을 진행하고 환자를 에스코트함으로써 편의를 제공하는 것이다.

또한 병원 및 검진센터에 따라 숙박 및 특실을 제공하며, 수술/치료시 해당분야 전문의를 통한 수술 및 예약까지 편익을 제공한다. 요즘같이 우수 의료진을 통한 수술을 예약하기가 어려울 뿐만 아니라 또한 수술을 위해서는 최소 수개월을 대기해야 하는 상황에서 모든 수술 및 치료일정을 전담해서 케어해주는 의료서비스는 고객입장에서 적극적으로 고려할 만하다 하겠다.

**주요 생명보험사 고객 건강관리 서비스 현황(예시)**

○○생명의 "헬스케어서비스"

이 서비스는 건강증진 프로그램, 차량에스코트, 해외의료지원 서비스 등이 제공된다. 건강증진 프로그램을 통해 1대1 맞춤 건강관리와 차량에스코트 서비스로 암 및 중대질환 수술로 입·퇴원시 수술받는 병원까지 전담 간호사와 차량을 제공해 육체적, 심리적으로 편안하게 수술받을 수 있도록 돕는다.

또한 연금보험에 일정금액 이상 가입한 고객들을 대상으로 '실버케어서비스 플러스'를 제공하고 있다. 이 서비스는 크게 연금개시 전에 제공되는 암치료 지원, 연금개시 후 제공되는 노화방지 프로그램, 간병상담, 케어매니저 방문교육이 제공된다.

## 6) 공동 재산관리를 통하여 제2, 제3의 피해를 방지하자

### (1) 치매 부모가 쓴 유언장의 효력

2012년 3월. A씨는 가벼운 치매증상으로 병원에 입원한 70대 어머니가 사라졌다는 소리를 듣고 혼비백산하였다. 곧바로 경찰에 실종 신고까지 했다. 경찰은 어머니가 A씨의 외삼촌인 B씨의 집에 머물고 있다는 사실을 확인했다. A씨는 외삼촌에게 '어머니와 통화하게 해달라'고 사정했지만 거절당했다. 두 달 후 어머니는 "모든 재산 관리는 B씨 등 동생 두 명에게 맡기고 현재 월세 수입 중 4백만원과 사후 모든 재산을 동생들에게 준다"는 내용의 약정서와 유언장을 써줬다. 당시 A씨의 어머니는 20억원 가량의 건물을 소유하고 있었고, 월세 수입만 6백 50만원이었다. A씨는 억울해 반환청구소송을 했고 법원은 "어머니가 약정서와 유언장을 쓸 당시 치매 증상이 상당히 진행돼 법률적으로 의미와 효과를 이해하지 못했다"며 "약정서와 유언장은 무효"라고 아들의 손을 들어줬다.

치매가 심해진 부모님을 찾아 뵙고 유언장을 쓰도록 해 돌아가시고 나니 형제가 각각 다른 유언장을 갖고 있었다는 웃지 못할 이야기도 있다. 유언장은 맨 마지막에 쓴 것이 효력을 발휘하기 때문에 결국 형제들끼리 장례식장에서 유언장 싸움을 했다고 한다. 치매노인을 모시던 간병인이 "본인에게 상속하기로 했다"고 나서서 법정 싸움을 하는 경우도 있다. 이처럼 치매는 본인 의지와 상관없이 의사능력이 저하되는 병이기 때문에 주변 인물들의 욕심이 작동하는 경우가 많이 발생한다. 그 뿐만 아니라 순간 의사능력이 생겨 스스로 주변정리를 하려고 할 때도 있기에 유언장의 사실여부를 파악하기 어렵다.

### (2) 미리 상속 · 노후준비 계획 세워 놔야

치매에 걸렸을 때 발생할 수 있는 또 다른 문제는 범죄의 대상이 되기 쉽다는 점이다. 뉴스를 보면 가족이나 간병인에 의한 노인 학대나 심한 경우 동반자살과 같은 일이 종종 벌어지고 있지만, 치매 환자 스스로 이러한 상황에 대처하는 것은 거의 불가능하다. 특히 재산을 노린 사기나 상속 문제가 생기면 자칫 중증치매에 걸린 상황에서도 마땅한 도움을 받지 못해 결국 버림을 받는 경우도 적지 않다. 이러한 피해를 막기 위해서는 치매에 걸리기 전에 미리 상속은 어떻게 할 것이며, 자신의 노후는 어떻게 준비할 것인지 결정해 두어야 한다.

이때 내린 의사 결정을 법적으로 보호받을 수 있게 하는 유용한 수단으로 '성년후견제도'와 '유언대용신탁' 등이 있다. 성년후견제도는 질병이나 노령 등으로 정신적인 제약을 가진 사람이 법적 후견인을 정해 대신 재산을 관리하게 하고 치료나 요양을 돕게 하는 제도다. 2013년 7월 도입된 이래 2년간 전국적으로 후견개시심판을 청구한 건수가 4,700건을 넘어섰으며, 그 중 절반 이상이 치매 노인에 대한 후견인 청구였다. 유언대용신탁은 금융회사가 고객이 살아 있는 동안 자산 관리 서비스를 통해 자산 형성에 도움을 주며, 사후에는 계약 체결 시 정해둔 고객의 의사에 따라 재산을 상속해주는 제도로, 재산을 둘러싼 자녀의 다툼을 막을 수 있다.

최근 형제간 경영권 분쟁으로 세상을 떠들썩하게 했던 롯데가(家)가 최근 또 다른 일로 주목받고 있는데, 신격호 롯데그룹 총괄회장의 동생이 서울가정법원에 신 총괄회장에 대한 성년후견인 지정 신청(성년후견 개시 심판청구)을 한 것이다.

성년후견인제도를 이용하는 사람은 해마다 늘고 있다. 서울가정법원 통계에 따르면 시행 첫해 월평균 30건 수준이던 신청 건수가 2014년 50건, 2015년 70건으로 늘었다.

2015년 9월 서울중앙지방검찰청은 30억 원대 자산가 C씨를 위해 법원에 성년후견인 지정 신청을 했다. 80대 중반의 C씨가 치매를 앓자 딸이 아버지와 중증정신장애를 앓는 오빠를 요양병원에 가두고 재산을 독차지하려 했기 때문이다. 사건 전말이 알려진 건 한 통의 진정서 때문이었다. C씨 소유의 상가 건물 세입자와 이웃들이 건물주인과 오랫동안 연락이 끊긴 걸 이상하게 여기다 갑자기 딸이 나타나 건물을 매각하자 이를 수상히 여겨 검찰에 진정서를 낸 것이다.

성년후견인제도를 이용하려면 청구인이 법원에 성년후견 개시 심판 청구서를 내야 한다. 법원은 사건 본인(장차 피후견인)과 청구인 외 후견인 후보, 사건 본인이 사망했을 경우 상속자가 되는 잠재적 상속인 등 이해관계인을 모두 불러 적합한 후견인이 누구인지, 청구인 또는 후견인 후보 가운데 특정인이 성년후견인이 되는 데 동의하는지 등을 확인한다. 이해관계인 사이에 후견인 자리를 놓고 다툼이 있으면 조사관을 파견해 적절한 예비 후견인을 가린다. 사건 본인의 정신감정을 위한 절차도 함께 진행한다. 이에 따라 후견 개시까지 짧게는 3개월, 길면 1년 정도가 걸린다.

### (3) 경증치매환자를 위한 '신탁상품' 도입도 검토해야

전체 치매환자 중 58.8%에 이르는 '경증 치매자(정상인과 중증 치매의 중간 상태)'의 경우, 정부(노인장기요양보험)와 민간금융사에서 보호받지 못하는 사각지대에 놓여있다는 지적이 제기되고 있다.

2016. 1월 KB금융지주 경영연구소에 따르면 일상 활동에는 제한이 없으나 교통수단 이용, 외출, 금전 활동 등에서 어려움을 겪는 경증 치매자의 경우 장기요양보험 혜택을 받지 못할 뿐 아니라 보건복지 서비스 연계 사업에서도 최소한의 돌봄 서비스만 지원 받을 수 있으므로 이에 대한 개선이 필요하다는 의견이다.

장기요양보험 제도의 경우 신체 기능 중심의 평가가 이뤄져 경증 치매환자는 지원 가능 등급을 받지 못하고, 민영 보험에서도 경증 치매환자 보장을 위한 상품은 거의 없어 부양가족이 요양비와 간병 부담을 고

스란히 감당해야 하는 실정이다.

　보험연구원 조사에 따르면 60세 이상 고령자의 경우 93%가 치매 발병에 불안감을 느끼고 있으며, 초기 치매 치료비용을 위한 자가 준비 필요성을 느끼고 있다는 응답자 비율이 89.9%에 달했다. 또한 경증 치매환자가 재가 서비스를 이용하기 위해 소요되는 비용이 154~165만원에 이를 것으로 추산했다. 개인 스스로 자금을 감당하기에는 높은 수준이다.

　일본 금융권에서는 경증 치매자를 위한 치매 신탁상품으로 후견인 제도를 활용한 '후견제도지원신탁'을 개발·판매하고 있다. 이 제도는 후견 제도에 의해 지원 받을 사람의 재산 중 일상적 지출에 필요한 자금은 예적금을 남겨 후견인이 관리하고 사용하지 않는 자금은 신탁은행에 위탁·관리하는 구조다.

　현재 미쯔비씨 UFJ 신탁은행, 미즈호 신탁은행, 미쓰이스미토모 신탁은행, 리소나 은행 등 4개 신탁은행에서 판매 중인 신탁상품은 치매 환자인 수익자의 재산 보호는 물론 정기적인 수익 분할 및 교부를 통해 생활 안정에 기여한다는 평가를 받고 있다.

　KB연구소의 한 연구위원은 "경증치매 소요비용을 추산해보면 최소 4,763만원에서 최대 5,158만원이 소요되는 것으로 추산되는데, 일본 금융권에서는 이를 대비하기 위한 상품이 판매되고 있으나 우리나라에서는 관심이 적은 상황이다. 최근 정부의 요양보험 비용 증가 대응과 함께 치매에 대한 불안감, 향후 시장 성장성, 고객 니즈 증가 등을 고려할 때 국내 금융권에서도 관심을 가지고 치매 신탁 상품을 개발할 필요가 있다"고 설명했다.

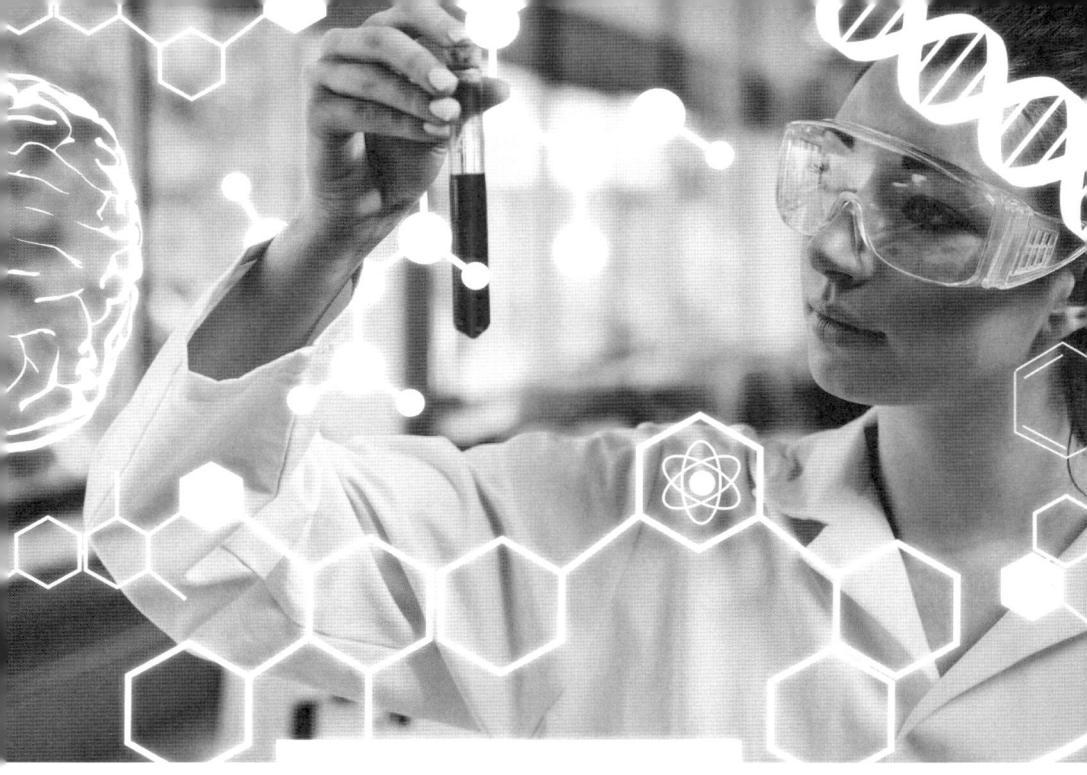

부록

# 치매, 무엇이든지 물어보세요

# 1장. 치매란 무엇인가?
치매의 정의, 원인, 진단/진행/사망

1. 치매란 무엇입니까?

치매란 다발성 인지기능의 장애로 기억력이 떨어진 것이 가장 중요한 증상이지만 이것 뿐 아니라, 말을 하거나 이해하는 능력이 떨어지고, 시간과 공간에 대한 감각장애, 성격변화가 생기고, 계산능력이 떨어져 일상생활이나 사회생활을 하는데 지장을 일으키는 상태를 말합니다.

나이가 들면 가끔 물건들을 잊어버리곤 하는데, 이것을 건망증이라고 합니다. 건망증은 심하지 않으면 정상으로 생각이 됩니다. 그러나 치매 현상으로 인해 발생하는 기억력 상실이란 이런 일반적인 것과는 전혀 다른 것입니다. 이것은 가끔 발생하는 증상이 아닙니다. 지속적이고, 점차 정도가 심해집니다. 이로 인하여 직업을 잃을 수 있습니다.

방향 감각을 상실 하여 길을 잃거나 심한 경우는 집안에서도 화장실을 찾지 못하여 헤매기도 합니다. 결국에는 옷을 입는 것, 세수하거나 목욕하는 것도 잊어버리고 가족의 얼굴을 알아보지 못하기도 합니다.

2. 치매란 어떤 상태를 말하는 것인가요? 건망증이나 정신박약과는 다른 것인가요?

치매는 건망증이나 정신박약과는 다른 것입니다.

① 건망증과 다른 점

나이가 들면 기억력이 떨어져 건망증이 잘 생깁니다. 건망증은 어떤 사실을 기억을 하지만 저장된 기억을 불러들이는 과정에 장애가 있어서 주로 발생합니다. 건망증인 경우 차근차근 생각을 더듬어보면 잊었던 사실을 기억을 해내는 수가 많습니다.

그러나 치매에서 보이는 기억장애는 그런 사실 자체를 잊어버리게 됩니다. "중요한 약속이 있었는데 어디서 몇 시에 모이기로 했더라?" 이렇게 되면 건망증이고 "뭐? 나는 그런 약속을 한 적이 없다"고 하면 치매에 의한 기억장애일 가능성이 있습니다.

치매는 단순한 기억장애가 아니라 다른 여러 인지기능의 장애가 동반되어 사회생활이나 일상생활에 지장을 주는 경우를 말합니다. 기억장애만 있고 다른 장애는 없는 경우를 경한 인지기능장애라고 하는데 이런 사람들 중 20% 정도는 치매로 발전하기 때문에 계속적인 관찰이 필요합니다.

② 정신박약과 다른 점

치매라는 말은 전반적인 인지기능의 감소를 뜻합니다. 정상적인 지적 수준에 도달한 후 후천적으로 뇌 손상에 의해 지적 기능이 떨어지는 것을 치매라고 합니다. 반면 태어날 때부터 인지기능이 떨어진 경우를 '정신박약'이라고 합니다. 자세히 말하면 치매란 뇌 손상에 의해 후천적으로 기억력과 기타 인지기능이 저하된 상태로 단일질병, 진단명이 아니라 여러 가지 원인 질환에 의하여 발생하는 증상을 총칭하는 말입니다.

우리 나라에서는 나이가 들어 기억력이 떨어지고 같은 말을 반복하거나 방금 한 일은 잊어버리고 사람을 못 알아보고 이상한 행동을 하는 경우 노망이나 망령으로 부르기도 하였습니다. 치매에서의 인지장애는 다발성이란 특징이 있습니다.

인지 장애는 크게 5가지로 나눌 수 있는데, 1) 기억 장애 2) 언어 장애 3) 시공간지각력 장애 4) 성격 및 감정의 변화 5) 전두엽 기능 장애 및 기타인지 장애입니다. 치매를 '다발성 인지장애 5개중 3개 이상의 장애가 있을 때' 라고 정의하기도 하고 또는 '기억 장애와 한 가지 이상의 다른 인지 장애로 인하여 일상생활이나 사회생활에 지장이 있을 때'라고 정의하기도 합니다. 그러므로 단순한 기억장애를 치매라고는 하지 않습니다.

### 3. 치매를 일으키는 원인과 종류에는 무엇이 있습니까?

인간의 인지기능들은 우리의 뇌가 담당하고 있는데, 뇌세포들이 죽거나 기능이 떨어지면서 치매가 나타납니다. 치매를 일으키는 원인은 여러 가지가 있습니다. 이들 중에서 치료 가능한 채매의 원인으로는 뇌속에 물이 고이는 뇌수종, 갑상선 기능저하증, 뇌막염, 경막하 혈종, 약물중독, 우울증 등이 있습니다. 이들은 전체 치매의 약 15%정도 차지합니다.

한편 적극적인 치료로 좋아질 수 있는 치매에는 혈관이 터지거나 막혀 생기는 혈관성치매, 알츠하이머성 치매, 알콜성 치매 등이 있습니다. 한편 광우병과 같은 뇌염이나 픽병등은 치료가 불가능합니다.

치매의 원인 중 가장 많은 것은 알츠하이머병과 혈관성치매입니다. 이들은 전체 치매의 약 75%정도를 차지하고 우리나라에는 알츠하이머가 모든 치매 환자의 반 정도에서 그 원인이 되고 있습니다. 혈관성 치매는 두 번째로 중요한 원인이 되며 이것은 여러 번에 걸쳐 혈관이 막히거나 또는 한번이라도 뇌의 특정 부분에 혈액 공급이 저하됨으로서 발생되는 것입니다.

### 4. 파킨슨병에서도 치매가 생기나요?

파킨슨병도 알츠하이머와 같이 신경계 세포들이 서서히 죽어 가는 퇴행성질환의 대표적인 병에 속합니다. 퇴행성 질환은 주로 노인에서 발병하고, 병의 원인이 아직 밝혀져 있지 않으나 뇌의 여러 부분을 침범하고 시간이 지나면서 서서히 증상이 심해지는 특징이 있습니다. 파킨슨병은 뇌 속의 도파민이라는 신경전달 물질이 부족해서 발병합니다.

신경전달 물질은 수많은 신경들 사이를 연결하는 신경망의 접합부위에서 분비되어 다음 신경으로 전달됩니다. 그러면서 신경세포들이 필요한 정보를 서로 교환하여 몸을 움직이고 중요한 사실을 기억을 할 수 있도록 합니다. 파킨슨병에서 도파민이 부족하면 여러 가지 운동장애 증상들이 나타나게 됩니다. 손발이 떨리고 행동이 느려지며 몸이 뻣뻣하게 굳어지고 걸음걸이가 무거워집니다. 그리고 걸을 때 상체를 앞으로 구부리며 팔을 잘 흔들지 않고 보폭이 줄어 종종걸음을 보이고 심하면 앞으로 쓰러지거나 발걸음을 떼지 못하기도 합니다.

파킨슨병이 여러 가지 운동신경 장애의 증상을 보이는 대표적인 질환이지만 알츠하이머처럼 기억력저하를 비롯한 여러 가지 인지장애 증상을 보이기도 합니다. 파킨슨병을 앓고 있는 환자 10명중 2명에서 치매증상을 보일 수 있다고 합니다. 그리고 우울증이나 불안증상이 동반된다거나 수면장애를 보이기도 하고 파킨슨병 치료를 위해 사용하는 약제 때문에 환각현상을 보일 수도 있습니다. 파킨슨병에서 치매증상은 행동장애가 생기고 수년이 경과한 후에 발생하는데 그렇지 않고 파킨슨병의 초기에 치매증상이 발생한다면 파킨슨병이 아니고 이와 유사한 다른 질환일 가능성이 있으므로 자세한 검사가 필요합니다.

## 5. 뇌 속에 물이 차는 뇌수종도 치매를 일으킬 수 있다고 하는데 이것은 어떤 병인가요?

뇌수종은 60세 이상의 노인에서 주로 발생하는 질환입니다. 뇌 속에는 '뇌실'이라는 공간이 있는데 이곳에는 뇌척수액이라고 하는 물과 비슷한 성분의 액체가 채워져 있습니다. 그런데 이 뇌실에 어떤 원인으로 뇌척수액이 많이 차게 되면 치매증상, 걸음걸이 이상, 소변 장애요실금 등이 생기게 됩니다.

이 증상들은 서서히 진행을 하는데 이상한 걸음걸이는 치매증상보다 일찍 나타날 수 있습니다. 환자는 실제 다리의 힘은 좋으나 다리에 기운이 빠지는 것을 느끼고, 걸어다니면 쉽게 피로해 집니다. 걸음 걷는 속도가 느려지고 보폭이 짧으며, 발바닥을 바닥에서 떼지 못하는 모습을 보이기도 하고, 몸의 중심을 잡지 못해 자꾸 앞으로 넘어지는 모습을 보입니다. 손이 떨리거나 섬세한 손 운동을 하지 못하거나, 글을 잘 쓰지 못하는 등의 증상이 나중에 나타나기도 합니다. 소변을 잘 가리지 못하는 요실금은 보통 다른 증상들보다는 늦게 나타나거나 없을 수도 있습니다.

뇌수종환자에서 나타나는 치매의 특징은 집중력과 기억력이 많이 떨어지고, 복잡한 행동을 잘하지 못하는 수행장애(전두엽 장애)를 보입니다. 그리고 대부분의 환자들이 말수가 적고 무관심한 모습을 보여 우울증과 비슷한 모습을 보입니다.

## 6. 치매는 유전적 요인도 있다고 하는데 이를 알아보는 방법은?

질병 가계도를 그려보면 나도 모르는 가족력이 있는지 알 수 있습니다. 질병의 정확한 흐름을 알려면 광범위한 가족 질병도를 그리는 게 좋지만, 현실적으로는 본인을 중심으로 직계가족 3대(조부모, 부모, 본인 형제)와 3~4촌 친척까지만 그려도 충분합니다.

범위는 부계와 모계 쪽을 동일하게 그려야 합니다. 가족끼리 서로 물어보면서 그림을 완성하는 것이 좋습니다. 가족력 가계도를 그려뒀다가 건강검진을 받거나 건강상담을 할 때 의료진에게 보여주면 적지 않은 도움을 받을 수 있습니다. 질병은 크게 유전과 섭생을 포함한 생활습관에서 발생합니다.

서양에서 오래전부터 가족력을 중시하여 가족 주치의를 중시해온 이유도 여기에 있습니다.

### 7. 여성이 남성에 비해 치매에 걸릴 확률이 높다고 하는데, 왜 그럴까요?

아직 정확한 원인을 알 수는 없으나 아마도 여성호르몬인 에스트로젠과 관련이 있다고 생각됩니다. 폐경기 이후에는 여성호르몬이 많이 감소하게 되는데, 이 호르몬은 뇌를 자극하면서 기억과 관련된 뇌세포를 활성화시키는 기능을 하고 있습니다.

실제로 폐경기 이후 여성호르몬의 투여를 받은 경우에 알츠하이머에 걸릴 위험도가 낮아진다는 실험결과가 많이 나와있습니다. 에스트로젠의 투여는 골다공증을 예방하고 치매를 예방하는 효과가 있어 세계적으로 많이 투여되고 있습니다.

그러나 이미 치매가 걸린 후에는 여성호르몬의 투여가 효과를 나타내지 못한다고 알려져 있습니다. 한편으로는 우리나라의 경우 여성이 남성에 비해 교육을 잘 받지 못했다는 점이 한 이유가 될 것으로 생각됩니다. 학력이 낮을수록 치매가 잘 걸린다고 알려져 있습니다. 그리고 나이가 많아질수록 치매가 잘 걸린다고 알려져 있기 때문에 여성이 남성에 비해 오래 사는 것도 한 원인이 될 것 같습니다. 갑상선 질환이나 뇌졸중이 남성에 비해 여성들에 빈발하는 것도 한 원인으로 알려지고 있습니다.

### 8. 치매는 어떻게 진단할 수 있나요?

치매를 증상이 심한 경우는 일반인들이 봐도 치매라고 쉽게 알 수 있으나 치매의 초기단계에서는 치매의 여부를 감별하는 것은 쉬운 일이 아닙니다. 이를 위해서 자세한 환자의 증상기록과 함께 신경학적인 검사와 신경심리검사를 실시해야 합니다.

신경심리검사는 뇌기능의 여러 면을 검사하는 것으로 기억력, 주의집중력, 언어능력, 수행능력, 계산능력과 시공간감각 등을 검사하는데 전문적인 지식을 가진 검사자에 의해서 수행되어야 하고 이를 통해서 치매의 유무와 치매의 정도, 손상된 뇌 부위를 알 수 있습니다.

일단 치매라고 진단이 되면 치매의 원인을 밝히기 위한 여러 검사를 실시하는데 뇌 핵자기공명촬영(MRI), 단일광자방출촬영(SPECT)으로 뇌혈류 검사를 하고, 양전자방출단층술(PET)로 뇌세포의 대사를 살펴볼 수 있습니다. 혈액검사(간기능, 혈당, 신장기능, 빈혈 검사) 뇌파검사, 갑상선 기능검사, 아포-이 형질검사 등도 실시하게 됩니다. 이를 통해서 치매의 원인을 알 수 있고 적절한 치료를 실시하게 됩니다. 뇌 핵자기 공명촬영 이나 단일광자 방출촬영은 고통 없이 시행되고 40~50분 정도 걸립니다. 이 검사로 혈관성치매여부를 알 수 있고 뇌종양이나 수두증, 만성경막하 혈종 등을 알아낼 수 있습니다.

알츠하이머는 뇌 위축이나 혈류감소를 보일 수 있으나 병의 초기인 경우 특별한 이상을 보이지 않을 수 있어 환자의 증상과 신경심리검사가 중요한 검사법이 됩니다. 아포 이 형질검사는 치매가 있는 환자에서 치매의 원인이 알츠하이머 인지를 아는데 도움을 주고 알츠하이머인 경우 악화되는 속도를 예측할 수 있습니다.

### 9. 치매 검사를 받게 되면 어떤 것들을 알 수 있나요?

자세한 치매 진단 평가는 당신에게 다음과 같은 몇 가지 사실을 알려줄 수 있습니다.

- 무슨 병을 앓고 있나?
- 병을 호전시키거나 치료할 수 있는가?
- 장애의 형태나 뇌 기능 장애는 어느 정도인가?
- 현재 정상적으로 기능 할 수 있는 뇌의 영역은 어디인가?
- 앞으로 예상되는 변화들은 무엇인가?
- 환자 간호에 도움이나 지원을 받을 수 있는 방법들은 무엇인가?

### 10. 치매는 어떻게 알려야 하나요?

1) 환자에게 치매 알리기
- 치매환자가 자신의 질병상태를 알아야 할 권리를 존중해야 합니다.
- 치매환자에게 치매에 대해 충분한 설명을 해줍니다. 이럴 때 환자는 자신의 정신적인 문제 뿐 아니라 신체적인 질병에 대해 알게 되어 안심을 느낄 수 있고, 미리 스스로 계획을 세울 수 있습니다.
- 치매환자가 치매를 부정하고 힘들어 하면 질병에 대한 자세한 설명보다는 환자의 반응을 살피고 지지해 줘야 합니다.
- 치매환자에게 가족이 도움과 지지를 줄 것을 알려주어 안정시킵니다.

2) 가족과 친구에게 치매 알리기
- 가족과 친한 친구에게 환자의 치매진단에 대해 알리게 되면 편안함을 느낄 수 있습니다. 치매가 의학적 질병이고 정신적, 정서적인 문제나 감염되는 질병이 아님을 설명합니다.
- 치매에 관한 일반적인 증상과 함께 정확한 정보를 알려줍니다. 가족과 친구들이 질병에 대해 자세히 알수록 치매환자를 대하기가 편안해 질 것입니다.

## 11. 치매는 어떠한 단계로 진행이 됩니까?

치매 환자는 최근에 일어난 일을 기억하는 단기기억중추가 먼저 침범되고 병이 진행하면서 언어, 계산, 방향감각 등을 담당하는 부위의 신경세포가 영향을 받게 됩니다. 따라서 치매 환자들 대부분 초기 단계에서는 옛날 일은 비교적 상세히 기억하는 반면 최근의 일을 잘 기억하지 못하여 같은 질문을 반복하는 경향을 나타나게 됩니다.

치매에 걸리면 처음 증상 발생 후 짧게는 2년 길게는 20년 이상 생존하기도 합니다. 평균 생존 기간은 10년 내외 정도입니다. 나타나는 증상에 따라 초기, 중기, 말기로 혹은 1단계, 2단계, 3단계로 구분하기도 합니다만 사람에 따라 어느 단계에서 어느 정도 지속될지 일률적으로 진행단계를 예측하기는 어렵습니다.

1단계: 초기 증상은 경미한 기억장애로서 매우 서서히 나타납니다. 기억장애는 주로 최근의 사건에 관한 것이며 대화도중 적절한 단어를 찾지 못하며 일의 능률이 떨어지고 성격의 변화가 나타나기도 합니다. 이기간은 약 5년 정도 지속됩니다.

2단계: 1단계에 나타났던 증상들이 더욱 심해지고 언어장애가 가장 심하게 나타나는 시기입니다. 환자는 물건 이름을 대지 못하고 논리적인 대화가 불가능하게 됩니다. 시간관념이 없어지며 방향감각이 없어지고 사람을 잘 알아보지 못합니다. 성격장애가 심해져서 남을 의심하거나 과격한 행동을 보이기도 하고 대소변을 잘 가리지 못하는 증상이 나타나기 시작합니다. 이러한 변화는 길게는 약 12년까지 지속됩니다.

3단계: 이 단계에 이르면 모든 기능에 많은 제약이 생겨 먹고 마시는 방법조차 잊어버려 몸무게가 20-30% 감소하기도 합니다. 더 이상 혼자 걷기가 불가능해지고 모든 기억이 없어져 24시간 전적으로 남에게 의존해 생명을 유지해야 합니다. 거의 누워서 지내야 하기 때문에 각종 감염 특히 폐렴이나 요로 감염 때문에 사망하게 됩니다. 대략 이 시기는 3~4년 지속됩니다.

### 12. 치매 환자는 무엇 때문에 사망하게 되나요?

치매가 심해지면 삼키는 능력이 저하되어 음식과 물이 폐로 흡입되어 반복적으로 폐렴에 걸리게 됩니다. 그리고 움직일 수 없어 자리에 눕게 되어 욕창도 빈번히 발생하게 됩니다. 소변도 전혀 가릴 수 없게 되어 소변 줄을 끼게 되는 경우가 많고 이로 인한 요로 감염도 자주 생기게 됩니다. 치매는 서서히 진행되어 발병부터 사망까지 이르는 기간은 평균적으로 7년 내지 10년 정도 걸립니다.

치매 환자의 사망 원인은 치매 자체로 인하여 사망하는 경우는 적고 결국에 위에서 언급한 합병증 즉, 폐렴, 욕창, 요로 감염 등에 의해 이차적으로 세균이 피로 퍼져 들어가서 자라는 패혈증으로 진행되어 사망하는 경우가 대부분입니다.

〈자료 : 대한치매학회〉

### 13. 치매는 치료가 가능한가요? 완치할 수 있는 병인지 궁금합니다.

치매를 유발하는 원인이 워낙 다양하기 때문에 한가디로 단정하기는 어렵습니다. 다만 원인과 증상의 정도에 따라 치료가 가능한 경우도 있고 치료가 불가능한 경우도 있습니다. 그러나 분명한 것은 어떤 치매라도 치료와 관리를 잘 하게되면 최소한 진행을 지연시키거나 드물게는 치료도 될 수 있다는 사실입니다. 일반적으로 원인이 뚜렷하게 밝혀지지않은 알츠하이머 치매는 현재로서는 치료보다는 더 이상의 진행을 막거나 지연시키는 것이 최신 치료라고 할 수 있습니다. 그 외 혈관성 치매나 기타 치매의 경우는 치매를 유발하는 기저질환이 밝혀지고 있기 때문에 경중에 따라 치료가 가능하기도 합니다 간혹 섭생과 여러 가지 자연의학적 방법으로 중증의 치매를 고친 사례도 소개되고 있습니다. 암 등과 마찬가지로 초기에 발견하여 치료와 관리를 한다면 치매도 불치병은 아닙니다.

# 2장. 치매의 증상은 어떻게 나타나는가?

1. 치매의 증상으로 흔하게 나타나는 것들은 어떤 것들이 있습니까?

치매의 증후는 다음과 같은 것들이 있습니다.

- 건망증이 심해진다.
- 새로운 정보를 배우거나 지시사항을 따르지 못한다.
- 같은 이야기를 계속해서 반복하거나 같은 질문을 여러 번 되풀이한다.
- 적절한 단어를 찾지 못하고 말이나 글을 끝내지 못한다.
- 이치에 맞지 않는 말을 한다(횡설수설한다).
- 물건을 잃어버리거나 감추고 또는 다른 사람이 물건을 훔쳤다고 비난한다.
- 시간개념이 흐려진다.
- 다른 사람을 알아보지 못한다.
- 공포, 초조, 슬픔, 분노 그리고 불안을 보인다(감정의 변화가 심하다).
- 음식 만들기, 식사하기, 운전 또는 목욕하기 등 일상적인 일들을 하지 못한다.

2. 아버님이 한달전부터 서서히 걸음걸이가 이상하시고 헛소리를 하고 머리가 아프시다고 하십니다. 어떤 병일 가능성이 있을까요? 그리고 어떤 치료를 받아야 하나요?

서서히 진행되는 이상 증상은 보통 머리 속에서 뭔가가 점차 진행되는 경우가 대부분입니다. 원인들 중 많은 경우가 만성경막하 혈종과 뇌종양입니다. 만성경막하 혈종인 경우 보통 술을 많이 마시는 노인에서 잘 발생합니다. 술을 마시고 넘어지면서 머리를 부딪힌 다음 그 당시에는 특별한 이상을 느끼지 못하다가 서서히 여러 가지 증세가 나타납니다.

처음 환자가 두통이나 어지러움증으로 병원을 찾는 경우 특별한 이상소견을 발견 못하여 단순 두통으로 진단하는 경우가 흔합니다. 그러나 증상이 진행되면 혈종이 생기는 부위에 따라 다양한 증상이 나타나게 됩니다. 걸음걸이가 둔해지고 자꾸 넘어지려고 하고 두통이 서서히 심해지면서 구역질을 하게 됩니다. 한쪽 팔 다리가 마비가 생길 수도 있고 기억력이 떨어지고 집을 찾지 못하는 등의 치매증상을 보이기도 합니다.

이런 경우 CT나 MRI를 찍어보면 뇌를 싸고 있는 경막 아래쪽에 피가 고여있는 것을 볼 수 있고 이것이 뇌 조직을 누르면서 증상을 나타내게 됩니다. 수술을 받으면 완치가 될 수 있는 병이므로 빨리 신경과나 신경외과를 방문하는 것이 좋겠습니다.

그리고 또 이런 증상을 일으킬 수 있는 원인은 뇌종양이 있는데, 뇌 속에서 생긴 종양도 있지만 몸의 다른 부위에서 악성종양이 생긴 후 뇌로 전이되는 경우도 있습니다. 폐나 대장, 전립선, 피부에서 생긴 악성종양의 치료를 받고 있는 환자에서 위와 같은 증상이 발생하면 종양의 뇌 전이를 반드시 확인해야 합니다. 이런 경우 치료는 방사선 치료와 항암제 치료를 동시에 실시하게 되는데 그 결과가 썩 좋지는 않습니다. 뇌에 전이가 되었다면 인체의 다른 장기로도 전이가 이미 일어났다고 판단되기 때문입니다.

### 3. 치매는 항상 기억장애를 동반하나요?

치매는 항상 기억장애를 동반하지는 않습니다. 초기에 기억장애를 동반하지 않는 대표적인 경우가 전두측두엽 치매입니다. 전두측두엽 치매의 가장 큰 특징중 하나는 초기에 기억장애, 방향 감각 소실보다는 '성격 변화'가 먼저 온다는 것입니다.

물론 좀 더 진행하면 다른 인지기능도 감소합니다. 이 밖에 전두측두엽 치매에서 흔히 보이는 증상을 열거하면 다음과 같습니다. 즉 많이 웃는다, 많이 밖으로 쏘다닌다. 집안에서 한자리에 가만히 있지 못하고 서성거린다. 반복적인 행동(예를 들어 문을 수시로 여 닫기, 쓸데없이 화장실 출입하기, 같은 말이나 노래를 하루종일 반복하는 행동 등)을 한다, 소변이나 대변을 참지 못하고 싼다 등입니다.

이상한 행동이 많기 때문에 초기에 다른 정신질환으로 오인되는 경우가 많습니다. 이상한 행동이 나타날 때 정신병이라고만 생각하지 말고 이런 종류의 치매를 의심하여 신경과 진료를 받아보는 것이 중요합니다.

### 4. 아버님이 치매로 고생하시는데 저녁이 되어 날이 어두워지면 증상이 더 악화되는 경우가 많습니다. 이것은 무엇 때문이고 어떻게 하면 좋을까요?

치매 환자들은 해가 지면 불안해하며 이치에 맞지 않는 이상한 소리와 과격한 행동을 보이는 경우가 있는데 이것을 '일몰효과'라고 하고 '섬망'의 일종입니다. '섬망'이란 겉으로는 의식이 뚜렷한 것처럼 보이지만 주변 상황을 잘못 인식하거나 착각하고, 주의 집중력 장애로 인해 상대방이 내용을 파악할 수 없을 정도로 횡설수설하게 되는 상태를 말합니다. 또한, 상대방이 하는 말을 이해하지 못해 엉뚱한 답변을 하고 한 자리에 차분히 앉아 있지 못해 서성이거나, 앞에 놓인 물건을 만지작거리거나 들었다 놓았다 하는 반복적 행동을 보입니다.

환자가 이런 반응을 보이는 경우에 약을 쓰지 않고도 환자의 증상을 가라앉히는 방법들이 있습니다. 불을 모두 끄지 말고 일부를 켜놓습니다. 아침 늦게 그리고 점심 먹고 나서 편안한 휴식을 취하게 합니다. 카페인이 들어있는 커피나 차는 피합니다. 활동량이 많은 행동을 오후 늦게 하지 않도록 합니다. 주변 환경을 변화시키지 않는 것이 좋습니다. 낮 동안에 육체적 활동을 하도록 합니다. 복잡한 시내를 걸어 다니는 것과 같은 과도한 시각적 자극과 청각적인 자극을 피하는 것이 좋습니다. 충분한 물을 마시게 하는 것도 도움이 됩니다.

## 5. 정상적인 노화 과정에서는 인간의 인지기능이 어떻게 변하게 되나요?

나이가 들면 뇌 세포의 숫자가 줄어들고 이에 따라 인지 기능이 떨어지는 것은 필연적이라고 할 수 있습니다. 그러나 나이가 들수록 생각의 속도는 느려지지만 그 정확도는 떨어지지 않습니다. 그리고 판단력은 나이가 들어도 대개는 잘 유지가 됩니다.

예로부터 중요한 결정을 내려야 할 경우에 나이든 원로들의 말을 존중했던 것도 이 때문일 것입니다. 말을 하거나 말을 이해하는 능력은 20대에 최고로 발달하다 그 이후 서서히 떨어지는데 80대가 되어도 이 기능은 비교적 잘 유지됩니다.

기억력은 나이가 들면서 감소하는데 주로 새로운 것을 기억하는 능력이 떨어집니다. 어릴 때 살던 고향에 관한 기억들은 잘 잊혀지지 않아 추억으로 남아있지만 최근에 있었던 사실들을 기억하지 못하는 경우가 있습니다. 노인들도 반복해서 배우면 얼마든지 새로운 사실들을 배울 수는 있으나 한번 배운 것을 기억해내는 능력은 떨어지게 됩니다.

〈자료 : 대한치매학회〉

# 3장. 알츠하이머성 치매란?
정의, 원인, 유형과 치료

1. 알츠하이머는 어떤 질환인가요?

알츠하이머는 이상 단백질들(아밀로이드 베타 단백질, 타우 단백질)이 뇌 속에 쌓이면서 서서히 뇌 신경세포가 죽어나가는 퇴행성 신경질환입니다. 여기서 퇴행성의 의미는 정상적인 사람에서 나이가 들면서 서서히 세포가 손상되어 점차적으로 증세가 나타나는 경우를 말하는 것입니다.

증상은 서서히 시작되고, 초기 단계에는 최근에 일어난 일을 기억하지 못하거나 익숙하게 처리하던 일을 잘 수행하지 못합니다. 병이 얼마나 빨리 진행하는 가는 개인마다 차이가 있습니다. 그러나 신경세포가 점차 손상되면서 정신집중이 안되고 쉽게 혼돈에 빠지며 성격이 변합니다.

또 참을성이 없어 목적 없이 이곳저곳을 헤매고 다니는 증상이 생기기도 하고 판단력이 흐려집니다. 병이 더 진행하면 남과 대화할 때 적절한 말을 찾지 못해 애를 먹거나 대화 내용을 잘 이해하지 못하고 간단한 지시사항이나 복잡한 문제해결을 못합니다. 결국 알츠하이머 환자는 독립적인 생활을 할 수 없게 되어 모든 것을 보호자에게 의지하게 됩니다.

2. 알츠하이머의 원인은 무엇입니까?

아직까지 어떤 원인에 의해 알츠하이머가 생기는지 확실하게 알지 못합니다. 지금까지의 연구결과로는 유전적 소인과 환경 인자가 복합적으로 작용하는 것으로 생각됩니다. 알츠하이머 환자의 뇌조직 검사를 해보면 비정상적인 단백질의 응결체가 관찰되는데 신경세포 밖의 뇌실질에 쌓여있는 단백질 덩어리를 노인반이라 하며 이는 아밀로이드라는 끈끈한 단백질로 구성되어 있습니다.

다른 한가지 형태는 신경세포 안에 실타래처럼 꼬여있는 단백질인데 신경섬유다발이라 하며 비정상적인 타우 단백질로 구성되어 있습니다. 신경섬유다발이 생기면 정상적으로 이루어지던 세포내의 물질 이동이 장애를 받아 세포가 죽게 됩니다.

이 두 가지 이상 단백질이 알츠하이머의 발생과 매우 깊은 관련이 있을 것으로 생각하고 있습니다. 그밖에 염증반응, 유리기 산소(산화성이 강해서 세포를 손상시키는 산소)의 발생에 의한 손상, 독성물질 등이 직접 간접적으로 이 병을 일으키는 것으로 생각됩니다

### 3. 알츠하이머는 치료가 가능합니까?

현재로서는 알츠하이머를 완치시키거나 병의 진행을 막을 수 있는 약물은 없습니다. 다행히 최근 알츠하이머의 원인에 대한 연구가 활발하게 진행되면서 초기 단계의 인지기능 장애를 어느 정도 조절할 수 있는 약물이 개발되어 미국 식품안전위생국(FDA)의 허가를 받아 시판되고 있습니다.

현재 사용 가능한 약물은 타크린(Tacrine), 도네페질(Donepezil, Aricept), 엑셀론(Exelon) 등이 있는데, 타크린은 여러 차례 복용하여야 하는 번거로움이 있으며 간독성이 있어 주기적으로 간 기능 검사를 반

복해야 합니다. 도네페질이나 엑셀론 등 최근에 개발된 약물들은 간독성이 없으며 체내에 머무는 기간이 길어 하루 1회 또는 2회 복용이 가능해 복용이 간편합니다. 현재 더 많은 약물들이 개발 중에 있으며 수년 내 치매 증상을 완화시킬 수 있는 효과적인 약물들이 개발될 것으로 기대됩니다.

### 4. 알츠하이머는 유전됩니까?

만일 당신이 알츠하이머성 치매를 앓고 있는 사람의 자녀 또는 형제, 자매라면 이 병에 걸릴 수 있는 위험은 당신의 가족이나 친척이 몇 살에 이 병을 앓기 시작했느냐에 달려있습니다. 만일 당신의 가족이나 친척이 65세나 70세 이후인 만년에 알츠하이머를 앓기 시작했다면 당신이 이 병에 걸릴 수 있는 위험은 일반인보다 약간 높을 수 있습니다.

만일 당신의 직계 가족이 2세대에 걸쳐서 65세 이전에 알츠하이머를 앓았다면 당신이 이 병에 걸릴 확률은 20~25%까지 높아집니다. 만일 병을 앓았던 당신의 친척이 보다 먼 친척 즉, 조부모, 사촌 또는 이모, 고모라면 당신이 이 병에 걸릴 확률은 일반인과 거의 같습니다. 그러나 젊은 나이에 발병하는 조발형 가족성 알츠하이머를 제외하고 65세 이후에 발병하는 산발형 알츠하이머의 경우 유전에 의해 발병한다는 직접적인 증거는 없습니다

### 5. 어떤 사람들이 알츠하이머에 걸리기 쉬운가요?

많은 의학자들이 알츠하이머의 원인을 알기 위해 노력하고 있으나 아직 확실히 밝혀지지 않고 있습니다. 그러나 그 동안 여러 연구에 의해 몇 가지 중요한 위험 인자가 알려지게 되었습니다. 잘 알려진 위험 요소는 다음과 같습니다.

- 나이: 가장 중요한 위험요소로 나이가 들수록 발병위험은 높아집니다.
- 가족력: 일란성 쌍둥이의 경우 한 형제가 알츠하이머 환자이면 다른 형제가 병에 걸릴 위험성은 40-50%에 이릅니다. 부모가 모두 알츠하이머에 걸린 경우 자손이 80세 까지 알츠하이머에 걸릴 위험도가 54%로 부모 중 한쪽이 환자일 때의 1.5배, 부모가 정상일 경우보다 5배 더 위험도가 증가하였습니다.
- 여성: 남자 보다 13% 가량 발병위험이 높습니다.
- 환경 요인: 각종 독성 유해물질, 섭취하는 음식물, 감염 여부 등의 다양한 요인이 복합적으로 작용할 것으로 생각됩니다.
- 아포지단백 E 유전자형: e4유전자를 가진 사람은 다른 사람에 비해 3배 내지 10배의 발병위험이 높습니다.
- 비스테로이드성 소염제의 사용여부: 관절염의 치료를 위해 아스피린이나 낙센등의 소염제를 복용하였던 사람들이 알츠하이머에 덜 걸리는 것으로 알려져 있습니다.
- 에스트로젠의 사용 여부: 폐경기 이후 에스트로젠 보조요법을 받은 여성들은 그렇지 않은 사람에 비해 알츠하이머의 발병위험이 적습니다. 에스트로젠이 세포를 보호하고 손상된 세포를 회복시키는 것으로 알려져 있습니다.
- 두부외상: 의식을 잃을 정도의 심하게 머리를 다치거나 경미하지만 여러

차례 머리를 반복해서 다친 경우 발병 위험성이 높아집니다.
- 교육수준: 교육연한이 적을수록 발병의 위험은 높아집니다.

## 6. 알츠하이머에는 어떤 유형이 있나요?

알츠하이머는 크게 두 가지 유형으로 구분할 수 있습니다. 90% 이상이 유전과는 직접적인 관계가 없는 산발형 알츠하이머이고 나머지 10%는 유전과 밀접한 관계가 있는 가족성 알츠하이머입니다. 산발형의 경우 대개 65세 이후에 발생하며 정확한 유전적 영향은 알려져 있지 않으나 전혀 유전이 되지 않을 수도 있고 자손 중에 같은 병을 가질 위험성이 약간 높을 수도 있습니다.

가족성 알츠하이머의 경우 1번, 14번, 21번 염색체의 이상이 있는 경우에 치매가 발병한다고 알려져 있습니다. 이 같은 유전자 이상이 발견되면 자손들에서 100% 알츠하이머에 걸리게 될 것을 예상할 수 있습니다. 이 경우 산발형과는 달리 매우 젊은 나이(20대 후반에서도 가능)에 알츠하이머가 발병하는 특징을 가지고 있습니다.

〈자료 : 대한치매학회〉

## 4장. 혈관성 치매란?
정의, 원인 및 치료 등

### 1. 혈관성 치매란 무엇입니까?

혈관성 치매는 뇌혈관 질환에 의해 뇌조직이 손상을 입어 치매가 발생하는 경우를 말합니다. 1672년 뇌졸중 후 치매 증례가 처음 보고된 후 17세기 말경부터 혈관성 치매의 용어가 사용되기 시작하였습니다.

요즘에는 다양한 뇌혈관 질환에 의해 초래되는 치매를 모두 포함하는, 이전보다 확장된 개념으로 혈관성 치매라는 용어가 사용되고 있으며, 치매뿐만 아니라 치매보다 경미한 인지기능장애까지 포함하는 개념으로 혈관성 인지장애라는 용어가 사용되기도 합니다.

혈관성 치매는 갑자기 발생하거나 급격히 상태가 악화되는 경우가 흔하며 '중풍을 앓고 난 후 갑자기 인지기능이 떨어졌다'고 하는 경우 혈관성 치매의 가능성이 높습니다. 그러나 모든 혈관성 치매가 이러한 경과를 보이는 것은 아닙니다. 뇌의 실핏줄이라고 할 수 있는 소혈관들이 점진적으로 좁아지거나 막히는 원인에 의한 경우 점진적인 경과를 보이기도 합니다.

혈관성 치매는 알츠하이머에 의한 치매와는 달리 초기부터 한쪽 마비, 구음 장애, 안면마비, 연하곤란, 한쪽 시력상실, 시야장애, 보행장애, 소변 실금 등 신경학적 증상을 동반하는 경우가 많습니다. 그러나 뇌혈관질환 혹은 뇌졸중 있다고 해서 반드시 혈관성 치매가 나타나는 것은 아니며 손상 받는 뇌의 부위, 크기, 손상 횟수에 따라 혈관성 치매 발병 여부와 심각도가 결정됩니다.

## 2. 혈관성 치매의 원인은 무엇입니까?

혈관성 치매는 뇌혈관 질환으로 인해 뇌조직의 손상이 초래되어 나타나는 치매를 가리키는데, 뇌혈관 질환은 발생기전에 따라서는 뇌혈관이 막혀 발생하는 허혈성 뇌혈관 질환(뇌경색 또는 뇌허혈 상태)과 뇌혈관이 터져서 생기는 출혈성 뇌혈관 질환(뇌출혈)으로 나눌 수 있습니다.

대개의 경우, 뇌혈관 질환이 반복해서 발생함으로써 혈관성 치매가 생기는 경우가 많지만, 때로는 뇌혈관 질환이 주요 뇌 부위에 단 한 차례 발생함으로써 치매 증상이 생길 수 있습니다.

혈관성 치매에서 중요한 사실은 알츠하이머 등 다른 치매 원인에 비해 예방 가능성이 높다는 것입니다. 즉, 뇌혈관 질환에 대한 위험인자가 비교적 잘 알려져 있으며 이들 위험인자를 교정하거나 조절함으로써 일차적으로 뇌혈관 질환을 줄일 수 있고, 결과적으로 혈관성 치매의 발생도 예방할 수 있습니다. 뇌혈관 질환 및 혈관성 치매의 대표적인 위험 요인들로는 고혈압, 흡연, 심근경색, 심방세동, 당뇨병, 고콜레스테롤 혈증 등이 있습니다.

이러한 위험요인들 외에 인구학적 요인 중 고령자, 남성, 인종(흑인), 저학력 등도 혈관성 치매 발병 증가와 관련되는 것으로 알려져 있습니다. 명확하게 상염색체 우성의 유전양식을 보이는 몇 가지 종류의 유전성 혈관성 치매가 있기는 하지만 이들은 전체 혈관성 치매 중 극히 일부에 불과하며, 대부분의 혈관성 치매에 대한 유전적 요인의 기여에 대해서는 명확히 밝혀져 있지 않습니다. 다만, 혈관성 위험요인으로 알려져 있는 당뇨병, 고콜레스테롤혈증 등 개별 요인의 유전성을 통해 유전적 영향이 발현되는 것으로 추정되고 있습니다.

### 3. 치매증상이 있어 병원에 가서 진찰결과 혈관성 치매라고 들었습니다. 어떻게 치료하면 되나요? 치료를 하면 좋아지나요?

혈관성 치매는 미리 예방하는 것이 가장 좋습니다. 여러 위험인자를 미리 발견하고 조절하면 뇌졸중이 생기는 것을 막을 수 있고 그렇게 하면 자연히 혈관성 치매를 예방할 수 있습니다. 그러나 뇌졸중이 이미 생긴 경우는 뇌졸중이 다시 재발하지 않게 적극적인 치료가 필요합니다. 심하지 않은 혈관성 치매환자는 치료를 하면 어느 정도 증상이 호전되기 때문입니다.

뇌졸중의 재발을 방지하기 위해 사용하는 약물에는 항응고제, 혈소판 응집억제제가 있고 여기에 혈류순환 개선제나 뇌기능 개선제 등을 첨가하게 됩니다. 항응고제는 심장이나 목 부위의 큰 혈관에서 생긴 혈전이 떨어져 나와 혈관이 막히는 색전증에 주로 사용됩니다. 혈전을 생성을 막는 효과가 강하나 출혈의 위험성이 있어 75세 이상의 환자에게는 잘 쓰지 않습니다. 그리고 적어도 한 달에 한번은 혈액응고 억제 효과를 확인하기 위한 피검사를 받아야 하는 번거로움이 있습니다.

혈소판 응집억제제는 혈소판의 기능을 억제하여 응집이 일어나지 않게 하는 약물들을 말합니다. 국내에는 아스피린, 티클로피딘과 디스그

랜이라는 약물 등이 대표적으로 사용되고 있습니다. 약물의 재발 방지 효과는 약을 먹고있을 때 뿐으로 약을 끊게 되면 예방효과가 사라지므로 평생 꾸준히 복용하는 것이 필요합니다.

그리고 최근에는 알츠하이머의 치료에 쓰이는 아리셉트와 엑셀론이라는 약물이 혈관성 치매에도 효과가 있다는 결과가 나와 미국 식품안전위생국(FDA)의 판매 허가를 기다리고 있는 상태라고 하니 혈관성 치매 환자들에게는 희소식이라고 할 수 있습니다.

4. 저희 아버님은 혈관성 치매로 진단 받은 지 4년 되었습니다. 최근 들어 자기 몰래 다른 남자와 바람을 피고 다닌다고 어머님을 못살게 합니다. 어떻게 하면 좋은가요?

치매 환자들은 병이 진행되면서 남이 자기 물건을 훔쳐갔다고 하거나 남편 또는 아내가 바람을 피운다거나, 자식들이 자기를 내버린다는 오해를 합니다. 이와 같이 사실이 아닌 것을 사실이라고 믿는 것을 망상이라고 합니다.

이런 망상은 보호자가 아무리 설명해 주어도 고쳐지지 않습니다. 또 다른 망상으로써 자기가 가족으로부터, 주위사람으로부터 차별대우를 받고 있다거나, 밥도 식은 밥만 주고 독약을 준다는 피해의식이 많습니다. 또한 자기 집에 있으면서 자기 집이 아니라고 하거나 남이 자기 집에 살고 있다는 망상도 있습니다.

이런 증상들은 보호자들을 아주 고통스럽게 합니다. 의심증이나 망상이 심한 경우에는 약물 치료를 받아야 하는데 이때는 정신 분열증 환자의 치료에 쓰이는 신경이완제 계통의 약을 쓰게 됩니다. 그러나 치매 화자들에게 이 약을 쓸 때는 여러 가지 부작용이 생길 수 있어 세심한 주의가 필요합니다.

# 5장. 장기요양보험에 대한 이해
등급기준, 판정 및 절차

### 1. 장기요양보험 등급판정이 무엇인가요?

등급판정이란 장기요양서비스를 받을 수 있는 대상자를 선정하기 위해 장기요양이 필요한 정도(요양필요도)에 따라 등급을 부여하는 것을 말합니다.

이는 신청인의 요양필요시간을 표시하는 척도로서 요양필요도 수준을 나타내는 장기요양인정점수를 등급판정기준에 따라 등급판정위원회에서 판정하는 것을 말합니다.

### 2. 장기요양보험 등급판정의 기준은 어떻게 되나요?

등급판정은 단순히 노인의 기능상태만으로 결정하는 것이 아니라, 기능상태에 따라 요양이 필요한 정도에 의해 등급을 결정합니다. 요양이 필요한 정도는 그 노인에게 제공되는 객관적인 요양서비스 시간을 말하며 이를 요양인정점수라고 표현하며 장기요양인정점수로 등급을 결정합니다.

예를 들어, 치매로 하루 종일 배회하는 노인의 경우 온종일 누워 계시는 와상 노인보다 이동능력 등 신체기능 상태는 더 좋을 수 있으나, 일상생활 수행에 있어서 수발자의 지시 및 감독에 대한 필요시간이 추가적으로 적용될 수 있습니다.

또한 등급판정을 할 때는 노인의 수발자 유무나 경제적 상황 등은 고려하지 않습니다. 이 제도가 사회보험이기 때문에 모든 국민에게 적용되는 보편적 기준, 즉 요양이 필요한 정도만으로 등급을 판정해야 하며 수발자가 있다고 하여 등급이 불리하게 판정된다면 형평성과 보험원리에 맞지 않습니다.

### 3. 장기요양보험 등급판정은 어떤 절차로 이루어지나요?

등급판정은 신청인이 장기요양인정 신청을 하게 되면 1차적으로 신청인의 자택을 방문하여 장기요양인정 조사 90개 항목을 조사하여 컴퓨터에 입력하여 장기요양인정점수를 구합니다. 장기요양인정점수는 신청인에게 장기요양이 필요한 정도를 나타내는 점수입니다.

그 다음은 2차적으로 등급판정위원회(의료인, 사회복지사, 관할 지자체 공무원 등으로 구성)에서 인정조사결과서, 의사소견서 등을 바탕으로 신청인의 개별적 심신 상황을 고려하여 장기요양인정 점수를 조정, 결정합니다. 결정된 장기요양인정점수에 따라 다음과 같이 장기요양등급이 구분됩니다.

| 요양인정등급 | 장기요양인정점수 |
| --- | --- |
| 1 | 95점이상 |
| 2 | 75점 이상 95점 미만 |
| 3 | 60점 이상 75점 미만 |

| 4 | 51점 이상 60점 미만 |
|---|---|
| 등급 외 A (5등급) | 45점 이상 51점 미만 |
| 등급 외 B, C | 45점 미만 |

## 4. 장기요양 5등급 제도(치매특별등급) 대상자는 누가, 어떻게, 어디서 신청할 수 있나요?

다른 사람의 도움이 필요한 정도를 나타내는 요양인정점수가 45점 이상 51점 미만이고, 의사 소견서 및 치매 진단 관련 보안서류로 치매 질환이 확인된 경우 특급판정위원회 심의·의결을 통해 5등급 수급자로 인정됩니다.

장기요양 5등급(치매특별등급) 신청은 본인 또는 대리인이 안내문에 동봉된 '장기요양인정 신청서'를 작성하여 방문, 팩스, 우편으로 국민건강보험공단 각 운영센터에 제출하거나 노인장기요양보험 홈페이지(www.longetermcare.or.kr)로 직접 신청할 수 있습니다.

장기요양 5등급(치매특별등급) 의사소견서(보완서류)는 보건복지부 지정 관련 교육을 이수한 의사, 한의사가 있는 의료기관 또는 보건(지)소에서만 발급이 가능합니다. '노인장기요양보험 홈페이지→제도소개→장기요양 인정 및 이용절차→의사소견서 교육이수 의료기관'에서 발급구분을 '치매'로 하고 지역을 선택하면 기관 확인이 가능합니다

# 6장. 요양원, 요양병원 등 치료기관 이용방법 등

1. 요양원과 요양병원의 차이점은 무엇인가요?

먼저, 요양병원은 의료기관입니다. 즉 전문 의료 종사자들이 상주하며 수술 후 혹은 요양이 필요한 환자를 대상으로 의료행위를 하는 곳입니다.(수혈 및 영양제 투여, 피검사, 재활물리치료)

의료보험료를 납부하는 분들이 이용시 의료보험 혜택을 받으실 수 있으며 입원기간은 보통 1개월~6개월 이내 정도의 환자분이 주로 이용합니다.

요양병원은 입원료가 대략 70만원에서 90만원선이고 간병인 비용이 별도로 청구됩니다. 혼자서 대소변 등 거동이 가능하신 분이라면 간병인비용은 청구되지 않을 수도 있습니다. 보통 월 120만원의 비용이 소요되지만, 적극적인 재활치료와를 하고 간병인 비용을 합하면 월 200만원 이상의 의료비를 납부하시는 분들도 많습니다.

환자들은 주로 뇌병변, 중풍, 뇌졸중, 치매 등의 병력을 가진 60대 이상이 많으나, 젊은 사람도 운동을 하다가 손상된 부위를 치료 후 요양병원에서 치료를 계속하는 경우도 많습니다. 반면 요양원은 사회복지시설입니다. 의사는 상주하지 않으며 통상 2주에 1회 이상 입소자의 상태 변화관찰 및 투약처방을 위해 왕진으로 진료를 합니다. 그리고 이러한 의사의 처방을 토대로 요양원에 근무하는 간호사가 케어를 전반적으로 관여합니다.

의료행위는 할 수 없습니다. 주거 생활의 공간을 제공하므로 수혈 및 영양제 투여 등의 의료행위기 필요한 경우에는 가까운 병원으로 이동을 하여 의료적 처치를 하고 요양원으로 복귀하여야 합니다.

65세 이상의 노인성 질환을 가지신 분들이 대부분 생활하고 있으며 의료보험 혜택은 주어지지 않고, 대신 노인장기요양보험 수급자격을 가지신 분들이 입소할 수 있습니다.

65세 이상 되신 노인은 특이한 질병이라기보다는 노인성 질환, 즉, 고혈압, 당뇨, 치매 등의 오래된 지병을 가지고 계신 분들이 많습니다. 특히 요양원에는 치매노인이 상대적으로 많으며, 80~90세 이상의 고령으로 거동이 아주 불편하신 분들도 많습니다. 따라서 병원에 계속 입원해서 여생을 보내기에는 비용적인 부담도 있을뿐더러, 삶의 질 개선이라는 측면으로 요양원에 입소하시는 것입니다.

요양원은 간병인과는 달리 요양보호사가 있습니다. 생활에 필요한 식대와 간병비와 같은 부대비용을 합하여 개략 60만원선의 비용이 발생합니다. 의료행위를 적극적으로 하는 요양병원보다는 비용이 조금 저렴합니다. 다만, 의료적 처치가 적극적으로 많으신 분이라면 요양병원 혹은 해당 질환을 치료할 수 있는 병원에 입원하시는 것이 좋은 선택입니다.

2. 요즘 주변에 요양원, 요양병원 등 치료기관이 많던데 치매로 진단되었을 때 요양기관을 이용하는 순서가 있나요?

요양기관 이용은 전적으로 치매 진단을 받은 환자의 개인별 증상에 따라 적절한 치료를 받을 수 있는 기관의 도움을 받는 것이 중요합니다.

　다만, 일반적으로 노인문제 전문가들은 노인 질환 정도에 따라 '집→요양원→요양병원→종합병원' 순으로 치료받는 의료체계가 정립되는 것이 이상적이라고 말합니다. 즉, 증상이 경미한 노인은 집에서 재가서비스(3·4·5등급)를 받고, 정도가 심해지면 등급(1·2등급)을 받아 요양원에서 재활과 돌봄 서비스를 받는 것이 좋습니다. 병세가 중증이 되면 치료 중심의 요양병원이나 종합병원으로 옮기는 것이 올바른 노인의료체계로 노인장기요양보험 제도를 도입한 취지이기도 합니다.

# 7장. 기타 치매가족이 알아두면 좋은 상식
경제준비 등

1. 아버지가 치매에 걸려서 병원에 입원중입니다. 금융권에 있는 돈을 찾으려고 하는데 어떻게 해야 하나요?

　치매 등으로 정신적 제약이 있어 스스로 재산관리, 의료행위 등을 할 수 없는 경우, 대리권 등을 행사할 수 있는 성년후견제도가 있습니다. 신청 방법은 피후견인(후견을 받는 사람) 주소지의 가정법원 및 가정법원 지원이 관할하며 '성년후견개시심판청구서'를 제출하여야 합니다. 성년후견제도 이용방법은 한국치매협회 고령자·치매후견센터(02-766-0710) 또는 대한법률구조공단(132)로 물어보세요.

2. 나중에 치매에 걸리더라도 자식에게 경제적인 부담을 주고 싶지 않아 미리 준비하고 싶은데 어떻게 하면 되나요?

　나이가 점점 들어가면서 부부중 누구라도 치매에 걸리게 되면, 이를 치료하기 위한 비용과 옆에서 손발이 되어줄 사람이 필요하게 됩니다. 최근 베이비부머의 현실적인 경제적 준비도를 보았을 때, 노후생활을 위한 준비도 충분하지 않은 데, 치매까지 준비하기란 실제로 쉽지 않은 게 현실입니다.
　그렇다하더라도 자녀들에게 부담을 주지 않으려면, 하루라도 빨리 이에 대한 준비를 서두르는 것이 좋습니다. 노후자금 준비로 3층보장(국민연금, 개인연금, 퇴직연금)이 있듯이 치매와 같은 장기간병이 필요한 경우에도 이에 적합한 보험이 요즘 많이 개발되어 있습니다.

즉, 최근 생명보험사나 손해보험사에서 판매하는 간병보험등 노인성 질환에 대비한 여러 보험 중 본인의 경제적 여건을 고려해 적정한 사보험을 준비해 두는 게 좋은 방법입니다.

### 3. 치매준비를 위한 보험선택 요령은 ?

노인성 질환에 대비해 보험사에서 개발한 상품(실버보험, 간병보험, LTC보험 등)의 주목적은 노인성 질환과 관련된 진료비 또는 간병비 등을 보장해주는 보험입니다. 그리고 기타 특정한 질병이나 입원비 등에 대해서는 본인에게 필요한대로 특약을 선택해서 가입할 수 있습니다.

대부분의 보험에는 치매에 걸렸을 때 필요한 치료비용이나 간병비를 일시금 또는 연금형태로 지급해 주므로, 보험회사에서 질병의 상태에 따라 보장해주는 보장금액(보험금)과 본인이 납부해야 할 보험료 등을 종합적으로 참고하여 자신의 경제상황에 맞게 선택해야 합니다.

아무리 좋다고 하여 무조건 원하는 대로 보험설계를 하다간 보험료가 올라서 중도해지(해약)의 가능성이 커지니 경제상황이나 앞으로의 계획에 맞춰서 짜는 것이 중요합니다. 보험회사의 상품마다 각각 장단점이 있으므로 가급적 다양한 상품을 비교해보고, 전문 플래너의 도움도 받아보는 것이 좋습니다.

4. 치매보험이 있다고 하는데 사실인가요? 있다면 치매에 걸렸을 때 암보험처럼 도움이 되나요?

치매에 걸렸을 때 걱정되는 것은 치료기간이 장기간이라는 것과 국가에서 장기요양보험으로 일부 보장을 하지만 실제적으로 중증이상으로 병이 진행되었을 때 전문적인 간병인의 도움을 받아야 하는데 따른 추가비용 부담입니다.

민간보험사에서는 이를 대비하여 여러 가지 명칭의 보험을 개발하여 고객의 선호도에 따라 다양한 특약을 자신의 경제적 사정에 맞게 선택해서 가입할 수 있도록 하고 있습니다. 관련된 보험의 명칭은 보험사마다 실버보험, CI보험, LTC 종신보험, 치매보험 등으로 다양하게 불려지고 있으나(일부 새마을 금고에서는 치매보험) 보장되는 내용은 대부분 장기요양상태로 진단확정시 치료를 위해 일시금 지급 및 정해진 기간(10년 내외) 동안 매월 일정금액 간병비 지급등을 기본적으로 보장하고 있습니다.

5. 치매보험을 들 때 특히 신경써야 할 부분이 있나요?

앞서 6부 내용중 '실버보험 가입시 체크포인트'에서 일부 언급을 했습니다만, 우선 납입할 보험료와 납입기간은 본인의 경제적 수준과 소득이 가능한 시기를 감안해서 적정한 수준으로 선택하는 것이 좋습니다. 납입하는 보험료가 많고 납입기간이 길면 길수록 특약을 포함한 보장내용은 상대적으로 좋겠지만 보험은 무엇보다도 장기간 유지되고 보장되는 상품인 만큼 전 생애적인 관점에서 준비하는 것이 좋습니다.

그리고 치매보험을 가입하는 경우 평균수명이 계속 늘어나고 있는 점을 감안하여 종신 또는 100세까지 보장받는 상품이 유리하며, 보험료 및 보장기간을 감안하여 하루라도 빨리 가입하는 것이 유리합니다. 또한 치매진단의 경우 초기진단의 어려움 등으로 인하여 보험사의 면책기간이 2년인 점도 사전에 알고 있어야 합니다.

**6. 치매보험의 적정 보험료는 어느 정도가 적정한가요? 일반인들은 어느 정도가 적정한지 모릅니다.**

치매보험의 보험료는 앞에서도 언급했듯이 기본적인 보장 외에 여러가지 노인성 질환이나 중대한 질병들에 대한 보장을 충분히 받고자 하면 본인 스스로 여러가지 특약을 선택해서 가입할 수 있습니다. 이때 기본보장 금액을 높이거나 각각의 특약을 추가 선택할 때마다 보험료는 그에 비례하여 높아지게 되므로 가장 중요한건 장기간의 보험료 납입기간과 자신의 소득수준을 고려한 선택이 현명합니다.

통상 보험료는 자신이 치매 확정진단시에 보장받고자 하는 보험금액(보험금 및 매월 간병비 등)의 크기와 보장기간 그리고 현재 자신의 연령 등에 따라 달라지게 됩니다. 따라서 보험료는 개인별로 모두 차이가 있을 수 밖에 없으며 통상 보험특성상 가입하는 연령이 높아질수록 보험료는 올라가게 되어 있습니다.

자세한 것은 보험설계 전문가와 상의하여 현재 자신이 가입하고 있는 상품 및 보장내역을 분석한 후, 본인이 희망하는 보장에 따른 부족분을 추가보장 하는 것이 좋습니다.

# 치매와의 공존

| | |
|---|---|
| **초판** | 2006년 03월 15일 |
| **개정판 1쇄** | 2019년 01월 30일 |

| | |
|---|---|
| **편저자** | 의료평론가 윤승천 |
| **펴낸이** | 윤승천 |
| **펴낸곳** | (주)건강신문사 |

| | |
|---|---|
| **등록번호** | 제25100-2010-000016호 |
| **주소** | 서울특별시 은평구 가좌로 10길 26 |
| **전화** | 02-305-6077(대표) |
| **팩스** | 0505)115-6077 / 02)305-1436 |
| **E-mail** | kksm305@hanmail.net |
| **인터넷 건강신문** | www.kksm.co.kr / www.kkds.co.kr |

값 20,000원
ISBN 978-89-6267-092-9

- 잘못된 책은 바꾸어 드립니다.
- 이 책에 대한 판권과 모든 저작권은 모두 (주)건강신문사에 있습니다.
- 허가 없는 무단 인용 및 복제·복사·카페·블로그·인터넷 게재를 금합니다.

# 암을 고치는 **막스거슨 식사요법**의 비밀

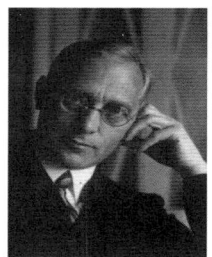

전세계 대체의학의 선각자 막스거슨 박사의
암치료 식사요법의 비밀을 밝힌다.

암을 고치는
**막스거슨 식사요법**의
비밀

의학박사 막스거슨 지음
한국자연건강학회 회장 김태수
의료평론가 윤승천 편역

건강신문사
kksm.co.kr

많은 의사와 과학자들이 내가 치료했던 여러 암환자들의 완치 결과를 보고는, 그들 각자에 대한 치료법을 알려달라고 부탁해왔다. 그때마다 그들에게 내 치료법에 대한 근거나 설명을 일일이 해줄 수가 없어서 이 책을 쓰기로 했다. 그러므로 이 책에는 30년 이상 경험한, 나의 암환자 치료 임상 체험들과 이미 발행했던 30여년 동안의 치료법에 대한 처방전 내용이 기록돼있다.

의학박사 막스거슨